GUIDE PRATIQUE

DE L'ACCOUCHEUR.

Coulommiers. — Typ. A. MOUSSIN

LIBRAIRIE J.-B. BAILLIÈRE et FILS
———— OCTOBRE 1873 ————

BILLET (L.). **De la fièvre puerpérale** et de la réforme des maternités. Paris, 1872, in-8, 89 pages.   2 fr.

BOIVIN. **Recherches sur l'une des causes les plus fréquentes et les moins connues de l'avortement**, suivies d'un Mémoire sur l'intro-pelvimètre, ou mensurateur interne du bassin. In-8, fig. (4 fr.).   1 fr.

BOIVIN et DUGÈS. **Anatomie pathologique de l'utérus et de ses annexes**, fondée sur un grand nombre d'observations cliniques, par madame BOIVIN, sage-femme en chef de la Maison de santé, et A. DUGÈS de Montpellier. Paris, 1866, atlas in-folio de 41 planches, gravées et coloriées, *représentant les principales altérations morbides des organes génitaux de la femme*, et servant de complément à tous les traités de maladies des femmes.   45 fr.

BOURGEOIS. **De l'influence des maladies de la femme pendant la grossesse** sur la constitution et la santé de l'enfant. Paris, 1861, in-4 de 120 pages.   3 fr. 50

CHURCHILL. **Traité pratique des maladies des femmes** hors l'état de grossesse, pendant la grossesse et après l'accouchement, traduit de l'anglais sur la cinquième édition par les docteurs Alexandre WIELAND et Jules DUBRISAY. *Seconde édition revue et augmentée*, et contenant l'exposé des travaux français et étrangers les plus récents, par le docteur Ch. LEBLOND. 1 vol. grand in-8 de 1228 pages, avec 334 fig.   18 fr.

DAVID (Th.). **De la grossesse** au point de vue de son influence sur la constitution physiologique et pathologique de la femme, 1368, in-8.   2 fr. 50

DESPINE (H.-A.). **Contribution à l'étude de la septicémie puerpérale**, 1873, 1 vol. grand in-8 de 143 pages.   3 fr.

DUBOIS. **Convient-il dans les présentations vicieuses du fœtus de revenir à la version sur la tête?** par Paul DUBOIS, chirurgien en chef de l'hospice de la Maternité. In-4 de 50 p.   1 fr. 50

— **Mémoire sur la cause des présentations de la tête** pendant l'accouchement et sur les déterminations instinctives ou volontaires du fœtus humain. In-4 de 27 pages.   1 fr.

GALLARD. **Leçons cliniques sur les maladies des femmes.** Paris, 1872, 1 vol. in-8 de 800 pages, avec 94 figures intercalées dans le texte.   12 fr.

GALLEZ (L.). **Histoire des kystes de l'ovaire** envisagée surtout au point de vue du diagnostic et du traitement, accompagné de 24 planches renfermant 112 figures, par Louis GALLEZ, docteur en médecine, médecin-chirurgien de l'Hôtel-Dieu de Châtelet, etc. Bruxelles, 1873, 1 vol. in-4 de 748 pages.   12 fr.

HUGUIER. **De l'hystérométrie** et du catéthérisme utérin. De leurs applications au diagnostic et au traitement des maladies de l'utérus et de ses annexes, et de leur emploi en obstétrique. 1865, 1 vol. in-8 de 372 pages, avec 4 planches lithographiées.   6. fr.

— **Mémoire sur les allongements hypertrophiques du col de l'utérus** dans les affections désignées sous le nom de descente, de précipitation de cet organe, et sur leur traitement par la résection ou l'amputation de la totalité du col, suivant la variété de la maladie. 1860, in-4 de 230 pages, avec 13 planches.   15 fr.

HUGUIER. **Mémoire sur les maladies des appareils sécréteurs des organes génitaux de la femme.** 1850, in-4 de 320 pages, avec 5 pl. lithographiées.   8 fr.

— **Mémoire sur l'esthiomène** ou dartre rongeante de la région vulvo-anale. 1849, in-4 de 100 pl. lith.   5 fr.

KELLER. **Grossesses extra-utérines** et plus spécialement de leur traitement par la gastrotomie, précédé de leurs observations de gastrotomie, pratiquées avec succès par M. Kœberlé, pour extraire deux fœtus extra-utérins. Paris, 1872, in-8 de 94 p. 2 fr.

KOEBERLÉ. **Opérations de l'ovariotomie,** par E. Kœberlé, professeur agrégé à la Faculté de médecine de Strasbourg. Paris, 1865, in-8 de 152 pages avec 6 pl. lith.   4 fr.

MENVILLE. **Histoire philosophique et médicale de la femme,** considérée dans les époques principales de la vie, avec ses diverses fonctions, avec les changements qui viennent dans son physique et son moral, avec l'hygiène applicable à son sexe et à toutes les maladies qui peuvent l'atteindre aux différents âges. 2ᵉ édition revue et augmentée. 3 vol. in-8. (24 fr.).   10 fr

MORDRET. **De la mort subite dans l'état puerpéral.** 1 vol. in-4 de 180 pages.   4 fr. 50

RACIBORSKI. **Traité de la menstruation,** ses rapports avec l'ovulation, la fécondation, l'hygiène de la puberté et de l'âge critique, son rôle dans les différentes maladies, ses troubles et leur traitement. 1868, grand in-8 de 670 pages, avec 2 planches chromolithographiées.   12 fr.

ROBIN. **Mémoire sur les modifications de la muqueuse utérine** pendant et après la grossesse. Paris, 1860, in-4 avec 5 planches lithographiées.   4 fr. 50

SIEBOLD. **Lettres obstétricales,** traduit de l'allemand par M. Alph. Morpain, avec une introduction et des notes par J. A. Stoltz. Paris, 1866, in-18 jésus, 268 pages.   2 fr. 50

SIMON. **Des maladies puerpérales.** Paris, 1866, in-8, 184 p. 3 fr.

WEISS. **Des réductions de l'inversion utérine consécutive à la délivrance.** Paris, 1873, grand in-8 de 77 pages.   1 fr. 50

GUIDE PRATIQUE

DE

L'ACCOUCHEUR

ET DE

LA SAGE-FEMME

PAR

Lucien PÉNARD

Chirurgien principal de la marine, en retraite,
Ex-professeur d'accouchements à l'École de médecine de Rochefort,
Chevalier de la Légion d'honneur,
Membre de plusieurs Sociétés savantes.

Quatrième Édition, revue et augmentée

AVEC 142 FIGURES INTERCALÉES DANS LE TEXTE

Dont 50 ont été dessinées sur bois par M. CHAILLY-HONORÉ,
et extraites de la 5e édition de son Traité pratique de l'Art des accouchements.

———— ❦ ————

PARIS

LIBRAIRIE J.-B. BAILLIÈRE & FILS

Rue Hautefeuille, 19, près du boulevard Saint-Germain.

Londres	**Madrid**
BAILLIÈRE, TINDALL AND COX	C. BAILLY-BAILLIÈRE

1874

A LA MÉMOIRE

DE MON PÈRE

JEAN-JULIEN PÉNARD

Chirurgien-accoucheur des plus habiles.

L. P.

PRÉFACE

Offrir aux élèves de nos écoles de médecine un exposé clair et précis des préceptes de l'art obstétrical et mettre à la disposition des praticiens, docteurs ou sages-femmes, un vrai manuel qu'ils pussent emporter aisément avec eux et consulter, en cas de besoin, sous les yeux mêmes de la femme en train d'accoucher, — tel était le but que nous nous proposions en écrivant ce petit livre, en 1862.

Nous avons été assez heureux pour réussir : le succès a même dépassé de beaucoup nos espérances : trois éditions se sont successivement épuisées, et c'est la quatrième que nous publions aujourd'hui.

Nous n'avons rien négligé pour la mettre au niveau de la science. Nous avons lu et relu attentivement les excellents articles sur ce qui a trait à l'obstétrique que contiennent les deux nouveaux Dictionnaires de médecine en voie de publication (*D^re de médecine et de chirurgie pratiques* et *D^re encyclopédique des sciences médicales*) ; — analysé les remarquables leçons de clinique obstétricale de M. Depaul, si bien rédigées par le Dr de Soyre ; — compulsé, enfin, tous les nouveaux Traités d'accouchements : celui de Nægelé et Grenser, traduit de l'allemand en français, sous la direction de l'éminent professeur Stoltz ; celui de Robert Barnes, professeur d'accouchement à Londres ; celui de Hiernaux, chirurgien à la Maternité de Bruxelles ; celui de E. Hubert, professeur à l'Université catholique de Louvain ; — et, puisant, dans ces divers ouvrages, tous d'un mérite incontestable, tout ce qui nous paraissait avoir un caractère essentiellement pratique, nous sommes arrivé à compléter notre Manuel et à le rendre vraiment digne du titre qu'il porte.

Notre premier plan étant bon, nous n'y avons rien changé.

Nous commençons par donner, sous le titre de *Prolégomènes*, toutes les propositions anatomo-physiologiques qu'il est essentiel d'avoir présentes à l'esprit, si l'on veut bien comprendre le mécanisme de l'accouchement spontané et l'apparition de quelques-uns des accidents qui peuvent précéder, accompagner ou suivre le travail.

Puis, nous divisons le reste en quatre parties :

Dans la *première*, nous traitons de la *Grossesse*, très en détail, de manière à fournir les éléments nécessaires à la solution de ces deux questions : Y a-t-il grossesse ou non ? S'il y a grossesse, quel est son âge ! — puis, nous traçons l'hygiène de la femme enceinte ; — et, enfin, passons en revue toutes les maladies qui peuvent compliquer l'état de gestation et l'exposer à une interruption. Naturellement, la question si intéressante de l'*avortement* est l'objet d'un soin tout particulier. — Il va sans dire, aussi, que l'*auscultation obstétricale*, — ce moyen si précieux de diagnostic quand il y a doute sur la réalité de la grossesse ou sur l'état de vie ou de mort du fœtus, — n'est pas non plus négligée.

Dans la *deuxième* partie, nous nous occupons de l'*accouchement spontané*, *naturel*, nous attachant beaucoup, — d'abord, au diagnostic des diverses présentations et positions du fœtus (et ici, bien entendu, se retrouve encore l'*auscultation*), — puis, au mécanisme de la parturition dans chacune de ces présentations et positions, — et, enfin, aux soins à donner, d'une part, à la femme, pendant et après le travail; d'autre part, à l'enfant nouveau-né, soit qu'il naisse bien portant, soit qu'il naisse *asphyxié* ou seulement *faible*.

Dans la *troisième* partie, nous parcourons le vaste champ des causes de *dystocie* et formulons aussi nettement que possible, d'après les meilleures autorités, la conduite que doit tenir l'accoucheur dans chacun des cas si divers qui peuvent s'offrir à son observation. Or, ici, nous nous empressons de le dire, l'excellente thèse de M. S. Tarnier nous a été excessivement utile ; son travail nous a permis de rendre ce chapitre presque entièrement neuf.

Dans la *quatrième* partie, nous décrivons avec un soin minutieux, toutes les manœuvres et opérations obstétricales : version, — application du forceps, — perforation du crâne, — céphalotripsie, — embryotomie, — opération césarienne, — hystérotomie vaginale, — extraction du fœtus dans le cas de grossesse *extra-utérine*, — accouchement prématuré artificiel, — et avortement provoqué.

Et, enfin, dans un *Appendice*, nous exposons tout ce que l'accoucheur a besoin de savoir de l'action et du mode d'emploi du *seigle ergoté*, de l'électricité et des *anesthésiques*.

Il nous est impossible de signaler ici toutes les additions faites à notre troisième édition ; ce que nous pouvons dire, c'est qu'elles sont assez nombreuses et assez importantes pour rendre cette quatrième édition bien supérieure à la précédente. Elle renferme la valeur d'une quarantaine de pages de plus et 142 gravures au lieu de 112 ; et cependant, grâce à des dispositions typographiques heureuses dont nos habiles éditeurs ont le secret, les caractères et le format de notre Manuel sont restés les mêmes ; les premiers ne sont pas plus petits et le second pas plus grand, ce à quoi nous devions tenir essentiellement, puisque ce guide ne doit pas cesser d'être un vrai *vade-mecum* pour les accoucheurs et les sages-femmes.

Convaincu de l'utilité de dessins exacts venant, quand il le faut, élucider le texte et fixer l'idéc, nous avons augmenté le nombre des figures. Environ trente de nos planches ont été tracées par nous-mêmes, cinquante sont empruntées au Traité classique de M. Chailly-Honoré (1), qui les a dessinées sur bois. Les planches 103 et 104 (p. 434 et 435), ont été dessinées et gravées sous l'habile direction et avec l'empressé concours de S. Tarnier, professeur agrégé à la Faculté de médecine de Paris. Trente-sept des magnifiques planches qui ornent les articles ACCOUCHEMÉNT, DYSTOCIE de M. Stoltz, l'article BASSIN de M. E. Bailly, l'article EMBRYOTOMIE de M. Tarnier (*Nouveau Dictionnaire de Médec. et de chirurg. pratiques*), et la traduction française de Nægelé et Grenser, ont été mises à notre disposition par les éditeurs; c'est ainsi que nous avons pu illustrer cet ouvrage aussi luxueusement qu'aucun grand Traité d'obstétrique l'a jamais été.

Au commencement, après la préface, est une table des chapitres et articles, et, à la fin du livre, une table alphabétique des matières, à l'aide de laquelle, tant elle a été établie avec soin, il est impossible de ne pas trouver à l'instant même le rayon de lumière que l'on cherche.

L. PÉNARD.

Rochefort, septembre 1873.

(1) *Traité pratique de l'art des accouchements*, par M. Chailly-Honoré, membre de l'Académie de médecine, 5ᵉ édition, avec 282 figures intercalées dans le texte, 1 vol. in-8. de 1036 pages.

TABLE DES MATIÈRES

PROLÉGOMÈNES.

Des organes de la femme qui concourent à la parturition de l'œuf humain.

PREMIÈRE PARTIE.

De la grossesse.

DEUXIÈME PARTIE.

De l'accouchement naturel ou spontané.

TROISIÈME PARTIE.

Des accouchements vicieux ou difficiles (dystocie).

QUATRIÈME PARTIE.

Des opérations obstétricales.

APPENDICE.

FIN DE LA TABLE DES MATIÈRES.

GUIDE PRATIQUE
DE L'ACCOUCHEUR

ET

DE LA SAGE-FEMME.

PROLÉGOMÈNES.

Du bassin à l'état sec.

Le bassin, qui résulte de la réunion des os iliaques, sacrum et coccyx, assemblés par des sym-

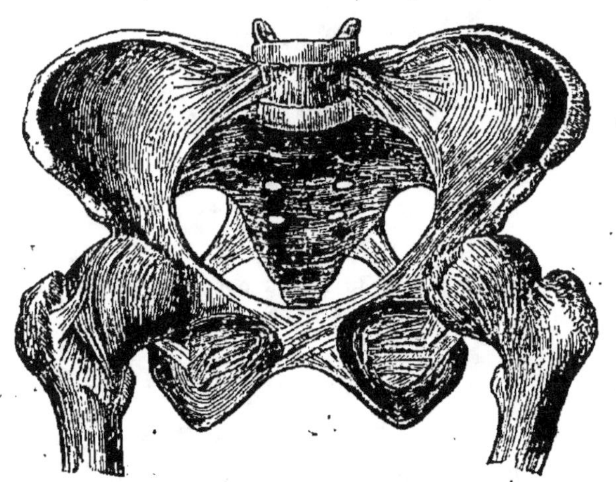

Fig. 1. — Bassin de femme recouvert de ses ligaments.

physes, est un canal ou plutôt une sorte d'entonnoir courbe, à large ouverture tournée en haut et en avant, tandis que la petite regarde presque directement en bas (fig. 1).

En langage obstétrical, le petit bassin est appelé généralement *excavation*.

Cette excavation a pour limites en haut le *détroit supérieur*, en bas le *détroit inférieur*.

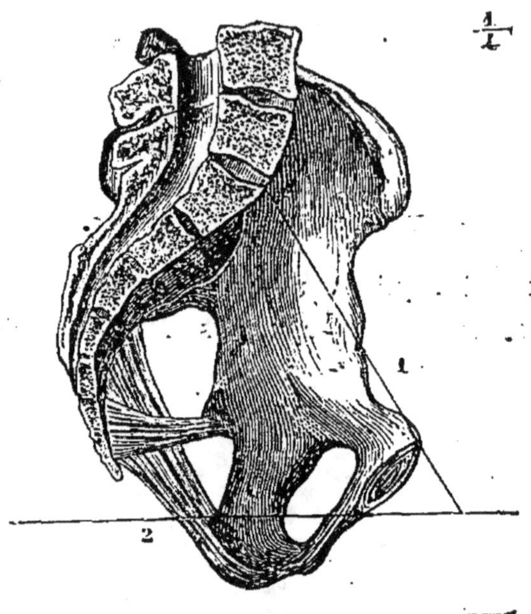

Fig. 2. — Coupe médiane du bassin pour montrer son inclinaison
normale.

L'inclinaison du détroit supérieur par rapport à l'axe du corps, est de 55 à 60° (fig. 2).

Sur une pièce sèche, ce détroit supérieur mesure : dans son diamètre antéro-postérieur ou sacro-pubien, 11 cent.; dans chacun de ses diamètres obliques, 12 cent.; et dans son diamètre transverse, de 13 cent. à 13 cent. et demi (fig. 3).

Le détroit inférieur, qui regarde en bas et un peu en arrière, quand le coccyx n'est pas redressé, regarde en bas directement et même un peu en avant, quand ce petit os est en rétrocession, au

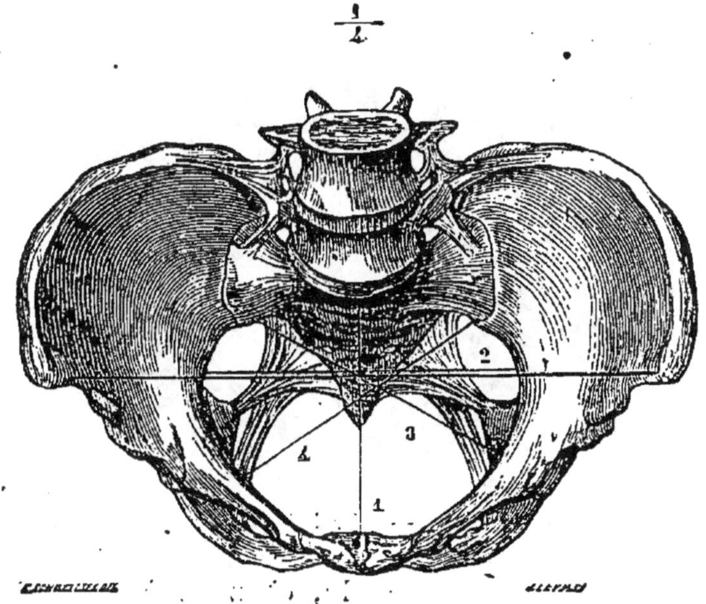

Fig. 3. — Détroit supérieur.

moment, par exemple, du dégagement de la tête du fœtus.

Sur une pièce sèche, les diamètres de ce détroit sont tous de 11 cent.; cependant, les diamètres obliques et le diamètre antéro-postérieur ou coccy-pubien peuvent gagner jusqu'à 1 cent. et plus, au moment du passage de la tête, les premiers par suite de l'extensibilité des ligaments sacro-sciati-

ques, et le dernier par l'effet de la mobilité du
coccyx (fig. 4).

Tous les diamètres de l'excavation, vers son milieu, sont de douze cent., et, si le sacrum a une
grande courbure, le diamètre antéro-postérieur va
jusqu'à 13 cent.

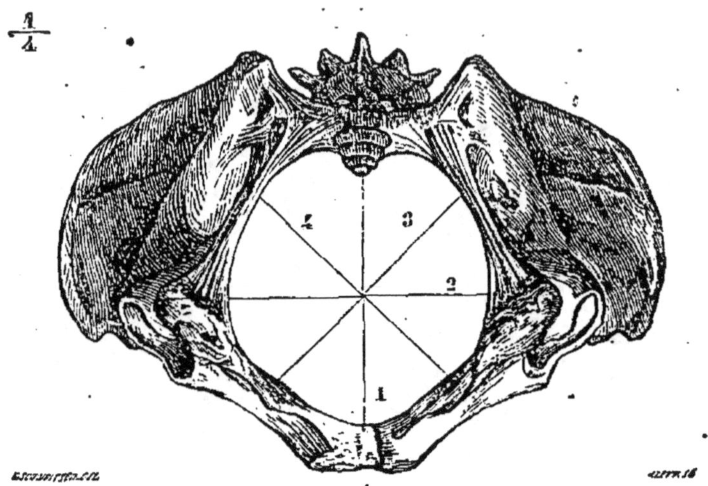

Fig. 4. — Détroit inférieur.

L'arcade pubienne, enfin, chez la femme bien
conformée, est large de 9 cent. et demi à sa base,
de 4 cent. à son sommet, et haute de 5 à 6 cent.
On voit qu'elle est parfaitement faite pour recevoir la partie de la tête du fœtus qui vient habituellement se dégager sous elle, l'occiput. Les
côtés de cette arcade sont même déjetés en dehors,
comme si, les os étant mous, l'occiput d'une tête
d'enfant à terme avait été pressé fortement sur
eux en les poussant d'arrière en avant.

Changements apportés dans l'excavation par les parties molles.

Les deux muscles psoas semblent, au premier abord, devoir rétrécir de beaucoup les diamètres transverse et obliques du détroit supérieur; mais, si l'on a soin de prescrire à la femme de se tenir, au moment de l'engagement de la tête, les cuisses à demi fléchies et modérément écartées, ces muscles ne sont plus une cause sensible de rétrécissement. L'épaisseur du bas-fond de la vessie, le tissu cellulo-adipeux, le rectum et particulièrement le rebord de l'orifice utérin, voilà ce qui rétrécit le plus et le détroit supérieur et l'excavation.

Pour ce qui est du détroit inférieur, il est fermé par le *périnée* qui constitue le plancher du bassin.

Cette cloison, dans laquelle entrent sept plans de tissus, dont trois aponévroses, est très-solide; néanmoins, elle est extensible et laisse ordinairement passer le fœtus sans se rompre, pourvu toutefois que les contractions utérines ne soient pas excessives.

L'étendue du périnée à l'état de repos est de 8 cent.; de la pointe du coccyx à l'anus, il y a 4 cent. et demi, et de l'anus à la commissure postérieure de la vulve, 3 cent. et demi. Mais, quand il est distendu, comme au moment où la tête va franchir la vulve, le périnée acquiert de 12 à 15 c. de longueur.

Il a d'ailleurs, pour usages principaux : d'abord, de ralentir l'expulsion du fœtus et d'empêcher la femme d'accoucher debout par surprise ; — puis, comme l'a si bien démontré M. P. Dubois, de forcer la tête à se tourner l'occiput en avant (3ᵉ temps du mécanisme de l'accouchement par le vertex). On ne croit plus aujourd'hui à l'influence des *plans inclinés antéro-latéraux* du bassin sur la production du mouvement de rotation *intérieure* de la tête pendant le travail ; depuis l'expérience si connue de M. P. Dubois, on attribue généralement ce mouvement à la résistance du périnée (1).

Cependant M. Pajot (2) en donne une autre explication non moins acceptable que voici :

« Pour se faire une idée juste, dit ce savant pro-
« fesseur, des causes de la rotation de l'occiput, au
« 3ᵉ temps de l'accouchement naturel par le som-

(1) Se servant du cadavre d'une femme venant d'accoucher, *sans déchirure du périnée*, M. P. Dubois ouvrait l'utérus largement par son fond et y engageait, la tête la première, un fœtus à terme de grosseur ordinaire. Alors, il remplaçait les contractions actives de la matrice par les mains de deux ou trois aides qui poussaient le fœtus et le forçaient à descendre dans l'excavation. Eh bien, quelle que fût la direction donnée primitivement à l'occiput, cet occiput arrivait à se loger sous l'arcade pubienne, tant que le périnée résistait ; mais dès que la résistance de cette cloison était affaiblie, la tête restait dans la position où on l'avait mise au détroit supérieur, et l'occiput ne venait plus *quand même* se présenter sous l'arcade.

(2) Pajot, *Dictionnaire encyclopédique des Sciences médicales*, t. I, 1864.

« met, il suffit de les rechercher tout bonnement
« dans l'application de ce principe irrécusable
« en mécanique : *quand un corps solide est contenu*
« *dans un autre, — si le contenu est le siége d'alternati-*
« *ves de mouvement et de repos, — si les surfaces son*
« *glissantes et peu anguleuses, — le contenu tendra*
« *sans cesse à accommoder sa forme et ses dimensions*
« *aux formes et à la capacité du contenant;* — loi
« féconde en résultats dans tout ce qui touche aux
« phénomènes purement mécaniques de la vie en
« général et des accouchements en particulier.

« Mais, évidemment, pour l'exécution de cette
« loi, il faut qu'il y ait proportionnalité entre la
« puissance expultrice, le volume du contenu et
« la capacité du contenant. C'est ce qui explique
« comment un fœtus trop volumineux, d'une façon
« absolue ou relative, ne fera pas sa rotation, parce
« qu'il rencontrera à cela des obstacles insur-
« montables ; — un fœtus trop petit, également,
« parce qu'il ne sera pas sollicité à tourner par une
« résistance suffisante ; — et une tête, quoique dé-
« veloppée dans de justes proportions, également
« encore, parce que la force qui la pousse sera
« trop faible, insuffisante. »

Là présence des parties molles ne change rien,
ni à la forme, ni à la longueur de la paroi antérieure du bassin, qui reste haute de 4 cent. environ au niveau de la symphyse pubienne ; mais elle
modifie beaucoup, au contraire, et la longueur et
la courbure de la paroi postérieure, qui, grâce au
périnée, sont considérablement augmentées : au

moment où la tête va franchir la vulve, là paroi postérieure du bassin, prolongée par le périnée, n'a pas moins de 26 à 28 cent.; or, la hauteur du sacrum et du coccyx réunis n'entre dans ce chiffre que pour la moitié, 13 cent. Quand la tête opère son dégagement, la distension de la cloison péri-

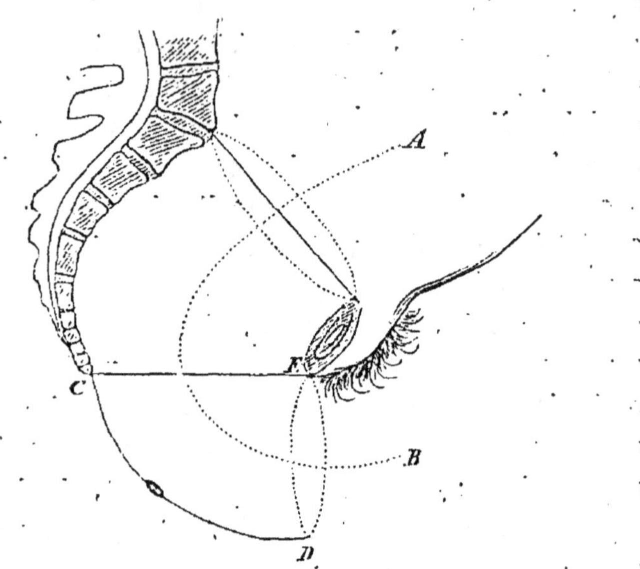

Fig. 5. — Canal vulvo-abdominal au moment du dégagement de la tête du fœtus. — AB, axe général de l'excavation quand la tête va franchir la vulve. — CD, périnée presque doublé par sa distension extrème. — DE, vulve devenue verticale de très-oblique qu'elle était avant l'arrivée de la tête sur le plancher périnéal.

néale est telle que la commissure postérieure de la vulve arrive presque au niveau de la symphyse pubienne (fig. 5).

Pour bien comprendre le mécanisme de la parturition, il faut ne pas perdre de vue cette immense courbure du canal vulvo-abdominal. Le fœtus, chez la femme, est obligé, pour naître, de suivre la courbe A B qui part du centre du détroit supérieur, traverse l'excavation parallèlement à la concavité du sacrum, passe par le centre du détroit inférieur et vient aboutir au centre de la vulve, devenue verticale, comme nous venons de le dire, quand la tête pèse sur le périnée.

Ampliation presque nulle du bassin par le jeu des symphyses.

On a dit que les symphyses, gonflées et ramollies au moment de l'accouchement, permettaient un certain écartement des os qui compensait le rétrécissement par les parties molles. C'est une erreur, ou tout au moins une exagération. Les symphyses sacro-iliaques, d'abord, ne permettent jamais aucun écartement des surfaces articulaires, et, par conséquent, aucune ampliation du bassin ; et la symphyse pubienne, lorsqu'elle est le plus lâche possible, ne donne qu'une ampliation de 4 millim. au plus. Il n'y a que la symphyse ou plutôt l'arthrodie sacro-coccygienne qui donne, sous ce rapport, un avantage réel. Nous l'avons dit, le diamètre antéro-postérieur du détroit inférieur gagne 1 cent. et plus à la rétrocession du coccyx.

Les petites femmes ont-elles le bassin proportionnellement plus large que les grandes ?

De ce que les petites femmes, régulièrement conformées du reste, accouchent, en général, plus facilement que les grandes, on a conclu que la largeur du bassin devait être en raison inverse de la hauteur totale du corps. Mais, c'était là une mauvaise interprétation du fait. Suivant nous, la largeur du bassin n'est pas plus grande chez les petites femmes que chez les grandes. C'est la hauteur du sacrum et des os iliaques surtout qui est plus petite chez les premières que chez les secondes ; de là, une différence de longueur dans le canal. Or, de deux canaux courbes d'égale largeur, n'est-ce pas le plus court qui sera traversé le plus rapidement? Et puis, n'y a-t-il pas encore une raison à faire valoir pour expliquer l'accouchement généralement plus facile chez les petites femmes? Est-ce que leurs fœtus ne sont pas en réalité un peu moins gros que ceux des femmes de haute taille?

Usage du grand bassin.

Le grand bassin ne joue, lui, aucun rôle dans la parturition ; il ne sert qu'à soutenir la masse intestinale, et l'utérus en particulier dans les derniers mois de la gestation. Il est certain que, par son évasement, il est évidemment approprié à la station bipède de la femme et que, chez aucune autre femelle de mammifère, pas même le chimpanzé, qui se tient debout sur ses membres postérieurs presque aussi bien que nous, les crêtes iliaques ne sont aussi dejetées en dehors que chez la femme.

De l'utérus : sa texture et ses propriétés vitales.

·L'utérus est tout à la fois le siége de l'hémorrhagie menstruelle, l'organe de la gestation, et l'agent principal de la parturition.

·Vide, il paraît de nature purement fibreuse; mais, gravide et quand la grossesse est assez avancée, il est évidemment musculaire.

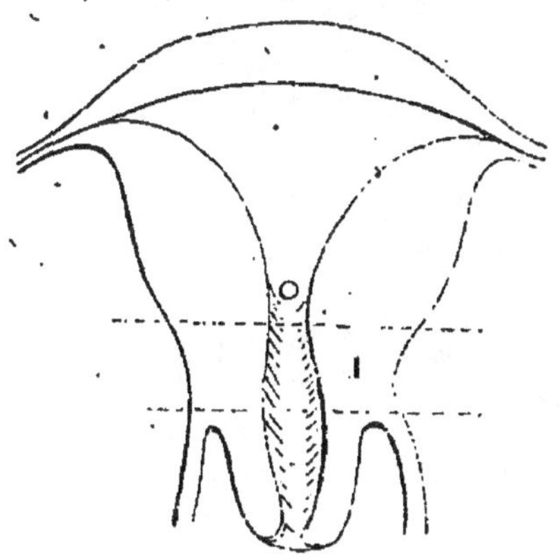

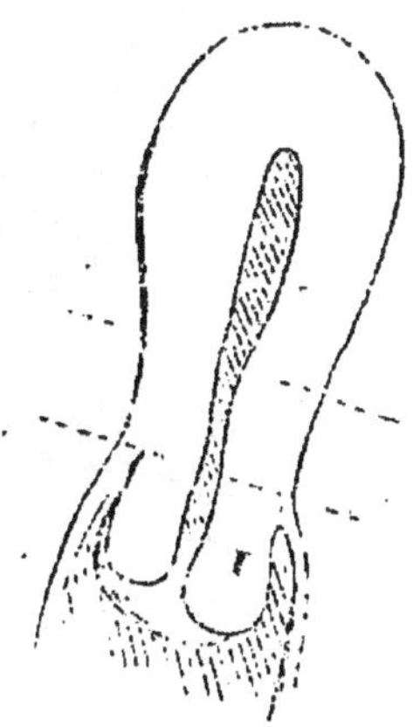

Fig. 6. — Utérus coupé transversalement pour montrer sa forme et les dimensions relatives de ses deux cavités (corps et col).

Fig. 7. — Utérus coupé d'avant en arrière, et vu par son côté droit avec son inclinaison naturelle.

Il change beaucoup de forme en se dilatant : de la forme d'une petite poire aplatie (fig. 6 et 7), il passe à celle d'une petite dame-Jeanne, et enfin à celle d'un ovoïde parfait (fig. 8). Mais, chose remarquable, il ne perd rien de l'épaisseur de ses parois, malgré son excessive ampliation, et, ce qui n'est pas moins étonnant, il reste absolu·

ment dans les mêmes rapports avec le péritoine.

A mesure qu'il grossit, du reste, et remonte dans la cavité abdominale, il s'incline par son fond tout à la fois en avant et à droite (fig. 8).

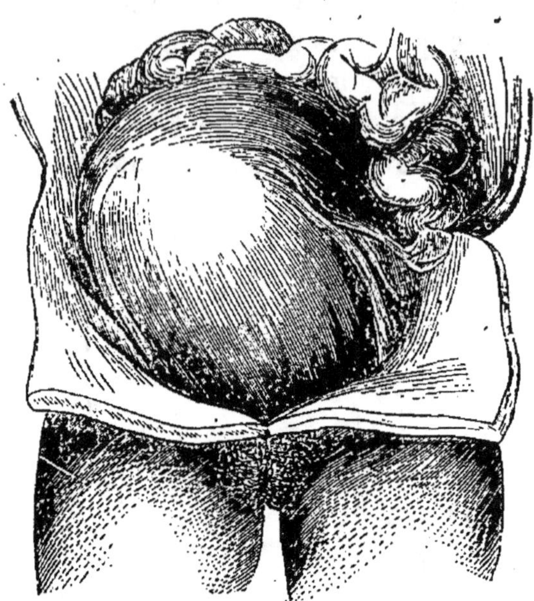

Fig. 8. — Utérus à terme avec sa double obliquité et son dévirement à droite.

Trois plans de fibres musculaires entrent dans sa texture : les deux plans décrits par madame Boivin, l'un superficiel. dit *en nattes*, l'autre profond, très-épais et tout formé de fibres *circulaires*, — et le plan décrit par Desormeaux d'abord, puis par M. Jacquemier, et qui consiste en fibres *longitudinales*, intermédiaires aux deux autres couches ; fibres *longitudinales*, semées sur toute la périphérie de l'organe, et qui, suivant M. Jacquemier, se recourberaient en *anses* sur les fibres circulaires du col (fig. 9). Mais, il y a là une subtilité anatomique sans importance. Nous trouverions bien plus raisonnable de considérer la matrice comme formée, à l'instar de tous les organes musculaires creux, de fibres entre-croisées en tous sens, d'une façon inextricable, et disposées seulement en plus grand nombre vers le fond, qui a, d'ailleurs, plus besoin de force que le reste pour l'expulsion facile du fœtus.

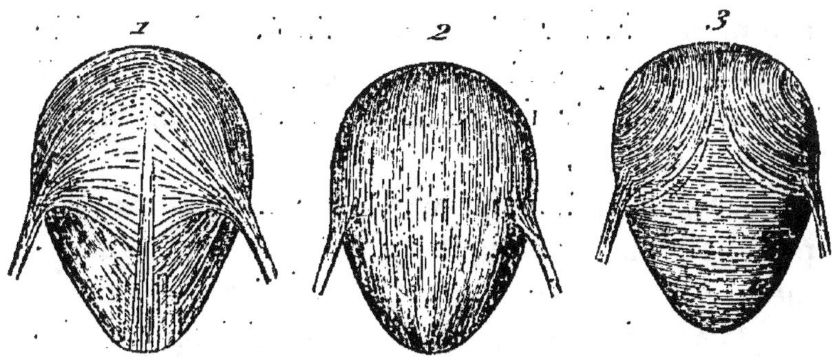

Fig. 9. — Utérus à terme avec ses trois ordres de fibres musculaires. — 1, fibres en nattes. — 2, fibres longitudinales. — 3, fibres transversales.

Quoi qu'il en soit, l'utérus est doué à un haut degré de sensibilité et de contractilité *organiques*. Toutefois, ces deux propriétés ne se développent franchement qu'à la fin de la grossesse, quand le travail de l'accouchement est près de commencer.

La contractilité, une fois bien établie, a pour caractères : 1° d'être indépendante de la volonté; 2° de s'accompagner de douleurs très-vives et d'une nature toute spéciale; 3° d'être intermittente, par crises, avec des repos plus ou moins complets.

Il y a encore une troisième propriété qui est très-développée dans la matrice, c'est l'*élasticité*. La *dilatabilité* est suffisamment démontrée par l'énorme expansion à laquelle arrive l'organe sans se déchirer, et la *rétractilité*, par le retour de ce même organe presque à son volume primitif, en moins de 6 semaines. Sur une jeune femme, morte de pneumonie 52 jours après son premier accouchement, nous avons trouvé l'utérus revenu si complétement sur lui-même, qu'il était impossible de se figurer que, si peu de temps auparavant, il avait pu contenir un fœtus à terme et de dimensions ordinaires.

C'est principalement par les contractions propres de la matrice que le fœtus est chassé au moment de l'accouchement. Les grands muscles de l'abdomen aident bien à cette expulsion; mais ils n'en sont point l'agent principal, et la preuve, c'est que l'accouchement spontané s'observe chez des femmes à muscles du ventre paralysés, et, ce qui est mieux encore, chez des femmes venant de rendre le dernier soupir.

Du vagin.

Le vagin, jouissant dans ses parois d'une grande *extensibilité*, livre facilement passage au fœtus. S'il offre parfois de la résistance, ce n'est jamais qu'au niveau de son orifice, où la présence du bulbe et du petit muscle constricteur fait prédominer l'élément fibreux. Nous verrons qu'en commençant la version, la main de l'opérateur est souvent arrêtée quelques instants par cet orifice.

D'un autre côté, le vagin est *très-rétractile*, et, après l'accouchement, il revient promptement à son calibre normal, ou peu s'en faut.

Le vagin va ordinairement s'insérer sur le col de l'utérus, à la réunion du tiers supérieur de ce col avec ses deux tiers inférieurs (fig. 6 et 7). Mais, quand l'utérus, vers la fin de la grossesse, est allé chercher domicile dans le ventre, il n'en est plus ainsi. Sans doute, la tunique dartoïde du vagin reste adhérente au col, à la même place qu'auparavant; mais la muqueuse, dont les adhérences sont lâches partout, excepté sur le museau de tanche, s'est décollée peu à peu de la face externe du col, à mesure que celui-ci s'est élevé; si bien que les culs-de-sac vaginaux ont fini par disparaître et la portion sous-vaginale du col par s'effacer complétement.

Il ne faut point oublier que le péritoine se replie sur le cinquième supérieur de la paroi postérieure du vagin, que cette paroi est là très-mince, très-facile à déchirer, et que cette déchirure, si elle avait lieu, entraînerait nécessairement le développement d'une péritonite mortelle. On a vu des opérateurs maladroits pousser par là leurs branches de forceps jusque dans la cavité péritonéale et déterminer ainsi la mort de la femme qu'ils avaient mission d'assister (fig. 10).

De la vulve.

La vulve, orifice externe des parties génitales, est encore un peu moins extensible que l'orifice vaginal; aussi, résiste-t-elle davantage au passage de la tête du fœtus et se déchire-t-elle souvent au

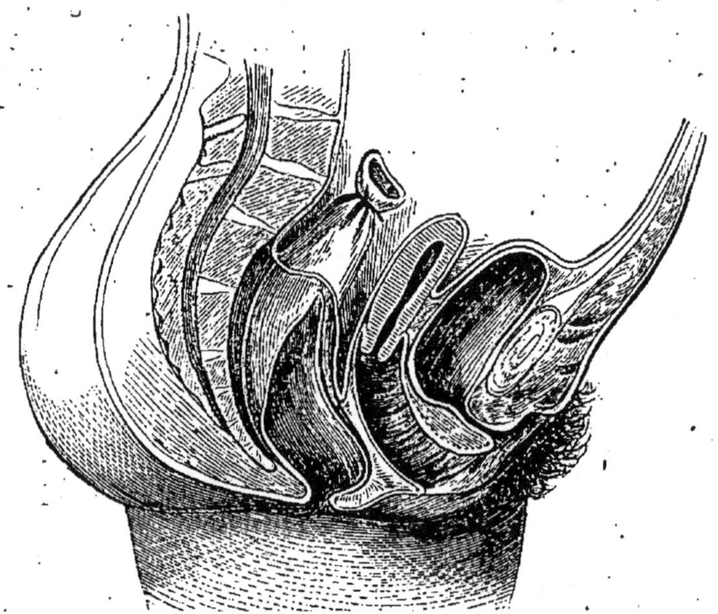

Fig. 10. — Organes génito-urinaires de la femme (coupe antéro-postérieure); rapports du péritoine avec l'utérus et le vagin.

niveau de la commissure postérieure, lors du premier accouchement. Puis, elle revient plus difficilement que le vagin à son premier état. Nous savons très-bien que la vulve reste lâche et flétrie chez les femmes qui ont eu plusieurs enfants coup sur coup.

Du reste, le vagin et la vulve sont pourvus d'un grand nombre de follicules mucipares, isolés ou conglomérés, qui versent sur leur face interne, dès le début du travail, une quantité considérable d'un liquide amollissant et lubréfiant. Lorsque par hasard ce liquide manque, le passage du fœtus est bien moins facile (fig. 11, page 18).

De l'œuf humain : ses principales transformations s'il est fécondé.

L'œuf ou ovule, élément fourni par la femme dans la génération, est le produit d'une sorte de sécrétion des ovaires (fig. 11, *f*, *f'*). Il y a toujours dans chaque ovaire, depuis la puberté jusqu'à la

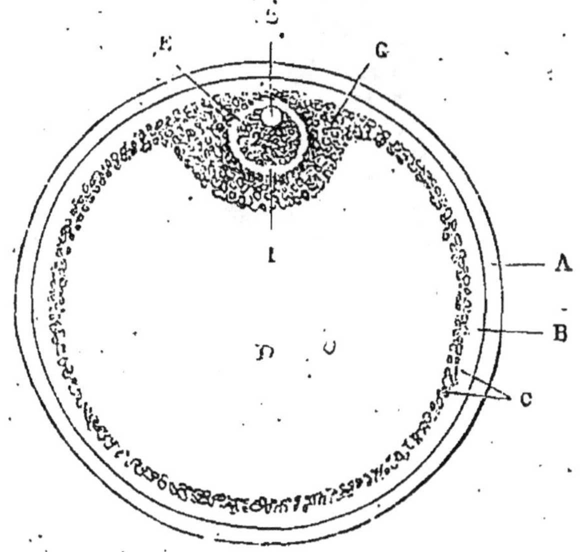

Fig. 12. — Follicule de Graaf. — A, membrane externe du follicule. — B, sa couche interne. — C, membrane granuleuse. — D, cavité du follicule — E, ovule. — G, cumulus proligère : 1) membrane vitelline. — 2) vitellus. — 3) vésicule germinative.

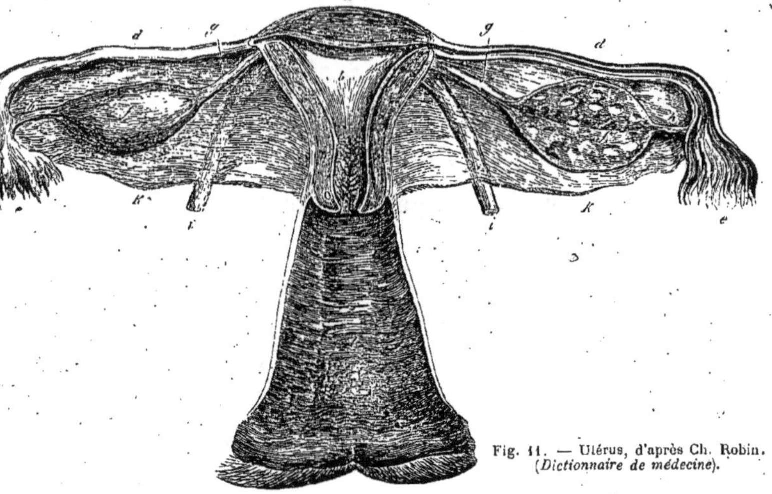

Fig. 11. — Utérus, d'après Ch. Robin.
(*Dictionnaire de médecine*).

EXPLICATION DE LA FIGURE 11.

La figure 11 représente la matrice ouverte en avant ; la trompe gauche est ouverte. L'ovaire du même côté est divisé pour montrer les ovules. On a laissé le vagin, qui est aussi divisé en avant.

La matrice présente extérieurement une face antérieure ou pubienne, une postérieure ou sacrée, un bord supérieur qui en forme le fond (fig. 11, *a*), et deux latéraux. On y distingue aussi trois angles : deux supérieurs ou latéraux, appelés *angles tubaires*, parce qu'ils sont situés près de l'insertion des trompes utérines [(*d*, *d*), et un inférieur qui forme ce qu'on nomme le col (*o*). Celui-ci, long de 23 à 27 millimètres, est embrassé par le vagin (*l*), dans lequel il fait une saillie de 9 à 11 millimètres en avant, et de 14 à 16 millimètres en arrière. La portion proéminente dans ce conduit présente à son extrémité une fente transversale à bords arrondis, qui est l'orifice de la matrice, et que l'on a appelée *museau de tanche*.

Toute la capacité intérieure de l'*utérus* est divisée en *cavité du corps* (*b*) et *cavité du col* (*c*). La matrice est maintenue dans sa position : 1° par les *ligaments larges* (*k*, *k*), expansions membraneuses résultant de l'adossement de deux feuillets du péritoine, et s'étendant des bords de cet organe aux côtés du petit bassin ; dans la division en ligament large, dite *aileron moyen*, se trouvent comprises les trompes (*d*, *d*), ayant une extrémité libre et frangée qui est le pavillon (*ee*), et creusée d'un conduit qui arrive à l'angle de la cavité utérine. Un petit filament (*hh*) s'étend du pavillon à l'extrémité externe de l'ovaire. Celui-ci est embrassé dans le repli du ligament large appelé *aileron postérieur* (*f* le représente avec sa forme, et *f'* le montre fendu pour faire voir les vésicules de Graaf). De son extrémité interne part le *ligament de l'ovaire* (*gg*), fibreux et musculaire, qui s'attache à l'angle correspondant de l'utérus, au-dessous et un peu en arrière de la trompe. Dans l'*aileron antérieur* du ligament large se voient les *cordons suspubiens* ou *ligaments ronds* (*i,i,*); 2° par les ligaments antérieurs ; 3° par les ligaments postérieurs.

ménopause, une quinzaine de vésicules de Graaf (fig. 12, page 17) visibles à l'œil nu (*f'*), sans compter celles qu'on ne peut voir ainsi, et, dans chacune de ces vésicules, il y a un œuf.

Cet œuf, s'il est mûr, se compose : d'une membrane, la *vitelline;* d'un liquide granuleux, le *vitellus;* — d'une vésicule dite *germinative;* — et d'une tache dite également *germinative* (fig. 13).

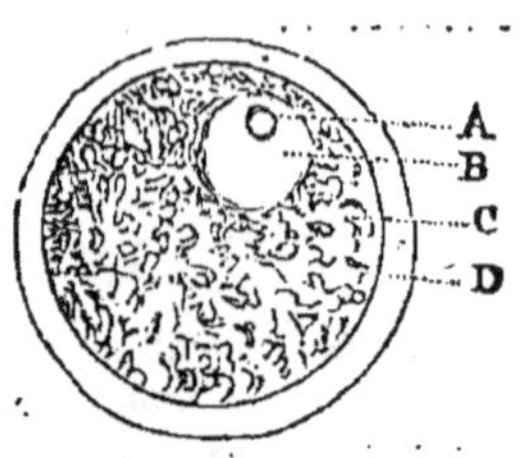

Fig. 13.— OEuf humain non fécondé et parvenu à maturité. — A, tache germinative. — B, vésicule germinative. — C, vitellus. — D, vitelline.

A chaque époque menstruelle, une des vésicules de Graaf se gonfle, pour crever bientôt et laisser échapper son œuf, que saisit intelligemment le pavillon de la trompe. Or, c'est là le phénomène de la *ponte*, dite *spontanée*. Si l'œuf n'a pas été fécondé, il disparaît par fonte ou absorption. Mais, s'il a été impressionné par le fluide prolifiant du mâle (et c'est généralement à sa sortie même de l'ovaire qu'il l'est, d'après les dernières recherches de M. Coste), il subit, depuis ce moment-là jusqu'à sa fixation dans la matrice d'abord, — puis, du moment de cette fixation jusqu'au terme de la grossesse, — une série de transformations des plus curieuses, mais dont le secret nous échappe. Tout ce que nous ont appris de positif à ce sujet les beaux travaux de MM. Pouchet (1) et Coste,

(1) Pouchet, *Théorie positive de l'ovulation spontanée.* Paris, 1847.

c'est que l'œuf *fécondé*, à peine dans la trompe,
perd sa vésicule et sa tache germinatives ; — puis,
qu'un peu plus loin dans le tuber, il commence à
présenter la *segmentation* de son jaune ; — puis,
qu'à son arrivée dans l'utérus, il offre, en dedans
de la vitelline, une nouvelle membrane dite *blastodermique*, qui résulte du retrait excentrique des

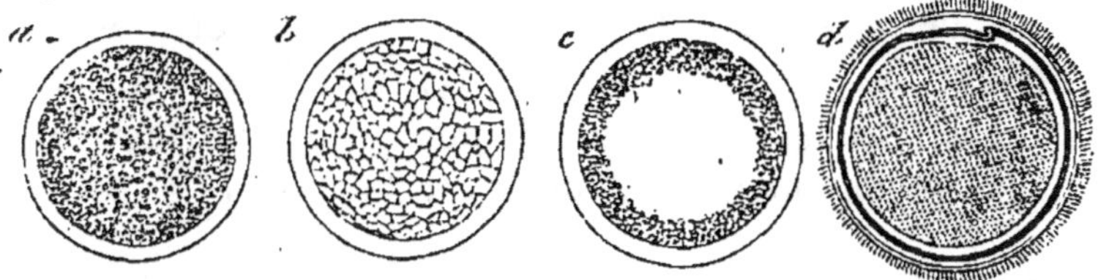

Fig 14. — Transformation de l'œuf humain fécondé, depuis son entrée dans la trompe jusqu'à son implantation dans l'utérus. —
a, première transformation : disparition de la vésicule et de la
tache germinatives. — *b*, deuxième transformation : segmentation
du jaune. — *c*, troisième transformation : dépôt excentrique du
jaune pour former la membrane blastodermique. — *d*, quatrième
transformation : apparition de la tache embryonnaire et des villosités choriales.

particules du jaune segmenté ; — et qu'enfin, un
peu plus tard, quand il a déjà pris racine par ses
villosités choriales dans une anfractuosité de la
muqueuse utérine hypertrophiée (caduque), il
laisse voir, sur un point de la membrane blastodermique, une tache dite *embryonnaire*, rudiment du
nouvel être ou fœtus (fig. 14). Pour en arriver là,
l'œuf ne demande que 15 à 20 jours ; mais, pour
être complet, le nouvel être ne demandera pas
moins encore de 250 à 255 jours (fig. 15).

Membranes de l'œuf, placenta et cordon ombilical.

Il ne faut pas croire que le fœtus, pendant tout le temps de son développement, soit en rapport immédiat avec la paroi interne de la matrice. Trois membranes l'en séparent, la *caduque*, le *chorion* et l'*amnios*; et ces deux dernières lui constituent un sac sans ouverture dans lequel il baigne complétement, au milieu d'un liquide séro-albumineux, l'*eau de l'amnios*. Cette eau a pour usages principaux, évidemment, de protéger le nouvel être

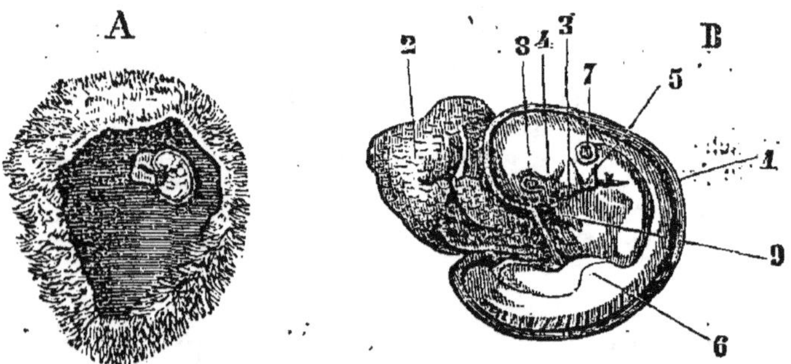

Fig. 15. — A, embryon d'à peu près trois semaines dans son œuf (grandeur naturelle). C'est ce qu'on a pu observer de plus petit. B, le même embryon grossi. — 1, amnios.— 2, vésicule ombilicale. — 3, premier arc pharyngien. — 4, bourgeon maxillaire supérieur de cet arc. — 5, deuxième arc pharyngien, derrière lequel deux autres plus petits sont encore visibles. — 6, ébauches des extrémités antérieures. — 7, vésicule auditive. — 8, œil. — 9, cœur. (Thompson)

contre les chocs imprimés à la mère, — de le soustraire à toute compression de la part de l'utérus et des muscles abdominaux, durant le temps de la gestation, — et, au moment du travail, de faciliter d'abord la dilatation du col, tant que les membranes résistent, et ensuite de lubréfier le conduit vaginal.

La *caduque* n'est pas, comme on le croyait anciennement, une membrane de nouvelle formation, distincte de la muqueuse utérine. M. Coste a démontré qu'elle n'est autre chose que cette muqueuse utérine elle-même, hypertrophiée par suite du travail ovulaire, et dans un pli de laquelle l'œuf, d'abord libre à son arrivée dans l'utérus, se niche complétement, à la façon d'un pois dans un cautère bourgeonnant. La portion de muqueuse qui passe par-dessus l'œuf pour l'emprisonner, est ce que Hunter a appelé *caduque réfléchie*, et Chaussier *épichorion*. La portion qui reste entre l'utérus et l'œuf, à l'endroit où celui-ci prend racine par ses villosités hypertrophiées, est ce qu'on appelle *caduque inter-utéro-placentaire*. A part cette dernière portion, qui reste épaisse, la caduque va toujours en s'amincissant, à partir du 4ᵉ mois de la grossesse, et, quand l'enfant naît, on n'en trouve plus que quelques traces à la surface externe du chorion, sous la forme d'un tissu aréolaire, mou et d'un gris rosé. Qu'on ne croie pas, pourtant, que la chute de la caduque laisse la matrice sans muqueuse; il n'en est rien. A mesure que la caduque s'amincit et se décolle, il se forme une nouvelle muqueuse utérine, ainsi que l'a démontré M. Ch. Robin.

Le *chorion*, de nature fibreuse, est la membrane vitelline renforcée, en dedans, de la couche *externe*

du feuillet externe de la membrane blastodermique. Dans les premiers jours, il est lisse ; mais
dès la 3e semaine, il est manifestement recouvert
en dehors de villosités. La plupart de ces villosités
s'atrophient avec la caduque *réfléchie;* mais un assez grand nombre se développent, pour former le
placenta, qui est déjà apparent vers la 6e semaine.

Enfin, l'*amnios,* de nature séreuse, n'est que la
couche *interne* du feuillet externe de la membrane
blastodermique. Dans les premières semaines de
la grossesse, elle est séparée de la face interne
du chorion par une certaine quantité de liquide albumineux ; mais, plus tard, ce liquide disparaît, et
alors l'amnios adhère au chorion par un tissu *réti-
culé* très-fin (fig. 16).

Le fœtus ne tient donc à l'utérus que *médiate-*

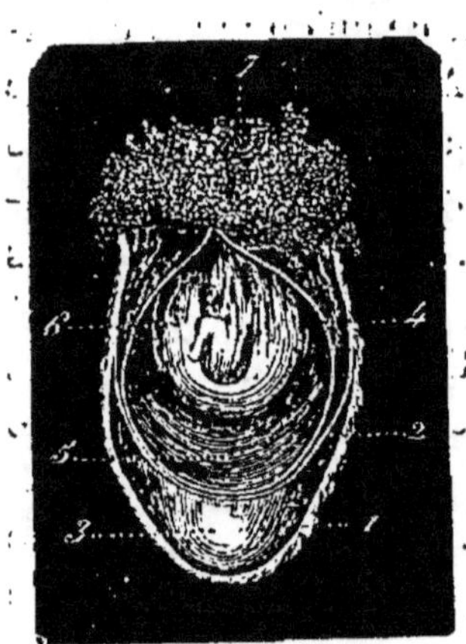

Fig. 16. — OEuf complet, vers le quatrième mois, réduit au tiers du volume normal, et ouvert pour montrer les trois membranes et leurs
rapports.

1, caduque maternelle. — 2, caduque réfléchie ou épichorion de Chaussier. — 3, cavité utérine remplie
d'un liquide albumineux filant. —
4, chorion en rapport avec la caduque réfléchie, et dont les villosités
vasculaires sont atrophiées. — 5, face
interne du chorion, lisse, séparée de
l'amnios par un espace rempli du liquide interblastodermique (fausses-
eaux). — 6, sac amniotique contenant
les vraies eaux et l'embryon. — 7, placenta fœtal formé par les villosités du
chorion allantoïdien hypertrophiées.

ment, par le moyen du *cordon ombilical* et du *placenta* (fig. 17).

Le *placenta* (fig. 17) est un gâteau cellulo-vascu-
laire dans lequel s'opère la revivification du sang
du fœtus : c'est, en un mot, pour celui-ci un or-

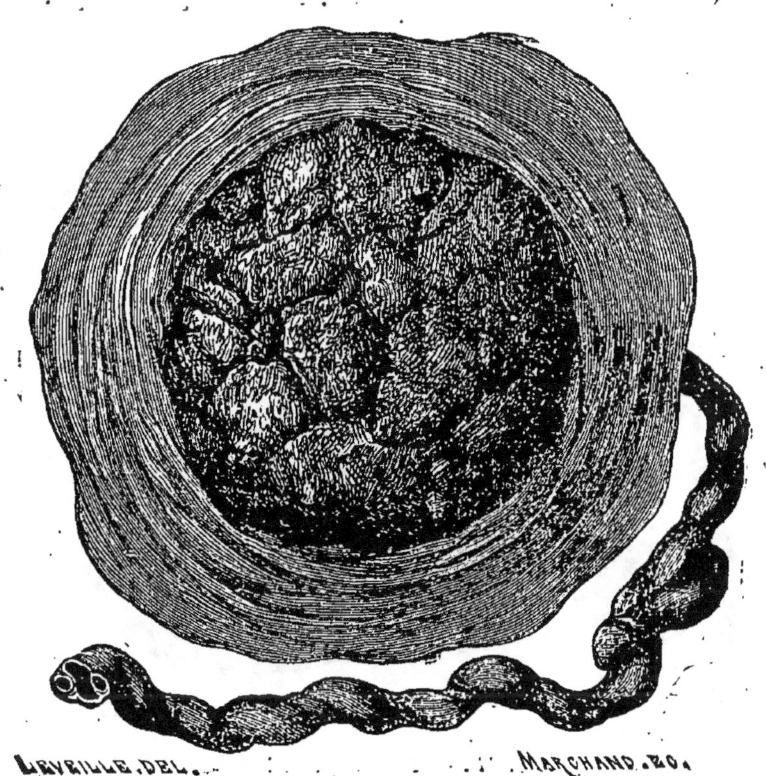

Fig. 17. — Placenta, face externe.

gane d'hématose et de nutrition. Dans le tissu
lamelleux (caduque inter-utéro-placentaire) qui
fait adhérer le placenta à la matrice, il n'y a pas
abouchement direct des vaisseaux du fœtus avec

ceux de la mère, ainsi qu'on l'a cru longtemps. Les réseaux vasculaires appartenant à l'un et à l'autre ne sont qu'accolés, sans qu'il existe entre eux la moindre anastomose. Aussi, n'y a-t-il ja-

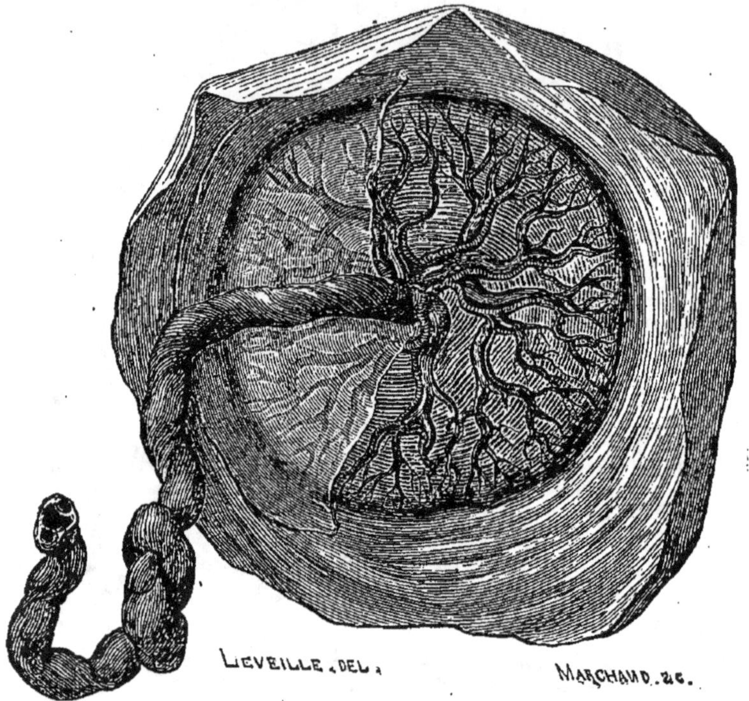

Fig. 17 *bis*. — Placenta, face interne.

mais mélange du sang de la mère avec celui de son enfant, et le premier n'agit-il sur la recomposition du second que par endosmose, ou peut-être même seulement par un simple échange de gaz au travers des parois des vaisseaux accolés.

Le placenta n'est pas toujours inséré sur un

même point de la face interne de l'utérus. Le plus,
souvent, néanmoins, cette insertion a lieu vers le
fond de l'organe, près de l'orifice de la trompe par
laquelle l'œuf est arrivé.

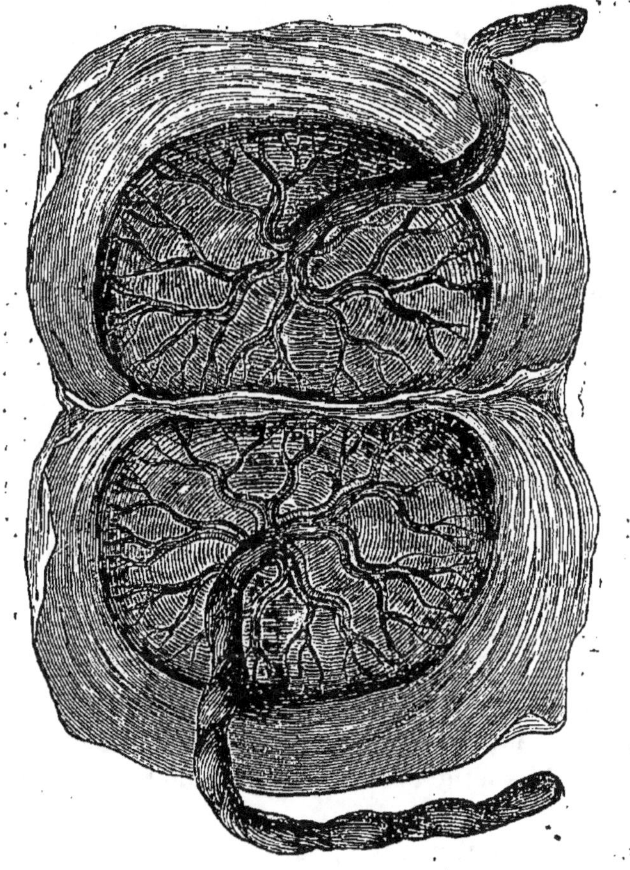

Fig. 17 *ter*. — Disposition habituelle des annexes fœtales dans la grossesse gémellaire.

Au moment de la délivrance, le placenta fœtal
entraînant avec lui le tissu utéro-placentaire ou
placenta maternel, qui est, du reste, facile à dé-

chirer, les sinus utérins correspondants sont rompus, et de là l'écoulement sanguin qui accompagne l'expulsion du délivre. Ce sang provient très-rarement du placenta fœtal; c'est presque toujours la mère seule qui le fournit.

Dans les grossesses multiples, il existe habituellement autant de poches distinctes et de placentas qu'il y a de fœtus. Les placentas empiètent quelquefois l'un dans l'autre, de manière à paraître réunis intimement; mais les circulations n'en restent pas moins parfaitement distinctes. (P. Dubois (fig. 17 *ter*.)

Quant au *cordon*, qui relie le placenta au fœtus, il est formé d'une gaîne extérieure, diverticule de l'amnios, et de trois vaisseaux sanguins, la veine et les deux artères ombilicales, disposés au centre d'une substance gélatineuse épaisse, nommée *gélatine de Warthon*. Un fil un peu serré étrangle facilement ces vaisseaux, sans que la gélatine y mette obstacle.

Fœtus à terme ; dimensions ; attitude.

Le fœtus, quand il est à terme, a, en moyenne, 52 cent. de longueur, des talons au sommet du crâne; et il pèse, généralement, de 3,400 à 3,600 grammes.

C'est la tête qui domine pour la grosseur et non pas, comme on l'a dit dans quelques Traités d'Accouchements, l'extrémité pelvienne : celle-ci paraît, il est vrai, plus grosse au premier abord; mais elle est réductible de plusieurs centimètres par la pression, tandis que le crâne ne l'est que d'un centimètre au plus.

Les diamètres de la tête du fœtus à terme mesurent (fig. 18) :

1° L'occipito-mentonnier (O'M). . . . . . . 13 cent. 1/2.
2° L'occipito-frontal (OF). . . . . 12 cent.
3° Le sous-occipito-bregmatique (SB). . . 9 cent. 1/2.
4° Le trachélo-bregmatique (TB). . . . . . —
5° Le bi-pariétal (BP) . . . . —
6° Le mento-frontal (MF). . . . . 8 —

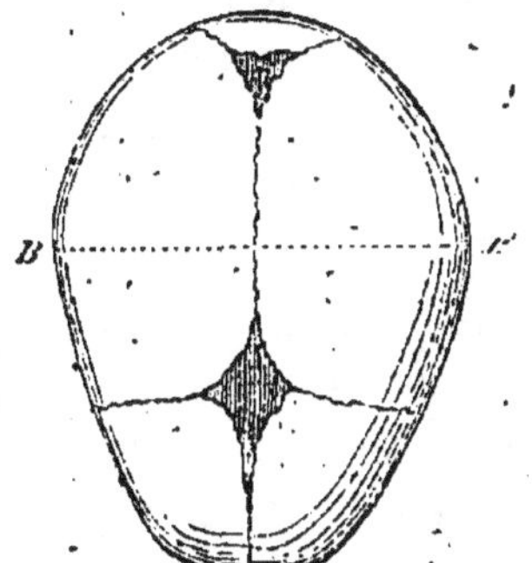
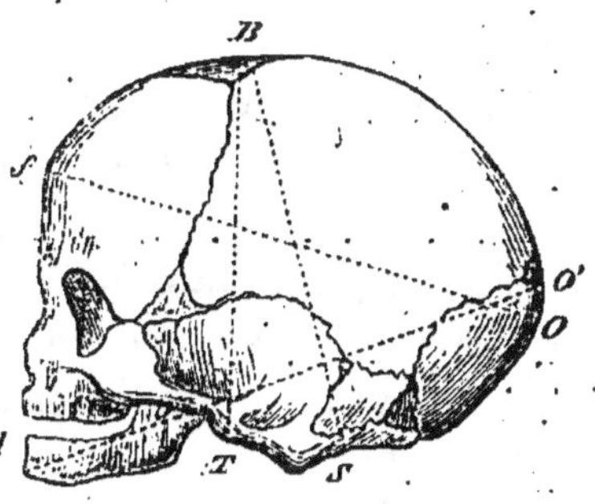

Fig: 18. — Tête de fœtus vue par son sommet et de côté.

C'est dans la direction de la grande suture du crâne et dans la position des deux fontanelles, par rapport à la circonférence du détroit supérieur, que sont les éléments du diagnostic des *positions* dans la présentation du sommet. Il faut donc savoir bien reconnaître au toucher et cette suture et ces fontanelles.

La suture, sitôt que la tête est tant soit peu engagée au détroit supérieur, revêt la forme d'une

2.

saillie osseuse, au lieu de rester une fente membraneuse, parce que l'un des pariétaux chevauche alors sur l'autre. Quant aux fontanelles, si l'*antérieure*, qui est *losangique*, ne change pas de forme et diminue à peine de largeur par la compression du crâne, la *postérieure*, qui est *triangulaire*, s'efface, au contraire, complétement, pour être remplacée par une simple dépression osseuse, l'angle supérieur de l'occipital s'engageant sous les angles postéro-supérieurs des pariétaux. Mais, peu importe : le diagnostic n'en est pas rendu plus obscur, puisque la disparition même de cette fontanelle sincipitale est un signe négatif qui suffit à la faire distinguer de l'autre qui ne s'efface jamais.

Si l'occipital était divisé, comme cela s'est vu, en deux moitiés symétriques, à la façon du frontal, il s'ensuivrait, pour la fontanelle postérieure, une forme losangique et non plus triangulaire, et on pourrait peut-être alors la prendre pour l'antérieure. Cependant, avec un peu d'attention, on la distinguerait encore facilement, rien qu'en portant le doigt sur les sutures latérales qui viennent tomber sur elle; car, on reconnaîtrait que ces sutures sont obliques et non perpendiculaires à l'axe de la fontanelle, comme cela se voit pour la fontanelle antérieure.

S'il se présentait sous le doigt des fontanelles accidentelles (intervalles non ossifiés) sur un point quelconque de la voûte crânienne, on les distinguerait des vraies fontanelles à leur forme, et, plus

particulièrement encore, à l'absence de sutures
latérales venant y aboutir.

Enfin, si l'on avait sous le doigt, comme j'en ai
observé un cas à la clinique de M. P. Dubois, en
juillet 1858, un crâne sans ossification à sa voûte,
on le reconnaîtrait à une crépitation parcheminée,
bien différente de la crépitation fine que donne le
placenta inséré sur le col.

Les fontanelles et sutures membraneuses du
crâne permettent évidemment un certain degré
de réduction de cette partie sous une pression
violente; mais il ne faudrait pas non plus se l'exagérer, car les membranes qui relient les os sont
trop peu extensibles pour laisser ceux-ci chevau-
cher de plus de 3 à 4 millimètres dans tous les
sens.

La plus grande réduction du crâne se fait par le
redressement des os de la voûte et, par conséquent, par l'allongement *en pain de sucre* de cette
partie. Le diamètre occipito-frontal peut perdre
ainsi un demi-centimètre, et le diamètre bi-pariétal
un centimètre.

Il y a certains faits d'observation clinique qui
prouvent que la réductibilité du diamètre bi-pariétal peut même aller jusqu'à 2 cent. et plus;
mais, alors, elle était favorisée sans aucun doute
par l'état peu avancé de l'ossification.

Du reste, il n'est pas tout à fait indifférent, pour
la facilité de l'accouchement, que le fœtus soit
mâle ou femelle, attendu qu'il est avéré que le
fœtus mâle a, en général, la tête un peu plus

grosse que le fœtus femelle. (Clark, Simpson, etc.)

Après la tête, vient, pour le volume, le haut du tronc, dont le diamètre bis-acromial mesure de 11 à 12 cent.; mais ce diamètre est réductible par une forte pression à 9 cent. et demi, les épaules s'abaissant alors, tout en se portant en avant ou en arrière. Enfin, après les épaules, vient le pelvis, qui a 11 cent. de diamètre, mais qui est réductible par la pression à 9 cent.

L'*attitude* du fœtus dans la matrice est celle-ci : il a le tronc courbé en avant, la tête fléchie sur la poitrine; les bras appliqués sur les côtés du thorax, les avant-bras fléchis et croisés sur le devant du sternum, les mains appliquées sur les côtés du menton, les pieds relevés sur le devant des jambes, les jambes fléchies tout à fait sur les cuisses et les cuisses fléchies sur l'abdomen; les talons sont croisés et rapprochés du dessous des fesses, vers les ischions (fig. 19).

Ainsi pelotonné, le fœtus représente, dans son ensemble, une masse ovoïde dont le plus grand diamètre est de 28 à 30 cent. et dont la grosse extrémité (volume réel) correspond à la tête, la petite extrémité (volume réductible) au pelvis. Or, 20 fois contre une, la tête est en bas et le pelvis en haut. Et cette position ne tient point, comme le voulaient les anciens, à une détermination instinctive du nouvel être, mais bien tout simplement à ce que la tête est plus lourde que le pelvis. Le fœtus baigne librement dans l'eau de l'amnios, avons-nous dit; il est donc tout naturel que sa partie la plus lourde, la tête, soit la plus déclive. Il est certain que, si l'on abandonne sur l'eau un fœtus pelotonné comme il l'est dans l'utérus, on le verra arriver au fond la nuque la première.

Un examen journa- nalier par le tou- cher, le palper et surtout l'ausculta- tion, prouve que le fœtus, dans les der- niers moments de la grossesse, et sou- vent même dès la fin du 7e mois, prend une position fixe dans l'utérus. Toute- fois, il ne faudrait pas croire que cette position du fœtus soit alors tellement fixe qu'il ne puisse en changer. « Ceux,

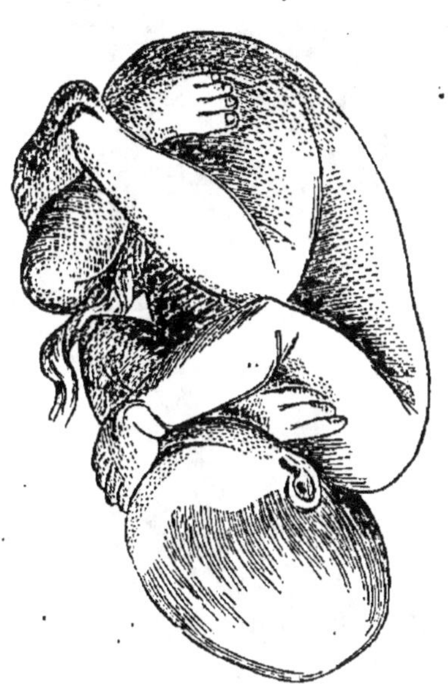

Fig. 19. — Attitude du fœtus dans la matrice.

« dit M. P. Dubois, qui ont nié la possibilité de ces « changements de position, oubliaient que la ma- « trice, vers la fin de la grossesse, n'est pas du « tout un coffre inextensible, mais bien une poche « à parois molles et souples; et que le fœtus, d'un « autre côté, n'est pas non plus une tige rigide et « inflexible, mais bien un corps souple dans toutes « ses parties et parfaitement fait pour s'accommo- « der admirablement aux diverses courbures du

« canal qui doit le laisser passer. » Le fœtus peut
donc très-bien changer de position, même *cap*

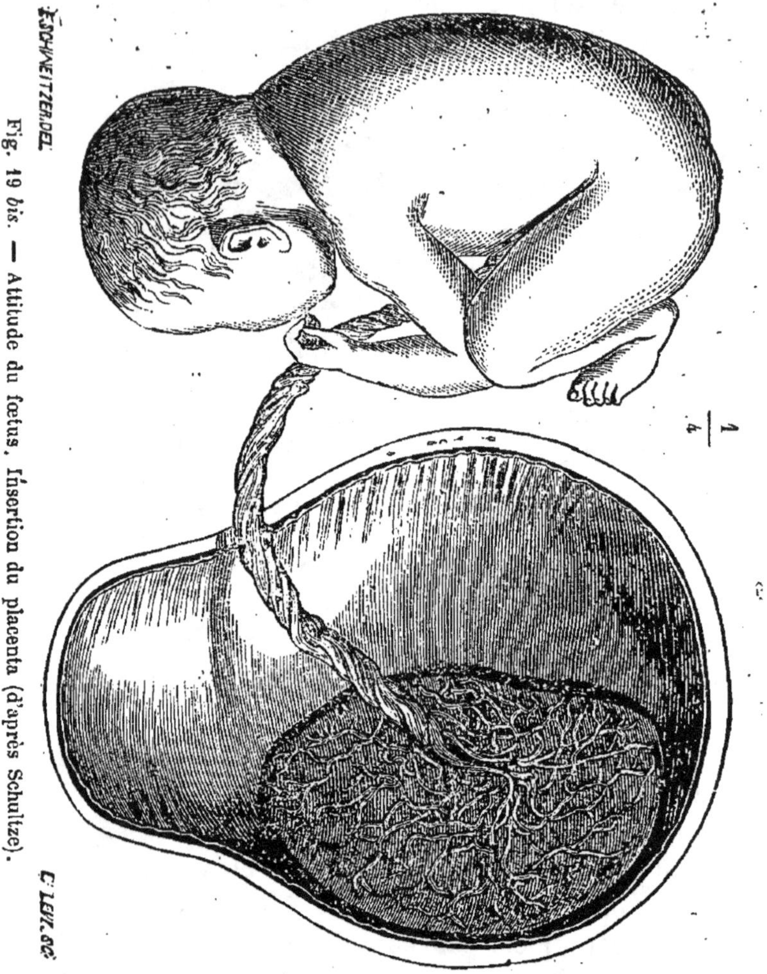

Fig. 19 *bis*. — Attitude du fœtus. Insertion du placenta (d'après Schultze).

pour cap, dans les derniers temps de la gestation ;
et il n'est guère d'accoucheur qui n'ait observé le

fait une fois au moins dans le cours de sa prati-
,que;. M..P. Dubois affirme même avoir vu des
fœtus changer de présentation à plusieurs repri-
.ses dans la même journée.

.Quoi qu'il en soit, du rapprochement des diamè-
-tres du la tête du fœtus avec ceux de l'excavation
·et du détroit inférieur, et, pour mieux dire, du rap-
.prochement des dimensions du fœtus à terme avec
.celles du bassin, découlent les principes fonda-
-mentaux de l'accouchement spontané. Il en résulte,
en effet, qu'un fœtus à terme ne peut franchir la
filière pelvienne qu'en se présentant au détroit
supérieur par l'une de ses extrémités, tête ou pelvis ; et que, quelle que soit cette extrémité, l'accouchement spontané ne sera possible qu'autant
que le diamètre occipito-mentonnier ne restera pas
parallèle aux diamètres de l'excavation et, en particulier, de son détroit inférieur ; qu'il faut, par
conséquent, que toujours l'occiput se dégage avant
le menton, ou le menton avant l'occiput, et que, de
plus, la tête plonge dans l'excavation fortement
fléchie, ou bien, au contraire, complétement défléchie, soit que l'enfant naisse par le sommet,
soit qu'il naisse par le pelvis ; — de façon que l'un
des plus petits diamètres de la tête, le *sous-occipito-bregmatique*, ou le *trachélo-bregmatique*, arrive à
se trouver parallèle au plan du détroit inférieur.

Or, il est bon de remarquer, à ce sujet, que l'articulation occipito-atloïdienne qui, chez l'adulte,
ne permet que des mouvements de flexion et d'extension assez bornés, est, chez l'enfant naissant,

assez lâche pour laisser à ces deux mouvements autant d'étendue que possible ; si bien que, dans la flexion, le menton déprime le sternum, et que, dans l'extension, la nuque arrive à toucher le dos.

Quant aux mouvements d'inclinaison latérale et de rotation de la tête, ils sont également très-faciles. La rotation, en particulier, est telle qu'elle peut être poussée presque jusqu'au demi-cercle, sans qu'il y ait déchirure d'aucun ligament, ni même compression sensible de la moelle cervicale.

PREMIÈRE PARTIE

DE LA GROSSESSE.

La grossesse est cet état particulier dans lequel
se trouve la femme, depuis le moment de la conception jusqu'à celui de l'expulsion du produit.
Elle dure, en moyenne, 9 mois solaires, 270 jours;
mais une variation de 8 à 10 jours en deçà ou au
delà de ce terme, n'est pas rare. Il n'en est pas de
même de la gestation se prolongeant au delà de
280 jours. Cependant, personne ne met plus en
doute aujourd'hui la possibilité de la prolongation
de cet état jusqu'à 10 mois révolus. Fodéré, on
le sait, cite sa propre femme comme étant accouchée deux fois à ce dernier terme. Du reste, la loi
elle-même sanctionne le fait, puisqu'elle admet la
légitimité de l'enfant né 299 jours après la dissolution du mariage.

Quoi qu'il en soit, on distingue la grossesse en
normale ou *intrà-utérine* et en anormale ou *extrà-
utérine*, — et cette dernière est dite, suivant le
point où l'œuf s'est creusé une loge, *abdominale,
ovarique, tubaire* ou *interstitielle.*

D'ailleurs, la grossesse, quelle qu'elle soit, *utérine* ou *extrà-utérine*, est, ou *simple*, ou *composée*, ou *compliquée* : simple, s'il n'y a qu'un fœtus; composée, s'il y en a plusieurs ; et compliquée, si, avec le fœtus ou les fœtus, il y a autre chose, une production accidentelle quelconque. Elle est dite *fausse*, enfin, quand c'est toute autre chose qu'un fœtus qui fait croire à une vraie grossesse.

Grossesse normale et simple.

La grossesse normale se reconnaît à des signes nombreux; mais tous n'ont pas la même valeur. Les uns sont seulement de *probabilité*, ce sont ceux désignés par les auteurs sous le titre de *rationnels ;* — les autres sont de *certitude*, ce sont ceux désignés communément sous l'épithète de *sensibles.* Les signes de *probabilité* sont nombreux; il n'y en a pas moins d'une vingtaine, ce sont :

Au moment même de la conception	Une sensation voluptueuse particulière dans le coït fécondant, ou des vomissements immédiatement après le coït.
Dans le cours du 1er mois de la grossesse.	Un gonflement sensible des seins, avec picotements douloureux ; Des douleurs de dents, sans carie ; Un état de langueur de la face, avec teint verdâtre et yeux cernés de bleu ; Des envies de vomir, avec du ptyalisme, dès crachotements ; Et une tendance insolite aux lipothymies.

<table>
<tr><td rowspan="1">Dans le cours
du 2e mois.</td><td>

La suppression des règles ;

Des vomissements d'eau, de glaires ou même de bile, le matin particulièrement, aux premiers mouvements que la femme se donne en sortant du lit ;

Un aplatissement sensible de la région hypogastrique et une dépression extraordinaire de l'ombilic, tenant à ce que l'utérus, déjà plus gros, s'est abaissé en totalité ;

Un redressement du col utérin qui est plus facile à atteindre avec le doigt qu'auparavant ;

Un léger ramollissement de l'écorce du museau de tanche (Fig. 20.)

Des dégoûts pour les aliments préférés jusque-là et une appétence marquée pour d'autres qu'on détestait ;

Un changement dans le caractère et souvent même une certaine perversion de l'intelligence.

</td></tr>
</table>

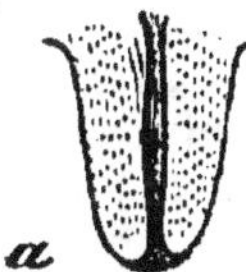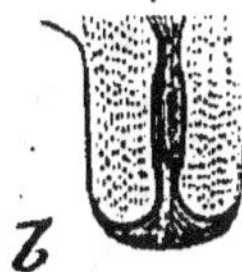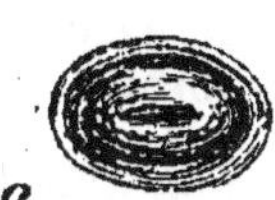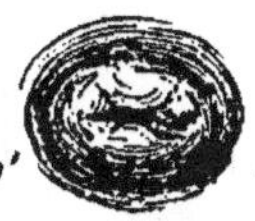

Fig. 20. — Différence du col de l'utérus et de son orifice externe suivant que la femme a eu ou non des enfants.

a. Formé du col utérin chez la femme qui n'a jamais eu d'enfants.
b.   —   — qui a eu des enfants.
o. Orifice externe du col chez la femme qui n'a pas eu d'enfants.
o'.   —   — qui a eu des enfants.

<table>
<tr><td rowspan="1">Dans le cours
du 3e mois.</td><td>

Persistance des signes précédents ; de plus

Une presque immobilité de l'utérus, qui remplit, pour ainsi dire, l'excavation ;

Une augmentation d'épaisseur du col qui, chez la primipare, cesse d'être acuminé pour devenir presque cylin-

</td></tr>
</table>

Dans le cours du 3ᵉ mois. (*Suite.*)

drique, et qui, chez la multipare, s'é-largit en restant cylindrique ;

Un ramollissement du museau de tanche assez marqué, chez la primipare comme chez la multipare, pour donner sous le doigt la sensation d'un corps dur et lisse recouvert d'un tapis de drap épais ;

Enfin, un peu d'élargissement de l'orifice externe, qui, chez la primipare, cesse d'être une fente transversale et linéaire pour prendre une forme ovalaire, *tout en restant fermé cependant;* et qui, chez la multipare, où il est déjà rond, s'est contenté de *s'ouvrir*, au point de recevoir la pulpe du doigt.

A la fin du 3ᵉ *mois,* si la femme a les parois du ventre maigres ou très-souples, on peut sentir, au palper, le fond de l'utérus au-dessus des pubis, tandis que le col est encore très-bas ;

Dans le cours du 4ᵉ mois.

Augmentation de volume des mamelons et boursouflement comme emphysémateux des aréoles mammaires, avec coloration brune des uns et des autres

Apparition sur les aréoles de 12 à 20 tubercules saillants et donnant, quand on les presse entre les doigts, un liquide sérolactescent ; ce sont là les *tubercules papillaires* de Montgomery ;

Élévation de l'utérus au-dessus du détroit supérieur, pour prendre définitivement domicile dans le ventre jusqu'à l'accouchement ;

Difficulté, maintenant, d'atteindre avec le doigt le col qui, dans le 3ᵉ mois, était plus bas que d'ordinaire, et qui, à présent, est beaucoup plus haut et, en même temps, porté en arrière et à gauche ;

Ramollissement du museau de tanche à un degré tel qu'on a, en le touchant, la sensation d'une muqueuse œdématiée ;

Arrondissement complet, chez la primipare, de l'orifice externe qui, malgré cela, *reste encore fermé;* et, chez la multipare, élargissement de cet orifice qui, à présent, permet l'introduction facile de la pulpe digitale (fig. 21);

Dans le cours du 4ᵉ mois. (*Suite.*)

Pouls vaginal du docteur Osiander, au niveau de la base du col;

Coloration ardoisée du vagin (Jacquemier et Kluge);

Bruits de soufle.

Commencement de bruit de frottement du fœtus sur les parois utérines (Nauche);

Enfin, apparition de la kyestéine dans les urines.

A la fin du mois, le fond de l'utérus est à quatre travers de doigt au-dessus des pubis.

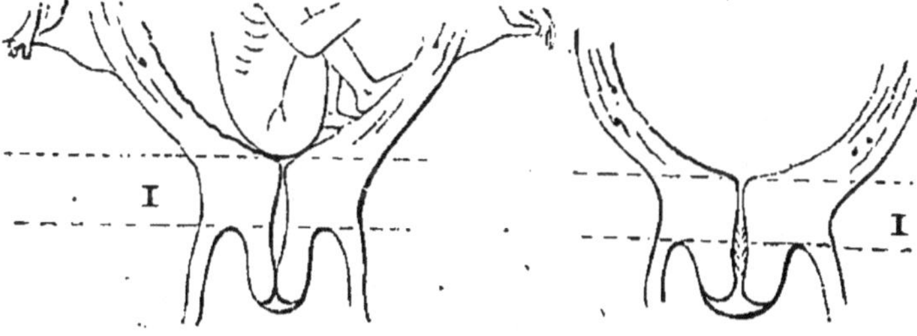

Fig. 21. — Col utérin à la fin du 4ᵉ mois.

Chez la primipare.   Chez la multipare.

Dans le cours du 5ᵉ mois.

Dans la première moitié du 5ᵉ mois mêmes signes que dans le mois précédent, seulement plus évidents ;

Mais, *dans la seconde moitié,* apparition des signes de *certitude;*

Dans le cours du 5ᵉ mois. (Suite.)

Ballottement ou mouvements passifs du fœtus;

Mouvements actifs du fœtus;

Bruits ou battements provenant du cœur du fœtus;

Dès que ces derniers signes sont évidents, il n'y a plus de doutes à conserver sur la réalité de la grossesse vraie.

A *la fin du mois*, le fond de la matrice est rendu à un travers de doigt au-dessous de l'ombilic; le tiers inférieur du col est ramolli, chez la primipare comme chez la multipare; mais tandis que, chez la première, il reste toujours *fermé*, chez la seconde, il est assez ouvert pour permettre l'introduction de toute la portion unguéale de l'index (fig. 22).

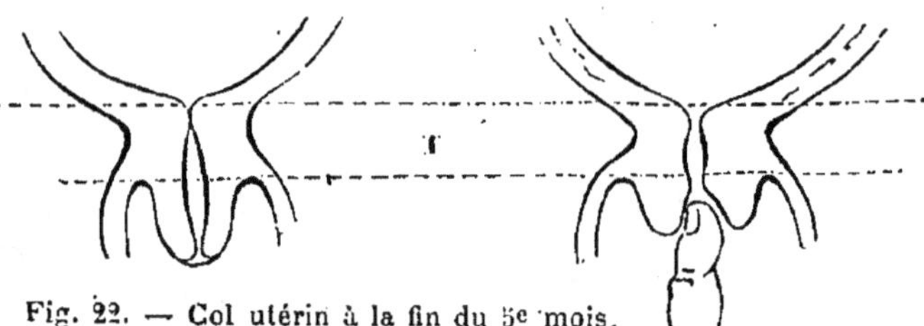

Fig. 22. — Col utérin à la fin du 5ᵉ mois.

Chez la primipare.

Chez la multipare.

Dans le cours du 6ᵉ mois.

Mêmes signes; en outre :

Commencement de l'aréole *mouchetée* du sein et de la ligne brune ventrale;

Renforcement de la kyestéine;

Apparition du *masque* (taches sur le visage et tiraillements des traits);

Dans le cours
du 6ᵉ mois.
(*Suite.*)
{ Cessation des troubles digestifs, appétit vorace, embonpoint, belle santé.
A la fin du mois, le fond de l'utérus a
dépassé l'ombilic d'un centimètre; et
le col est mou dans toute sa moitié
inférieure. Chez la multipare, ce col
est assez ouvert pour recevoir toute
la phalangette de l'index; mais, chez
la primipare, il reste toujours *fermé*;
quelquefois, pourtant, il peut recevoir
la pulpe du doigt (fig. 23).

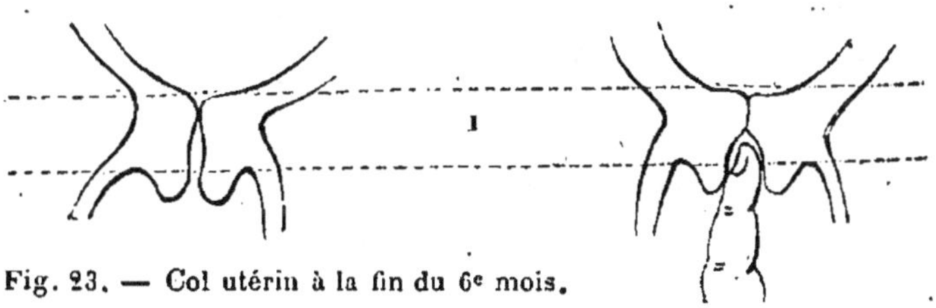

Fig. 23. — Col utérin à la fin du 6ᵉ mois.

Chez la primipare.　　　　Chez la multipare.

Dans le cours
du 7ᵉ mois.
{ Mêmes signes que dans le 6ᵉ mois, et
de plus :
Vergetures nombreuses sur la peau du
ventre, au-dessus des aines, avec
éraillures de l'épiderme;
Coloration plus marquée de la ligne
brune ventrale;
Agrandissement de l'aréole mouchetée
des mamelles;
Quelquefois, vergetures sur les seins,
s'ils sont très-gros.
A la fin du mois, le fond de l'utérus
arrive à trois travers de doigt au-
dessus de l'ombilic et s'oblique alors,
très sensiblement à droite et en
avant; le col s'oblique dans le sens
contraire, et si l'on parvient à le toucher, ce qui n'est pas toujours facile,

Dans le cours
du 6ᵉ mois.
(Suite.)

on le trouve ramolli dans ses 2/3 inférieurs ; chez la multipare, il est assez ouvert pour recevoir toute la phalangette de l'index; mais, chez la primipare, c'est à peine s'il permet l'introduction de la pulpe du doigt (fig. 24).

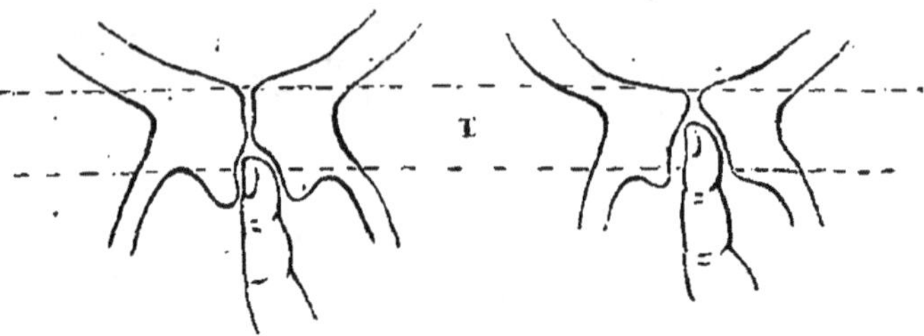

Fig. 24. — Col utérin à la fin du 7ᵉ mois.

Chez la primipare.   Chez la multipare.

Dans le cours
du 8ᵉ mois.

Mêmes signes que dans le 7ᵉ mois; moins cependant la kyestéine et le ballottement qui ont alors généralement disparu ; il y a trop peu d'eau dans l'amnios comparativement au volume du fœtus, pour que celui-ci ballotte facilement.

A la fin du mois, le fond de l'utérus est à 5 travers de doigt au-dessus de l'ombilic ; le col est aux 3/4 mou, et l'orifice externe, chez la multipare, plus perméable encore au doigt qui peut atteindre l'orifice interne, déjà un peu entr'ouvert lui-même, si la femme a eu beaucoup d'enfants. Chez la primipare elle-même, le col est assez ouvert pour permettre l'introduction de la phalangette, jusqu'à toucher presque l'orifice interne qui, lui, par exemple, est ici complétement fermé (fig. 25).

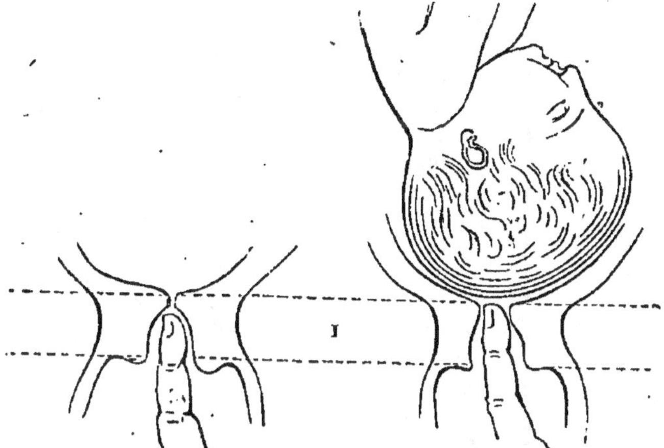

Fig. 25. — Col utérin à la fin du 8e mois.

Chez la primipare.   Chez la multipare.

Dans le cours du 9e mois.

Dans les vingt premiers jours du 9e mois, même état de choses que dans le 8e. Seulement, le fond de l'utérus arrive à remplir tout l'épigastre et le col est tout à fait mou, *sans pourtant avoir encore perdu de sa longueur.* Ce col est, en outre, ouvert complétement, aussi bien chez la primipare que chez la multipare. Si l'on touche le col par l'extérieur, on ne le sent pas sous le doigt, tant il est mou ; il se confond avec les parois vaginales. Mais, si l'on sait engager le bout du doigt dedans, ce qui est assez difficile parfois, à cause du renversement en arrière et en haut du segment inférieur de l'utérus, on sent parfaitement que le col a encore toute sa longueur. Ce n'est que *dans les 8 ou 10 derniers jours*, alors que le ventre est *tombé*, que le col commence à s'effacer *de*

3.

bas en haut (et non pas *de haut en bas*), chez la primipare comme chez la multipare. Chez la première, la base du col conserve encore, cependant, une résistance qui ne disparaîtra qu'aux premières douleurs pour accoucher Chez la seconde, *tout est mou*, et l'on touche à nu l'orifice interne très-mince et un peu dilaté (fig. 26).

Quand le ventre est tombé, par suite de l'engagement, dans le détroit supérieur, de la tête du fœtus coiffée du segment inférieur de la matrice, la femme se sent plus libre de la respiration; mais aussi plus gênée pour la marche, en même temps qu'elle est tourmentée par des envies fréquentes d'uriner, par des coliques et des douleurs de reins.

Ces derniers symptômes, joints à de l'agitation, de l'anxiété, et des glaires insolites, annoncent ordinairement que le moment de la parturition n'est pas loin.

Dans le cours du 9e mois.
(Suite.)

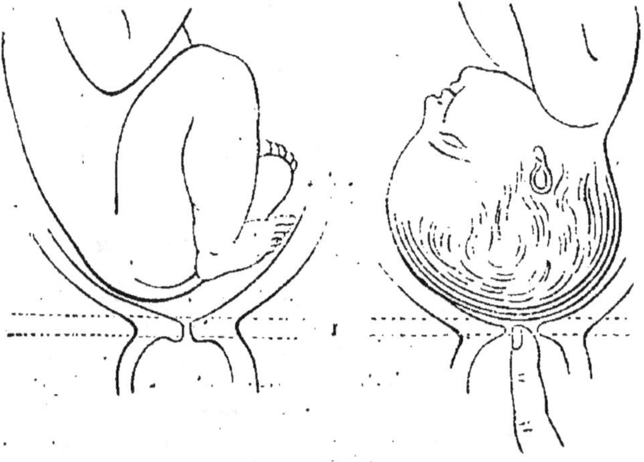

Fig. 26. — Col utérin à la fin du 9e mois.

Chez la primipare.   Chez la multipare.

$\dfrac{1}{6}$

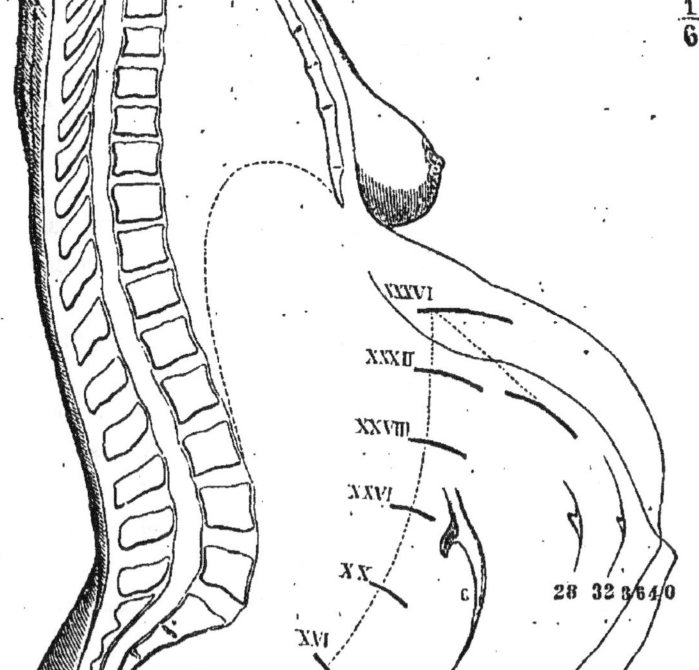

Fig. 27. — Figure schématique, indiquant la hauteur du col et du
fond de la matrice, et la forme de la paroi abdominale antérieure
à différentes époques de la grossesse *.

* Hauteur du col à l'état de vacuité. — 8, 30, 36, 40. hauteur du col
à la 8e, 30e, 36e, 40e semaine de la grossesse. — XVI. XX, XXVI,
XXVIII, XXXII, XXXVI, fond de la matrice à la 16e, 20e, 26e, 28e,
32e semaine. (La ligne non numérotée au niveau et en avant de la
ligne marquée XXXII, indique la hauteur du fond de l'utérus au
moment de l'accouchement). — (o Paroi abdominale antérieure à
l'état de vacuité. — 28, 32, 36, 40) la même paroi aux semaines
correspondantes. (Schultze, Atlas.)

Les changements de forme et de volume de l'abdomen ne commencent donc à s'accentuer que vers le début du 4e mois; et ils se continuent jusqu'à la fin du 9e, assez régulièrement, du moins chez les primipares.

(V. la fig. schématique de Schultze, qui nous fait assister parfaitement bien à ce développement graduel.)

Mais, chez les femmes ayant déjà eu plusieurs enfants, le mouvement ascensionnel de la matrice est loin d'être aussi régulier; chez elles, trop souvent l'organe gestateur s'incline en avant, dès que son corps a franchi le détroit supérieur, et son fond dépasse alors à peine la région ombilicale, même à la fin de la grossesse (Stoltz).

Tel est le tableau des signes de la grossesse suivant leur succession ordinaire. Revenons, à présent, sur chacun en particulier, pour dire quelle est sa valeur.

D'abord, pour ce qui est des deux premiers, ceux du moment même de la conception, la confidence en est rarement faite au médecin; et, en serait-il autrement, il n'en retirerait pas grande utilité.

Il n'en est pas de même du gonflement des seins avec picotements douloureux, de l'odontalgie sans carie, de l'état de langueur de la face avec les yeux cernés, des envies de vomir avec crachotements fatigants, et de la tendance insolite aux défaillances ; quand ces signes sont réunis, ils donnent déjà d'assez grandes probabilités.

Mais, c'est bien mieux, quand, outre cela, on constate la suppression des règles, et des vomissements journaliers, sans maladie qui puisse les expliquer ; des dégoûts, des appétits bizarres, une perversion du caractère et parfois de l'intelligence ; il n'y a, alors, presque plus de doutes à avoir sur l'existence de la grossesse, surtout si le toucher et le palper font reconnaître une augmentation de volume de l'utérus et un peu de ramollissement de la surface du museau de tanche, avec changement de forme et évasement de l'orifice, et si les modifications des mamelons et des aréoles mammaires, indiquées plus haut, se montrent bien évidentes. M. Montgomery regarde ces modifications du sein comme un signe qui ne trompe pas, chez une primipare, bien entendu ; car il est bon de savoir qu'une fois développées par une première grossesse, elles ne disparaissent plus.

La *kyestéine*, qui est surtout évidente du 3e au 7e mois, n'est reconnue aujourd'hui avoir quelque valeur que si la femme, en dehors de son état de grossesse, jouit d'une bonne santé. On ne considère donc plus la kyestéine comme un produit de nouvelle formation appartenant *exclusivement* à l'urine des femmes enceintes, mais bien comme le résultat de l'oxydation d'un élément azoté existant toujours dans l'urine, mais en quantité généralement plus grande, toutefois, chez la femme grosse.

Pour l'obtenir, on s'y prend ainsi : on recueille de l'urine dans un verre à champagne et on la laisse reposer à l'air et à la lumière pendant 4 ou

5 jours. Au bout de ce temps, la kyestéine, s'il en existe, se présente à la surface du liquide sous l'aspect d'une pellicule crémeuse, blanchâtre et parsemée de petits points brillants et cristallins. Comme elle peut se montrer également exagérée dans certains cas pathologiques, on ne doit en tenir compte dans le diagnostic de la grossesse, nous le répétons, qu'autant que la femme est exempte de maladie.

Quant à la *coloration ardoisée du vagin*, au pouls vaginal et au bruit de soufle lui-même, ils n'indiquent qu'une chose, l'augmentation de volume de l'utérus et un certain degré de compression exercée par lui sur les vaisseaux iliaques et hypogastriques, sans indication de la cause de cette augmentation de volume. Ils corroborent les autres signes rationnels; mais ils n'ont par eux-mêmes aucune signification, en ce qui touche la grossesse (1).

Il n'en serait pas de même du *bruit de frottement du fœtus*, s'il était facile à percevoir par l'hypogastre et sans qu'on eût besoin de recourir au métroscope vaginal de Nauche; car ce frottement, nettement perçu, serait plus qu'un signe

(1) Huguier n'est pas de cet avis, en ce qui regarde la *Coloration bleuâtre* de l'orifice vulvo-vaginal; elle aurait pour lui une grande valeur et serait un excellent moyen de distinguer une grossesse douteuse, extra-utérine, par exemple, d'avec une tumeur ovarique ou même utérine, — la teinte du vagin, dans ce dernier cas, ne devenant jamais aussi sombre.

de probabilité et mériterait d'être rangé au nombre des signes de certitude. Il n'y a, en effet, qu'un fœtus vivant et se remuant dans la matrice, qui pourrait donner lieu à un semblable bruit.

Toutefois, on n'a jamais, avec les signes précédents, seraient-ils tous réunis, qu'une masse de probabilités, et nullement une certitude complète. Cette certitude, on ne l'a que lorsque les signes appelés *sensibles*, le ballottement, les mouvements spontanés et les bruits du cœur du fœtus, sont bien nettement perçus; et ils ne le sont habituellement que quand la grossesse est arrivée à la moitié de son cours, à 4 mois et demi.

Le *ballottement*, ou mouvement de va-et-vient communiqué au fœtus (nous dirons bientôt de quelle façon), ne saurait être simulé que par un sarcome pédiculé et flottant en partie dans un kyste ovarique, ou par une môle charnue nageant dans l'eau de l'amnios. Mais ces cas sont si rares, en comparaison de la grossesse, qu'on peut très-bien avancer que le ballottement est un signe certain de la présence d'un fœtus dans l'utérus. Malheureusement, il n'est pas toujours facilement perceptible, attendu qu'à l'époque précisément où on commence à pouvoir le produire, le doigt a souvent beaucoup de peine à atteindre le segment inférieur de l'utérus; et qu'ensuite le choc en retour est insignifiant ou même nul, si par hasard le fœtus se présente par le siége ou le tronc, au lieu de se présenter par le sommet. Si le ballottement n'est pas perçu avant 4 mois et demi, c'est que le fœtus est encore trop petit, trop peu lourd, pour que sa chute sur le doigt soit sentie. Et s'il cesse d'être perçu, passé le 7e mois, c'est qu'il a perdu alors presque toute sa mobilité.

Les *mouvèments spontanés* du fœtus, qui se font sentir également vers 4 mois et demi, sont un signe de plus grande valeur encore que le ballottement. Sitôt qu'elle les a perçus, la femme n'émet plus de doute sur son état. Mais, pour partager cette conviction, le médecin ne doit pas s'en rapporter uniquement au dire de la femme, qui peut se tromper, si elle ne sait pas encore ce que c'est, ou si, le sachant, elle a un immense désir d'avoir un nouvel enfant; il faut qu'il perçoive lui-même ces mouvements actifs. Pour cela, il n'a qu'à tenir ses mains appliquées sur le ventre de la femme, durant quelques instants, à agacer l'organe gestateur avec le bout des doigts, et si cela ne suffit pas, une main étant appliquée sur un des côtés de l'abdomen, à donner un petit coup sec, avec l'autre main, sur le point opposé ; il est rare que le fœtus ne réagisse pas contre cette provocation et ne fasse pas quelques mouvements. Toujours est-il que, nettement perçus, ces mouvements donnent au médecin la certitude qu'il y a grossesse. Mais cependant, de ce qu'ils ne seraient pas perçus par la manœuvre indiquée, il ne faudrait pas conclure qu'il n'y a pas de grossesse; car l'enfant pourrait être mort, sans qu'on le sache encore, ou même quoique vivant, être dans un état de torpeur absolu, comme on l'observe assez souvent.

Il n'y a alors que les *bruits du cœur fœtal* qui puissent jeter sur la question toute la lumière désirable. Quand ces pulsations *redoublées* battant de 130 à 160 par minute, se font nettement entendre au niveau de l'utérus (et une oreille exercée les trouve toujours), nul doute, en effet, qu'il n'y ait dans cet organe un enfant et, qui plus est, un enfant vivant. Tandis que, si elles font défaut, tous-les autres signes existeraient-ils, on ne pourrait consciencieusement établir, sur l'existence de la grossesse, qu'une masse plus ou moins forte de probabilités.

Celui qui cherche, pour la première fois, à entendre les bruits du cœur d'un fœtus encore dans le sein de sa mère, doit savoir, pour la facilité de ses recherches, qu'ils ressemblent aux battements d'une montre qu'on aurait enveloppée dans un morceau de linge replié plusieurs fois sur lui-même; et savoir encore, pour que ce signe conserve à ses yeux toute sa valeur, que rien, dans le ventre d'un adulte bien portant, ne peut donner une sensation auditive semblable, — ni l'aorte qui ne bat jamais aussi vite, à moins de fièvre extraordinaire, — ni les intestins, dont les bruits gazeux n'ont jamais la même régularité soutenue.

Jusqu'à 7 mois révolus, le fœtus n'ayant pas dans la matrice de position fixe, les pulsations de son cœur peuvent changer de place et s'entendre tantôt dans un point tantôt dans un autre. Ce n'est qu'à dater du 8⁰ mois, que, le fœtus prenant une position déterminée, ses pulsations cordiales présentent leur *summum* d'intensité dans un point également déterminé. A partir de ce point, elles vont graduellement en s'affaiblissant dans toutes les directions et cessent, en général, au delà d'un rayon de 7 à 8 cent. Il est, toutefois, certains cas où on les suit très-bien dans toute une moitié du ventre et même jusqu'au côté opposé, quoiqu'il n'y ait réellement qu'un seul fœtus.

L'*intensité* de ces battements varie avec l'âge du fœtus, mais non leur *fréquence*; que le fœtus ait 4 mois et demi ou qu'il ait 9 mois révolus, il y a toujours le même nombre de bruits par minute. Ils ne sont pas influencés non plus, dans leur fréquence, par les variations qui peuvent survenir dans le pouls de la mère; que celui-ci, par une cause quelconque, vienne à se ralentir ou, au contraire, à prendre une vitesse extraordinaire, peu importe, le cœur du fœtus n'en bat ni plus lentement ni plus vite. On peut donc être sûr, dès qu'il se ralentit ou s'accélère notablement, si surtout, avec cela, il devient irrégulier ou intermittent, que l'enfant n'est pas à l'état normal, qu'il est ou très-agité ou malade.

Dans les positions dorso-lombaires du fœtus, les battements en question sont quelquefois très-obscurs. Cependant, quoi qu'en ait dit M. le professeur Stoltz, en les cherchant bien, on finit toujours, même dans ces cas-là, par les trouver, si, bien entendu, l'enfant est vivant et a dépassé 4 mois et demi.

En résumé, comme ces bruits ne peuvent être

produits que par un cœur de fœtus qui bat; qu'ils sont toujours plus ou moins nettement perçus, quelle que soit la position de ce fœtus; et qu'enfin ils ne peuvent être confondus avec aucun autre bruit, on a eû raison de dire qu'ils constituent le signe de certitude par excellence de la grossesse.

Nous avons donc dans le *bullottement*, les *mouvements spontanés* et les *bruits du cœur* du fœtus, trois signes qui effacent évidemment tous les signes rationnels. Néanmoins, comme il peut se faire qu'on ne les perçoive pas clairement, quand cependant il y a réellement grossesse assez avancée, il ne faut pas négliger de tenir grand compte des signes rationnels, qui, du reste, lorsqu'ils sont réunis en assez grand nombre, équivalent à une presque certitude. Il en est même deux qui, à eux seuls, suffisent à éclairer l'accoucheur expérimenté, non-seulement sur l'existence de la grossesse, mais encore sur son âge. Ce sont le développement progressif du corps de l'utérus et les changements que subit peu à peu son col dans sa forme, sa consistance et sa position. Il est certain qu'un médecin qui a le palper et le toucher suffisamment exercés, saura reconnaître dans bien des cas, rien qu'au degré d'élévation du fond de la matrice et aux modifications qui se sont opérées dans le col de ce même organe, si une femme est enceinte d'abord, puis, à peu de jours près, à quelle époque de sa grossesse elle est arrivée. Sans doute, il est des cas pathologiques (hydatides, hydromètre, polypes, corps fibreux, etc.), où le corps et le col de la matrice subissent des changements analogues; mais, outre que ces cas sont très-rares, comparativement à la grossesse normale, ils sont généralement faciles à distinguer, et, par conséquent, ils ne diminuent guère l'importance des deux signes précités.

Disons, maintenant, comment se pratiquent le *toucher vaginal*, le *palper abdominal* et l'*auscultation obstétricale*, qui rendent au médecin accoucheur de si grands services.

Manière de pratiquer le toucher vaginal et de rechercher le ballottement.

Pour pratiquer le toucher vaginal, on se sert habituellement du doigt indicateur seul, les trois derniers doigts étant fléchis comme quand on a le poing fermé, et le pouce étant porté dans une forte abduction. La femme peut être touchée, du reste, ou debout ou couchée.

Si on la touché debout, on la fait s'appuyer le dos contre une cloison ou une armoire, et se tenir les jambes un peu fléchies et écartées. Alors, après s'être graissé l'index d'axonge, d'huile, ou, mieux encore, de cérat, on vient se placer devant elle; on met en terre le genou correspondant à la main dont on va se servir, et l'on porte cette main, par-dessous les vêtements (aussi peu soulevés que possible), entre les cuisses de la femme. L'index étant étendu horizontalement et tourné la pulpe en haut, on l'élève ainsi disposé jusqu'au sillon inter-fessier; puis, quand il est couché sur ce sillon, on l'amène *d'arrière en avant* jusqu'à ce que son extrémité rencontre la commissure postérieure de la vulve, qui est plus ou moins entr'ouverte dans la position qu'on a fait prendre à la femme. Pour peu qu'on presse sur le périnée, en le parcourant ainsi d'arrière en avant, le doigt entre tout naturellement dans la vulve; et, quand il y est, on n'a plus qu'à le relever pour le faire pénétrer dans le vagin, ce qu'il faut faire *avec douceur* et *en s'attachant à suivre exactement la courbure de ce canal* (fig. 28). Mais, avant qu'il soit arrivé au col, on a bien soin de porter l'autre main *à plat* sur le fond de l'utérus, pour bien soutenir cet organe, l'empêcher de s'élever en masse, le redresser s'il est très-oblique et l'abaisser même un peu, si c'est possible. Quand l'index est tout entier dans le vagin, le pouce

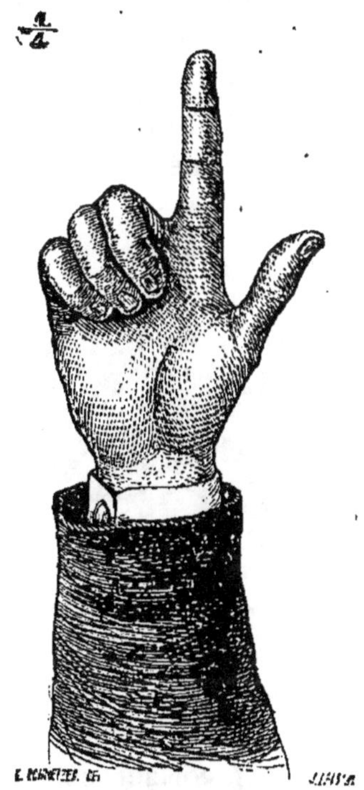

Fig. 28. — Toucher vaginal. Position de la main pour l'exploration de la partie antérieure du bassin.

doit se trouver étendu sur le pénil et l'avant-bras presque vertical.

Si l'on touche, au contraire, la femme couchée,

on la fait se placer sur le bord de son lit, le siége
un peu élevé et les cuisses fléchies et écartées
l'une de l'autre. Cela fait, on porte la main entre les
cuisses, le doigt indicateur étant tenu *verticalement*
cette fois, et, quand il est arrivé sur le périnée,
on le ramène de *bas en haut*, en appuyant un peu,
jusqu'à ce que sa pulpe rencontre la commissure
postérieure de la vulve. Le doigt entre, pour ainsi
dire, tout seul dans cette commissure, si l'on parcourt le périnée en exerçant une pression suffi-

$\frac{1}{4}$

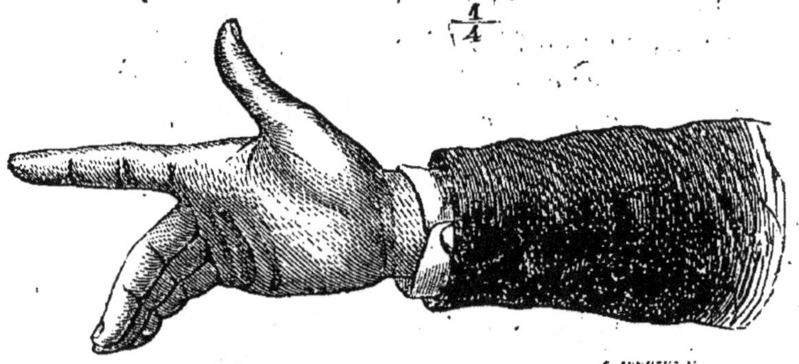

Fig. 29. — Toucher vaginal. Position de la main pour l'exploration
de la partie postérieure du bassin.

sante; et, quand il y est introduit, on lui fait
suivre, *avec douceur* toujours, la courbure du vagin.
Or, pour favoriser cette introduction, on abaisse
nécessairement le coude jusqu'à toucher le matelas (fig. 29). Enfin, dès que le bout du doigt
approche du col, on porte bien vite, si ce n'est
déjà fait, l'autre main sur le fond de l'utérus, pour
le soutenir, le redresser et l'abaisser même un
peu, si rien ne s'y oppose.

Est-il indifférent de toucher la femme debout ou couchée? Non. On peut la toucher aussi bien et même mieux debout, si la matrice est peu développée, et, à plus forte raison, vide ; mais, quand cet organe est arrivé à des dimensions un peu considérables, et a pris en même temps une obliquité en avant très-marquée, il est préférable et même nécessaire de toucher la femme couchée sur le dos et le siége un peu élevé. Car, par cette position, on ramène aussi en bas et en avant que possible le col, qui, lorsque la femme est debout, se trouve porté, au contraire, par un effet de bascule, très en arrière et en haut, vers le promontoire.

Il serait bon de s'exercer à toucher avec les deux mains ; car, il peut arriver qu'on trouve la femme dans l'impossibilité absolue de se lever, et couchée, de plus, sur un lit disposé contrairement à ce qu'il faudrait pour qu'on pût se servir de sa main la plus exercée.

Du reste, dans ce cas, on devrait avoir grand soin de jeter un coup d'œil sur la disposition du lit et sur le sens dans lequel la femme y est couchée, avant de relever sa manche et de se graisser le doigt. Sans cela, on arriverait peut-être près de la femme avec un doigt graissé dont on ne pourrait pas se servir, et on s'exposerait, dès lors, à être taxé de maladresse ou au moins d'étourderie, ce qui est toujours fâcheux.

Quand on touche avec l'intention de rechercher les mouvements passifs du fœtus, de produire le *ballottement*, en d'autres termes, il faut, la femme étant debout ou couchée, suivant le degré d'obliquité de la matrice, porter l'extrémité de l'index sur le point le plus déclive de l'organe, *en avant de la base du col*, et, après avoir pris la précaution, indispensable ici, de soutenir de l'autre main le fond de l'utérus, donner un petit coup sec au segment inférieur; puis, cela fait, garder la pulpe du doigt en rapport avec le point percuté, pour pouvoir percevoir, s'il y a lieu, le choc en retour du corps déplacé. Or, nous l'avons vu, il n'y a guère qu'un fœtus qui puisse ballotter ainsi dans la matrice.

Manière de pratiquer le palper abdominal.

Pour pratiquer le palper abdominal, la femme étant couchée sur le dos, la tête et la poitrine elle-même soutenues par un oreiller, le bassin relevé par un coussin et les cuisses fléchies, — afin que les muscles du ventre soient dans le relâchement le plus complet, — on promène les mains sur l'abdomen avec douceur et en appuyant un peu néanmoins.

Quand on tient à bien apprécier tout à la fois la largeur, la hauteur et la forme de l'utérus gravide, on place les deux mains à plat sur le ventre et de manière que les extrémités des doigts contournent l'organe gestateur par-dessus son fond, pendant que chaque main, de son bord cubital, déprime les parois abdominales au niveau des flancs.

Si l'on ne veut apprécier, au contraire, que le

développement de la matrice en hauteur, on se
contente d'une main que l'on place, alors, en travers sur la face antérieure de l'organe, en ayant
soin que le bord cubital glisse par-dessus le fond
et marque bien sa limite.

Il est quelquefois possible, du 5e au 7e mois de
la grossesse, de percevoir le ballottement du fœtus par l'extérieur, au moyen d'une simple modification du palper. Pour cela, on fait coucher la
femme sur le côté, on place les mains sur son
ventre, l'une en dessus, l'autre en dessous, et de
cette dernière on imprime à l'utérus un mouvement de soulèvement un peu brusque. Si le fœtus
nage dans beaucoup d'eau, la main inférieure, qui,
bien entendu, est restée à sa place après avoir
percuté, peut très-bien sentir le choc en retour et
avoir, dès lors, la conscience d'un ballottement
produit.

Manière de pratiquer l'auscultation obstétricale.

Pour pratiquer l'auscultation obstétricale, on se
sert généralement du stéthoscope, qui vaut mieux
que l'oreille nue, parce qu'il ménage davantage la
pudeur de la femme, — qu'il prévient plus sûrement, chez l'opérateur, un état congestionnel de
la tête, — qu'il permet à ce même opérateur d'ausculter un plus grand nombre de points sur le ventre, sans l'obliger à des positions gênantes, — qu'il
rend plus facile la dépression des anses intestinales qui peuvent s'être interposées entre la matrice

et la paroi abdominale antérieure, — et qu'enfin il rend plus facile aussi la détermination du *summum d'intensité* des bruits du cœur et des limites auxquelles ces bruits s'arrêtent.

La femme, sur laquelle on va pratiquer ce genre d'auscultation, doit être couchée sur un lit étroit, disposé de manière qu'on puisse circuler facilement tout autour, et assez élevé, d'ailleurs, pour qu'on ne soit pas obligé de baisser trop la tête, ce qui enlèverait quelque chose à la netteté de l'audition.

La tête et les épaules sont ensuite élevées par un oreiller et les cuisses fléchies sur le ventre pour que la paroi antérieure de cette cavité soit complétement relâchée. Cette partie, du reste, est mise à nu, si la femme ne s'y oppose pas ; sinon, on la laisse revêtue seulement de la chemise ou d'une serviette fine.

Cela fait, on place le pavillon du stéthoscope sur le globe utérin bien perpendiculairement à sa surface, tout en appuyant un peu fortement, sans causer néanmoins aucune douleur à la femme ; et, l'oreille placée convenablement sur le bout auriculaire de l'instrument, on écoute avec attention. Dans la crainte que les pulsations artérielles des doigts qui tenaient le stéthoscope ne viennent se mêler aux bruits que l'on cherche et les obscurcir, on fera même bien de suivre le conseil des auteurs, qui veulent qu'on retire la main de dessus l'instrument, dès qu'il est en place.

Grossesse normale et composée.

La femme ne met ordinairement au monde qu'un enfant à la fois. Mais les cas de grossesse double ou gémellaire ne sont pas rares (1 sur 80). Il n'en est pas de même de la grossesse avec plus de deux fœtus; ce sont de vraies exceptions (1).

Le diagnostic de la grossesse gémellaire est, en général, facile à établir, au moyen de la vue, du palper, du toucher et surtout de l'auscultation.

Quand il y a deux enfants à la fois dans la matrice, le ventre est généralement plus gros que dans le cas de grossesse simple, — puis, plus large et comme divisé en deux par une rainure longitudinale, au lieu d'offrir une saillie unique et régulière. Toutefois, il n'est pas rare de rencontrer des femmes portant deux jumeaux dans leur sein, sans que leur ventre offre rien de particulier qui puisse faire soupçonner, *à la vue*, ce qui existe. Et ce doit être quand les fœtus se présentent tous deux par la tête (fig. 30).

Au palper, c'est différent; car, pour peu que la grossesse soit avancée, et la paroi abdominale souple et peu chargée de graisse, on arrive sou-

(1) Il y a 1 grossesse de trois fœtus sur 5,000; — 1 grossesse de quatre fœtus sur 150,000; quant aux grossesses de cinq, elles sont on ne peut plus rares; car, on n'en cite jusqu'à présent qu'une quinzaine de cas bien authentiques; mais on n'en connaît pas de plus de cinq. (Stoltz, *Nouveau Dictionnaire de médecine et de chirurgie pratiques*, Paris, 1864, t. I.)

vent, en palpant bien; à distinguer les deux fœtus par leurs têtes dont on sent l'une en bas et l'autre tout à fait en haut (fig. 31), ou l'une en bas et

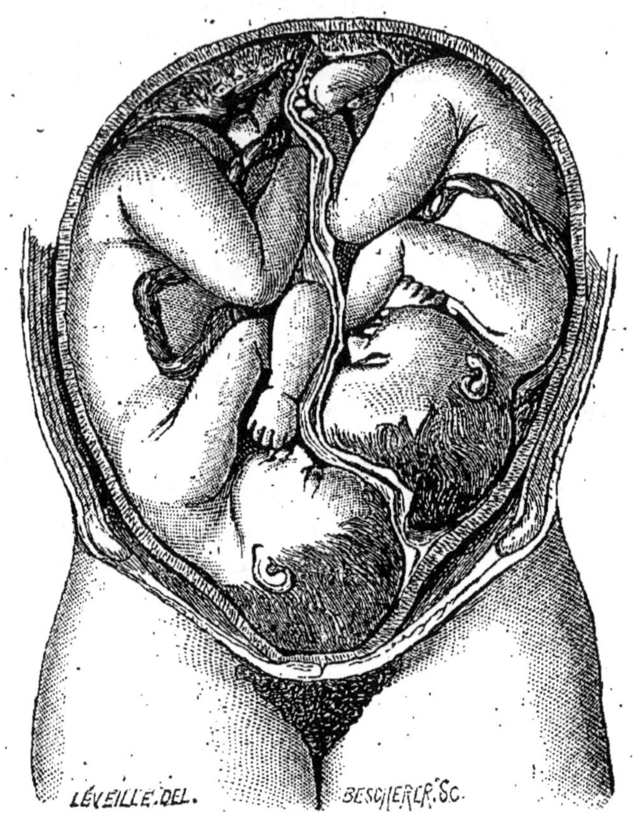

Fig. 30. — Grossesse gémellaire. Les deux fœtus se présentent par le crâne.

l'autre un peu plus haut du côté opposé (fig. 30).

Au toucher, dans les derniers temps de la grossesse, si, bien que la matrice soit largement déve-

loppée, on reconnaît une immobilité insolite du
fœtus dont la tête est en bas, on est en droit,

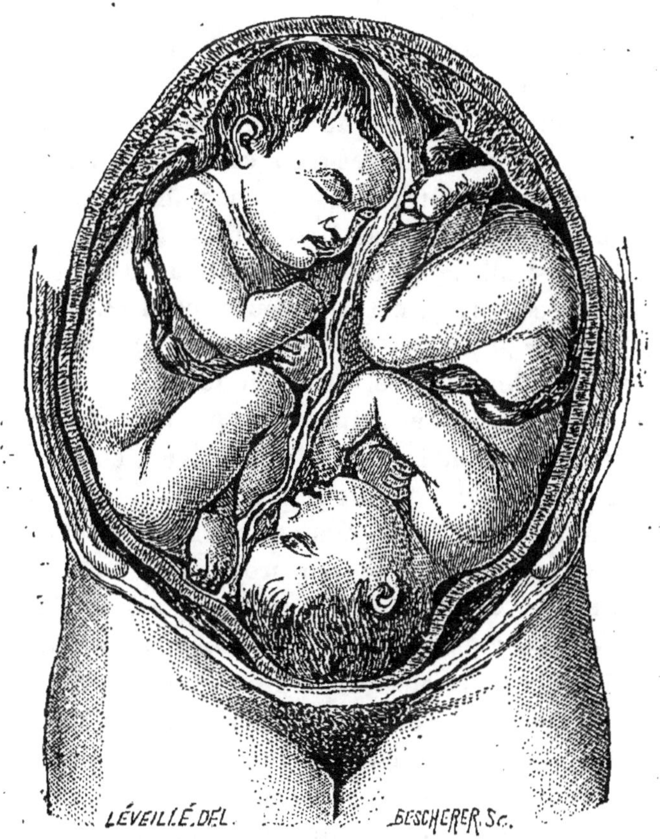

Fig. 31. — Grossesse gémellaire. L'un des fœtus se présente
par le crâne et l'autre par le siége.

comme le dit fort bien Baudelocque, de soupçonner la présence d'un second enfant. Il est certain
que si, dans ce gros ventre, il n'y avait qu'un seul

4.

fœtus, ce fœtus, nageant dans beaucoup d'eau, serait facile à soulever avec l'index, au lieu d'être presque immobile.

M. Depaul (1) dit avoir observé deux fois une *double poche des eaux*, indice de la présence de deux œufs et, par conséquent, de deux enfants. Or, cette particularité, quoique très-rare (car les deux œufs ne peuvent guère être poussés ensemble vers l'orifice utérin), ne doit pas être perdue de vue.

Mais il est un signe qui l'emporte de beaucoup sur les précédents, c'est celui fourni par l'auscultation. Dans la grossesse gémellaire, en effet, si les enfants sont bien situés, de façon que leur dos soit explorable, on doit entendre *deux summum d'intensité*, séparés par un intervalle de plusieurs centimètres où l'on n'entend plus rien ou presque rien ; et si, ce qui a lieu généralement, les battements des deux *summum* ne sont pas isochrones entre eux, on peut être certain qu'il existe deux jumeaux. S'il y avait isochronisme entre les deux *summum*, on n'aurait plus qu'une simple probabilité, parce qu'il arrive quelquefois que les bruits du cœur d'un seul fœtus soient parfaitement distincts dans deux points opposés de l'utérus, en demeurant très-obscurs ou même devenant imperceptibles dans l'intervalle. Pour que le signe ait toute sa valeur, il faut donc qu'il y ait non-seulement deux *summum* d'intensité de pulsations cordiales, distants l'un de l'au-

(1) Depaul, *Dictionnaire encyclopédique des Sciences médicales*, t. I, 1864.

tre, l'un en bas et à gauche, par exemple, l'autre en haut et à droite (fig. 30 et 31) ; mais encore absence d'isochonisme entre ces *summum*, l'un donnant, par exemple, 150 pulsations à la minute, l'autre 140 seulement.

La mort de l'un des fœtus empêchera-t-elle de diagnostiquer une grossesse gémellaire? Oui, si le fœtus mort est celui qui a la tête en haut; non, dans le cas contraire. Ici, en effet, comme le dit très-bien M. de Séré, on reconnaîtra l'enfant mort par le toucher vaginal et l'enfant vivant par l'auscultation; la tête du premier étant sentie sous le doigt au détroit supérieur, et le cœur du second battant *au-dessus* du niveau de l'ombilic, dans la grande majorité des cas, du moins.

Grossesse anormale ou extrà-utérine.

Il existe plusieurs variétés de cette espèce de grossesse, suivant le point où l'œuf s'est développé. Si c'est dans l'ovaire, la grossesse est dite *ovarique* ; si c'est dans la trompe, *tubaire;* si c'est dans la partie de la trompe qui traverse la paroi de l'utérus, *tubo-interstitielle;* enfin, si c'est dans la cavité du péritoine, *abdominale*. La *tubaire* est la plus commune ; la *péritonéale*, la plus grave.

Il est très-difficile, dans les premiers mois, de diagnostiquer une grossesse extrà-utérine, surtout si, ce qui a lieu communément, les règles sont supprimées; car, les modifications survenues dans le volume du ventre, dans la consistance du col et

dans l'aspect des aréoles mammaires, sont presque les mêmes que dans la grossesse normale.

Mais plus tard, si la grossesse, ce qui est rare,
dépasse le 5e mois, il y a des signes propres à
éclairer le diagnostic. Ainsi, le ventre a une forme
irrégulière; au palper, on sent que l'œuf développé
n'est pas à sa place ordinaire; au palper et au
toucher réunis, en renvoyant la matrice d'une
main à l'autre, on s'aperçoit qu'elle est vide, quoiqu'un peu grossie, et déjetée par côté; et, enfin,
si la partie inférieure du kyste occupe le détroit
supérieur, on peut y déterminer le ballottement
qu'on reconnaît parfaitement ne pas se produire
dans l'utérus lui-même. Puis, si le fœtus a des
mouvements spontanés et des bruits du cœur, la
main perçoit les premiers et l'oreille les seconds
plus superficiels que d'habitude. Les mouvements
spontanés sont, du reste, dans ce cas, toujours
plus ou moins douloureux pour la mère.

Plus tard encore, si le kyste ne crève pas, il survient d'autres symptômes fort curieux. D'abord,
à 9 mois révolus, que le fœtus soit mort ou encore
vivant, il y a des douleurs comme pour accoucher,
qui durent, en moyenne, 3 ou 4 jours, puis se dis-
sipent, sans que le col se soit dilaté et ait livré
passage à quoi que ce soit. Le calme rétabli, il y
a continuation de la grossesse pendant des années,
de 2 ans à 30 ans et plus; et, chose singulière!
durant ce temps-là les règles, en général, ne re-
paraissent pas, la sécrétion du lait, au contraire,
reste permanente, — et, tous les 9 mois, la femme

est prise de douleurs qui durent 3 ou 4 jours, qui simulent réellement, à part l'état du col, un vrai travail, et qui n'aboutissent pourtant à rien.

Quelques auteurs citent des exemples de femmes ayant été fécondées de nouveau, dans le cours d'une grossesse extrà-utérine et ayant même mis au monde pendant ce temps des enfants vivants (1). Mais la chose n'est possible, évidemment, qu'autant qu'il n'y a pas suppression des règles et que l'aptitude à l'évolution ovulaire est, par conséquent, conservée. Dans le cas contraire, toute fécondation nouvelle est impossible.

Fausse grossesse.

On doit appeler ainsi la grossesse dont le produit s'altère et se convertit, sans qu'on sache pourquoi, en une masse ou *hydatique* ou *charnue* (môle hydatique et môle charnue). Dans la môle hydatique, on ne trouve pas trace d'embryon; mais, dans la plupart des môles charnues, il existe une cavité contenant, soit un embryon entier, soit quelque vestige du cordon ombilical.

La fausse grossesse a donc commencé par être vraie; il y a eu fécondation et développement d'un œuf; mais, au bout de quelques semaines, l'embryon est mort et s'est trouvé englobé dans le placenta qui, lui, a continué de s'accroître, en

____

(1) Voir, entre autres, dans l'*Abeille médicale*, 1846, le fait relaté par le docteur Vardley.

subissant une transformation ou hydatique ou charnue.

Quoi qu'il en soit, il y a alors suppression des règles, grossissement progressif du ventre, engorgement sympathique des seins, etc., absolument comme dans la vraie grossesse ; et, dans les premiers mois, si la femme croit elle-même être enceinte, il n'y a pas moyen de reconnaître qu'on a affaire à une fausse grossesse plutôt qu'à une vraie. Il faut être arrivé au 5e mois, époque où apparaissent les signes de certitude, le *ballottement*, les *mouvements actifs* et les *bruits du cœur du fœtus*, pour pouvoir se prononcer. Ces trois signes étant cherchés *avec soin*, *à plusieurs reprises*, et *dans des moments différents*, et n'ayant pu être perçus, on est en droit de conclure qu'on n'a pas sous les yeux une vraie grossesse.

Mais il y a aussi des maladies qui peuvent simuler la grossesse, telles que : la rétention des règles, l'hydromètre, la tympanite utérine et certains états nerveux hystériformes.

La *rétention du sang des règles* dans la cavité de l'utérus peut faire croire à une grossesse commençante ; car cette rétention détermine souvent les réactions sympathiques que nous avons signalées sous le titre de signes *rationnels;* mais, plus tard, après 5 mois de durée, la maladie est facile à distinguer d'une vraie grossesse, puisque, outre l'absence des signes sensibles qui appartiennent exclusivement à celle-ci, on constate une forme ovoïde *parfaitement régulière* de l'utérus, un développement de cet organe par saccades, aux·époques où les menstrues devraient paraître, et souvent une imperforation de l'hymen ou une occlusion du col utérin.

L'*hydromètre*, ou accumulation dans la matrice d'un liquide clair, légèrement citrin, quelquefois mélangé de sang, peut aussi simuler la grossesse; et il en est de même de l'accumulation de gaz dans le même organe, ou *tympanite utérine*. En effet, ces deux affections s'accompagnent habituellement de suppression des règles et de plusieurs des phénomènes sympathiques observés au début de la gestation. Mais, évidemment, la méprise ne peut avoir lieu que durant les 4 ou 5 premiers mois, puisqu'on a ensuite, pour trancher nettement la question, la constatation ou l'absence des signes de certitude de la grossesse.

Du reste, dans la tympanite utérine, l'utérus est extrêmement léger et donne, à la percussion, une résonnance caractéristique.

Enfin, il est *certains états nerveux hystériformes* qui peuvent quelquefois simuler, pendant 3 ou 4 mois, une véritable grossesse. Ce sont, en général, des femmes de 35 à 40 ans, fortes, brunes, nerveuses, plus ou moins hystériques, et avec cela possédées d'un désir immodéré, d'avoir des enfants, ·qui, atteintes tout simplement d'une névrose ou utérine ou intestinale, ou tout au plus, d'un commencement d'altération organique dans la matrice ou l'ovaire, s'imaginent, un beau jour, être enceintes, malgré la persistance de leurs règles, parce que leur ventre a un peu grossi et qu'elles y sentent de petits mouvements extraordinaires. Or, ces hallucinées en viennent parfois à se faire une illusion si complète, qu'elles indiquent avec précision, comme si elles les éprouvaient réellement, les diverses sensations qui se rapportent d'ordinaire à la grossesse, et finissent même, à force de conviction, par faire naître en elles la plupart des symptômes dits *signes rationnels*. Ainsi, leur ventre et leurs mamelles se développent réellement un peu; elles ont du ptyalisme, des nausées, des vomissements, des dépravations du goût; — bien mieux, se méprenant sur la nature des mouvements qui se passent dans leur intestin tympanisé ou dans leur utérus pris de petites contractions spasmodiques, elles vont jusqu'à annoncer que leur enfant remue, et enfin, quand elles se croient à terme, jusqu'à se plaindre de douleurs partant des reins et venant mourir aux pubis, comme les véritables douleurs prodromiques de l'accouchement (douleurs qu'elles ont entendu dépeindre), et à faire toutes leurs dispositions pour recevoir un enfant qui n'a d'existence que dans leur imagination malade. Toutefois, il est rare que l'illusion se prolonge autant. Ordinairement, ces pauvres monomaniaques sont désabusées, vers le 5e mois de leur prétendue grossesse, soit parce qu'elles voient bien que leur ventre n'a pas tout le volume qu'il devrait avoir, soit parce que le médecin qu'elles consultent, n'arrivant à percevoir aucun des signes de certitude de la grossesse normale, leur démontre clairement qu'elles ne sont pas réellement enceintes.

Disons, dès à présent, que l'accoucheur, consulté par une femme de ce genre, doit, avant tout, s'enquérir de la manière dont se comportent les règles : si elles viennent chaque mois régulièrement, et coulent pendant un nombre de jours normal chaque fois, donnant une quantité de sang normale aussi, — il doit, quelle que soit la conviction de la femme, l'engager de suite à renoncer à ses chères illusions. — Mais si, par hasard, les règles manquent et s'il y a réellement quelques-uns des phénomènes sympathiques qui se lient d'ordinaire aux débuts de la grossesse, — il doit remettre au 5ᵉ mois révolu à faire un examen plus sérieux ; il cherche, alors, à plusieurs reprises et à des moments différents, les signes dits *sensibles*, particulièrement les battements du cœur fœtal, et s'il ne les trouve pas, il déclare nettement à la femme qu'elle est dans l'erreur en se croyant enceinte. Il est bien entendu qu'il met, à faire cette cruelle déclaration, tous les ménagements possibles (1).

Hygiène de la femme enceinte.

Si la femme suit d'ordinaire un régime alimen-

(1) Voy. Raciborski, *Traité de la menstruation*, 1868, p. 577, où l'on trouvera décrite, avec le talent habituel de l'auteur, une forme singulière d'aménorrhée par causes *psychiques*, amenée particulièrement par la crainte excessive d'être grosse, ou, au contraire, par un désir immodéré d'avoir des enfants.

taire convenable, il ne faut pas qu'elle se fasse une obligation d'en changer, par cela seul qu'elle est enceinte. Elle ne doit alors opérer, en fait de changements, que ceux qui lui sont commandés par un dégoût ou par une appétence invincibles. Et encore faut-il que le nouvel aliment ou la nouvelle boisson qu'elle désire substituer à d'autres qui lui sont devenus antipathiques, ne puisse en rien lui être nuisible, comme le seraient, par exemple, les viandes fumées ou trop fortement épicées et les boissons alcooliques prises en trop grande quantité.

Ses vêtements seront faits de manière à la garantir parfaitement du froid, mais sans la gêner en rien, sans entraver sa circulation nulle part et sans lui comprimer ni le ventre ni les mamelles. C'est dire que les corsets garnis de baleines trop rigides doivent être sévèrement proscrits. Il serait même bon que ce fussent les épaules, et non la ceinture épigastrique, qui supportassent le poids des jupons. Et, comme ceux-ci, par la saillie du ventre, sont projetés très en avant, de façon à laisser pénétrer l'air trop librement jusqu'aux parties génitales, il serait encore convenable que la femme, en hiver surtout, ajoutât à ses vêtements ordinaires un caleçon large, léger et chaud tout à la fois.

Dans quelques cas, le ventre, en se développant, arrive à un degré d'obliquité extrème en avant et tombe sur le haut des cuisses; l'usage d'une ceinture hypogastrique bien faite est alors nécessaire,

comme aussi celui d'un demi-corset sans baleines
pour soutenir les seins, quand ils ont pris un volume et un poids considérables.

Si la femme avait l'habitude des bains généraux,
elle doit les continuer ; car ils lui sont bons et
comme moyen de propreté et comme moyen d'accroître la souplesse des parties génitales externes.
Mais, elle doit bien veiller à ne pas les prendre
chauds. Les bains *chauds* doivent alors être proscrits impitoyablement. Il faut que l'eau soit à peine
tiède. Frais même, les bains sont, en général, très-
bien supportés, dans la deuxième moitié de la
grossesse surtout. Le docteur Vidart, de Divonne,
dit même avoir remarqué que les femmes enceintes
supportent parfaitement bien l'hydrothérapie ; il en
a vu beaucoup, dans son établissement, continuer
de se plonger journellement dans de l'eau à une
température très-basse ($+$ 6 à 8° C.) jusqu'au
moment de leur accouchement, et non-seulement
accoucher alors avec une grande facilité, mais encore avoir des suites de couches très-heureuses.
(Dict. de méd. et de chirurgie, article *Grossesse*, de
Stoltz.)

Quant aux pédiluves *chauds*, ils lui sont défen-
dus ; un lavage rapide des pieds à l'eau *tiède*, voilà
tout ce qu'elle peut se permettre.

La station assise prolongée disposant évidemment aux congestions utérines, la femme enceinte
doit se donner du mouvement dans son intérieur
et mieux encore au dehors, au grand air, et à la
campagne surtout, si c'est possible ; car des pro-

menades répétées, dans de semblables conditions, ne peuvent être que très-favorables, en régularisant l'hématose et la circulation. Ces promenades, du reste, doivent être faites à pied de préférence ; ou, si c'est en voiture, dans une calèche bien suspendue et sur des routes non cahoteuses. L'équitation, la danse, la course, tout exercice, en un mot, s'accompagnant de secousses plus ou moins violentes, ne saurait être que préjudiciable, et il en est de même, à plus forte raison, de tout travail nécessitant de grands efforts musculaires. Sans doute, nous voyons des femmes, bien délicates en apparence, se livrer à des mouvements désordonnés et faire même d'horribles chutes, sans que leur grossesse en soit le moindrement troublée ; mais combien aussi n'en voyons-nous pas qui avortent rien que pour le plus léger ébranlement !..

Quant à ce qui regarde le moral, les passions, les facultés affectives, il serait à désirer aussi que la femme enceinte pût maintenir tout cela dans un calme parfait. La colère, la frayeur, le chagrin et la joie elle-même sont, en effet, des causes fréquentes d'avortement. La femme en gestation a grand besoin d'être ménagée au point de vue de son impressionnabilité nerveuse. Il est hors de doute qu'une femme enceinte est généralement plus impressionnable, plus irritable, que lorsqu'elle n'est pas dans cette position. On doit donc alors la traiter avec les plus grands ménagements et les plus grands égards. Il ne faut donc pas l'irriter, l'effrayer, lui causer du chagrin inutilement. Les sensations sont plus vives chez la femme dans cet état; elle ne peut pas toujours se maîtriser facilement, loin de là, et les émotions profondes peuvent avoir alors, chez elle, des conséquences fâcheuses, par exemple : troubler la raison, provoquer des crises nerveuses hystériformes ou cataleptiques, des palpitations violentes, de l'oppression, etc., tous accidents à redouter plus particulièrement dans cette position, parce que, chez la femme enceinte, la crâse du sang dispose aux embolies, et parce que l'effet réflexe sur la matrice peut occasionner des troubles du côté de l'œuf. (Stoltz.) Et il en est encore de même des plaisirs sexuels, quand on en use sans modération et sans prudence. Pendant tout le cours de la gestation, la femme devrait en être très-sobre : mais, plus particulièrement encore du 2e au 4e mois, époque où se font presque tous les avortements, et dans le 9e mois, alors que l'utérus ne demande souvent que la plus légère cause d'excitation pour entrer en travail; et cette continence devrait surtout être observée par les femmes qui ont fait déjà des fausses couches. Car il est certain que l'abus du coït est une cause d'avortement plus commune qu'on ne le pense. Son mode d'action est, d'ailleurs, très-facile à concevoir : ou le coït est trop impétueux, — ou, sans être impétueux, il s'accompagne d'un plaisir très-vif. Dans le premier cas, il y a ébranlement direct de l'utérus, décollement de l'œuf quelque part, épanchement de sang entre lui et la face interne de la matrice, contraction de celle-ci et expulsion hâtive du produit. Dans le second cas, il y a congestion de la matrice, par le seul effet de l'orgasme vénérien, hémorrhagie, décollement de l'œuf et, enfin, encore expulsion du produit.

Dans les derniers mois de sa grossesse, la femme est presque toujours constipée; or, l'accumulation de matières fécales durcies dans le gros intestin, pouvant gêner l'utérus, l'agacer et le pousser à des contractions prématurées, il est sage que la femme dans cet état fasse un usage presque journalier du clysopompe; comme il est sage également qu'elle ne résiste jamais trop longtemps au besoin d'uriner, pour les mêmes raisons.

Enfin, si la femme se propose de nourrir son enfant de son lait, il y a quelques soins particuliers à donner à ses seins. D'abord, on doit veiller à ce que ces organes, qui vont avoir à remplir un rôle si intéressant, ne soient gênés en rien dans leur développement. Puis, si l'on juge les mamelons trop courts, il faut les former, les faire saillir davantage, soit en les soustrayant, pendant un mois au moins, à toute pression de la part des vêtements, au moyen d'anneaux de corne ou de buis de la grosseur du doigt, ou, mieux encore, de bouts de sein en cuir bouilli ou en caoutchouc assez épais; — soit en les faisant sucer tous les jours, à plusieurs reprises, par un chien nouveauné de forte taille, ou par une personne à bouche saine. Et, si les mamelons, quoique bien faits et süffisamment développés, paraissent revêtus d'une peau trop délicate, il faut, pour prévenir les excoriations et gerçures que déterminent si souvent les premières succions de l'enfant, laver ces mamelons deux ou trois fois par jour, pendant les deux derniers mois de la gestation, avec du vin rouge rendu plus astringent par l'addition d'une décoction de roses de Provins ou tout simplement d'un peu d'alun.

Là se bornent les soins à donner à la femme enceinte qui n'a d'autres troubles dans ses fonctions que ceux occasionnés par le grossissement graduel de son ventre. Mais, malheureusement, la santé ne reste pas toujours aussi parfaite pendant tout le cours de la grossesse. Voyons donc, à présent, quelles sont les maladies qui peuvent venir troubler cet état physiologique, et quels remèdes nous avons à opposer à chacune d'elles.

Pathologie de la grossesse.

Il ne peut être question ici, bien entendu, de toutes les maladies qui pourraient compliquer la grossesse ; nous ne nous occuperons que de celles qui lui appartiennent presque spécialement, parce qu'elles se rattachent à elle comme effet plus ou moins direct.

1° Lésions de la digestion.

Ce sont : l'anorexie, le pica, la gastralgie, le vomissement, la constipation et la diarrhée.

Anorexie. — Avant de rien prescrire, il faut voir s'il y a ou non état saburral de la langue. Dans le premier cas, on donne un léger purgatif; par exemple, 2 à 4 grammes de rhubarbe, 2 grammes de magnésie calcinée, ou 8 à 10 grammes d'huile de ricin. — Dans le second cas, c'est évidemment à un trouble purement nerveux de l'estomac qu'on a affaire, et alors il n'y a qu'à essayer d'une infusion amère ou aromatique quelconque, en attendant que les progrès mêmes de la grossesse ramènent de l'appétit.

Pica. — C'est un état nerveux contre lequel les remèdes échouent généralement, et, d'un autre côté, s'adresser à la raison de la femme est inutile; elle a réellement, dans le moment, l'esprit un peu dérangé, et elle est conséquemment sourde aux bons conseils qu'on lui donne. Quand la grossesse n'en sera plus à son début, la dépravation du goût disparaîtra d'elle-même. En attendant, il faut veiller attentivement à ce que nulle matière nuisible ne reste à la portée de la femme, et lui permettre l'usage modéré des substances qui contiennent quelques principes alibiles. S'il y avait chloro-anémie prononcée, peut-être les amers, les vins généreux et les préparations de fer donneraient-ils un bon résultat.

Gastralgie. — Cette affection que caractérisent, ici comme ailleurs, des crampes, des aigreurs, de la dyspepsie, de la constipation, etc., a besoin d'être traitée sans délai, attendu que, si elle était intense et de longue durée, elle pourrait bien dé-

terminer l'avortement. Les moyens à employer
sont : la magnésie à dose de 1 à 2 grammes, chaque matin; 3 ou 4 pastilles de Vichy par jour; un
peu de sous-nitrate de bismuth (60 centigr.) un
quart d'heure avant chaque repas; de l'eau de
Seltz avec le vin; un vésicatoire morphiné sur la
région épigastrique; du sirop de morphine à l'intérieur, seul ou mieux uni à parties égales de sirop
d'écorce d'orange amère; mais, en même temps,
l'usage journalier de lavements mucilagineux,
pour combattre la constipation qui suffit souvent à
entretenir la maladie.

Vomissement. — S'il n'y a qu'un ou deux vomissements *glaireux* par jour, c'est un accident insignifiant auquel il n'y a à opposer qu'une infusion
aromatique (thé, mélisse, feuille d'oranger, camomille, etc.), et une exhortation à un peu de patience; car il est rare qu'au 4e ou 5e mois de la
grossesse, ce trouble sympathique de l'estomac
persiste.

Mais, si les vomissements se répètent souvent
dans la journée, s'ils deviennent bilieux et s'ils
font rejeter presque tout ce que la femme a in-
géré d'aliments aux repas, ce n'est plus un accident insignifiant, mais bien, au contraire, un phénomène pathologique des plus sérieux, qui peut
tuer la mère par inanition et épuisement nerveux,
— et l'enfant par trouble dans la circulation utérine ou par hémorrhagie et expulsion prématurée.
Car, c'est un fait bien curieux, observé par la plupart des accoucheurs, — que l'enfant ne meurt

5.

peut-être jamais d'inanition comme sa mère. Si celle-ci, malgré ses souffrances et son émaciation extrême, peut être conduite jusqu'à terme, elle met généralement au monde un enfant bien développé et en bon état, — comme si le fœtus vivait dans la matrice d'une vie indépendante de celle de sa mère.

Les *moyens de traitement* du vomissement *incoercible* sont nombreux et encore échouent-ils tous, dans bien des cas, tant le spasme de l'estomac est rebelle chez certaines femmes nerveuses.

Il faut commencer par essayer de l'action des infusions aromatiques (menthe, mélisse, feuilles d'oranger, etc.); des limonades gazeuses au citron ou à la groseille; de la potion de Rivière ou de De Haen; du sirop d'éther; du sirop de morphine; des boissons glacées prises par petites gorgées, mais continuées un certain temps sans relâche, ou de petits morceaux de glace avalés entiers; — d'une infusion de fleurs de dauphinelle commune (celle des jardins); — de la teinture d'iode alcoolisée (teinture d'iode du codex 1 gramme, alcool rectifié 5 grammes et demi) à dose de 10 à 20 gouttes par jour, dans un demiverre d'eau sucrée à prendre par cuillerées; — de l'oxalate de cérium, conseillé par Simpson (5 centigr. en suspension dans un peu d'eau, 2 ou 3 fois par jour); — si cela ne suffit pas, administrer 60 cent. de sous-nitrate de bismuth, ou 3 cent. d'extrait d'opium, un quart d'heure *avant* chaque repas, ou bien un peu de kirsch ou d'élixir de garus immédiatement *après;* — et enfin, si ces moyens ne font pas garder une portion suffisante d'aliments, en venir à des onctions sur le col utérin avec de l'extrait de belladone (Cazeaux); — à l'application sur l'épigastre d'un petit vésicatoire qu'on pansera avec de l'hydrochlorate de morphine; à l'administration de quarts de lavements fortement laudanisés (de 30 à 40 gouttes de laudanum dans 150 grammes de mucilage); — à l'ingestion d'eau-de-vie ou de vin de Champagne jnsqu'à ivresse (Rayer, Moreau); — à la quinine, pour peu qu'il parût y avoir périodicité dans le retour des vomissements; — ou même à la *pepsine,* bien qu'on ne se rende pas facilement compte, en pareil cas, de l'action de ce médicament.

Dans un cas, le D' Féréol a réussi en faisant prendre à la malade, toutes les heures, un morceau de sucre imbibé du mélange suivant :

Teinture de hachish.......... 1 gramme.
Teinture de noix vomique... 1 gramme.
Eau de mélisse............... 5 grammes.
M.

Enfin, le D' Mauny (de Mortagne), dans un remarquable mémoire que l'Académie de Médecine a récompensé du prix Barbier, prouve par de nombreuses observations qu'on peut réussir plus sûrement encore, en cautérisant le col de l'utérus.

Mais, il faudrait avoir soin, en même temps, de diviser les repas, de les rendre peu copieux chacun, mais plus nombreux; et voir encore si par

hasard les aliments ne seraient pas mieux supportés froids que chauds.

Mais, supposons que tous ces moyens aient
échoué, que fera-t-on? S'autorisant de faits assez
nombreux où l'on voit l'expulsion accidentelle du
produit mettre immédiatement fin aux spasmes de
l'estomac, devra-t-on provoquer l'avortement? Aujourd'hui que nous avons sous les yeux le travail
si complet que M. P. Dubois a lu à l'Académie de
médecine, lors de la solennelle discussion sur les
accidents qu'entraînent les vomissements incoercibles et sur l'indication de provoquer alors l'avortement, nous abandonnons complétement notre
première opinion à ce sujet. Avec MM. Chailly (1),
Paul Dubois et Grisolle, nous pensons donc qu'il
faut provoquer l'avortement, et encore mieux l'accouchement prématuré : 1º lorsque les vomissements sont presque incessants et que la femme
rejette tout aliment et toute boisson ; 2° lorsqu'il
y a un amaigrissement et une faiblesse tels, que la
malade est condamnée à un repos absolu ; 3º lorsque des syncopes surviennent à l'occasion du
moindre mouvement ou même de l'émotion la
plus légère ; 4º lorsque les traits sont profondément altérés ; 5º lorsqu'il existe une réaction fébrile forte et continue (le pouls à plus de 120) ;
6º lorsque la bouche est chaude et l'haleine excessivement acide, et que, toutes les médications

(1) Chailly, *Traité pratique de l'art des accouchements*. Paris, 1861.

ayant été épuisées, le médecin semble être complétement désarmé (1).

Du reste, pour ce qui est de la limite de l'expectation, c'est une affaire de tact de la part de l'accoucheur, qui, — tout en se rappelant que Burns, Chomel, Dubois, Moreau, Cazeaux, etc., ont vu des femmes, réduites pourtant au dernier degré de marasme, se refuser à l'opération, arriver jusqu'à terme et guérir, — n'oubliera pas non plus qu'il manquerait à son devoir le plus sacré, s'il attendait, pour agir, que sa malade fût dans un état complétement désespéré (2).

Constipation. — La constipation entretenant l'anorexie et s'accompagnant souvent de troubles nerveux qui pourraient réagir sur l'utérus et provoquer l'avortement, il faut chercher à la vaincre par l'usage répété de lavements mucilagineux ou même huileux, et, s'ils ne suffisent pas, par l'administration, de temps à autre, de 6 ou 8 grammes d'huile de ricin, ou de 2 à 4 grammes de magnésie ou de rhubarbe.

Pour administrer avec avantage des lavements aux femmes un peu avancées dans leur grossesse, il est presque indispensable d'ajuster à la canule de la seringue ou du clysopompe, un tube élas-

____

(1) Paul Dubois, *Bulletin de l'Académie de médecine.* Paris, 1852, t. XVII, p. 557.

(2) Dès 1857, l'avortement provoqué avait déjà sauvé la vie à 8 ou 10 femmes qui, par cause de vomissements, semblaient vouées à une mort inévitable. (Grisolle, *Traité de pathologie interne.* 7ᵉ édit., t. II, p. 769.)

tique assez long pour que son extrémité puisse arriver jusqu'au-dessus de la partie du gros intestin comprimée par le segment inférieur de l'utérus. Sans cette précaution, les lavements ne sont qu'incomplétement reçus et, la plupart du temps, ne ramènent rien ou presque rien avec eux.

Diarrhée. — La diarrhée est bien plus rare que la constipation, chez les femmes enceintes. Cependant on l'observe encore assez souvent, surtout dans les premiers mois. Sitôt qu'elle apparaît, il faut la combattre activement, car elle dispose beaucoup à l'avortement. Par la diète, quelques tasses d'eau de riz gommée et tiède, et des quarts de lavements laudanisés, on en vient, en général, très-facilement à bout. Si, par hasard, cela ne suffit pas, on prescrit quelque astringent.

2° Lésions de la respiration.

Dyspnée. — La dyspnée qui incommode la plupart des femmes dans les derniers temps de la gestation, a pour cause ordinaire le grand développement de l'utérus, qui gêne le redressement du diaphragme et, par suite, la libre ampliation des poumons ; mais elle peut bien aussi, dans certaines circonstances, ne tenir uniquement qu'à l'état chloro-anémique du sujet. Dans le premier cas, l'accouchement seul peut la faire cesser ; dans le second, on peut, en attendant la délivrance, rendre l'anhélation moins pénible par les amers, les ferrugineux et un régime tonique. Si la gêne

de la respiration est extrême, une saignée déplétive, dans l'un et l'autre cas, [serait parfaitement
indiquée.

3° Lésions de la circulation.

Pléthore vraie et *pléthore fausse* ou *hydrémie*. —
« Pendant la grossesse, et surtout dans la seconde
« moitié, la circulation générale est presque tou-
« jours plus active; et cette activité plus grande se
« manifeste par de la fréquence dans le pouls, qui
« souvent même est plus dur et plus plein que
« d'ordinaire. Cet état peut être considéré comme
« l'état normal. Mais il s'exagère dans quelques
« cas et devient la cause de phénomènes qui cons-
« tituent un léger état morbide. Ainsi, quelquefois,
« les femmes éprouvent en même temps des ver-
« tiges, des éblouissements, des tintements d'o-
« reilles, des rougeurs subites à la face, des cha-
« leurs spontanées par tout le corps et surtout à
« la tête. Si, dans ces conditions, on pratique une
« saignée, le sang que l'on tire de la veine offre
« parfois un caillot volumineux, consistant, avec
« peu de sérosité; mais, bien plus souvent, un
« caillot petit, assez mou et nageant dans beau-
« coup de sérosité. » (Cazeaux.)

Voilà donc deux états, identiques par la forme,
mais bien différents au fond, et qu'il serait de la
plus haute importante de distinguer nettement
l'un de l'autre dans la pratique, puisque le traitement qui convient à l'un ne convient pas à l'autre.

Dans l'un, il y a pléthore vraie, qui doit être traitée par la saignée générale et un régime peu substantiel; dans l'autre, il y a pléthore fausse ou hydrémie, qui demande l'usage des amers, des ferrugineux et d'un régime tonique.

Mais comment arriver à les distinguer? Si l'on a cru devoir pratiquer une saignée, pour combattre la céphalalgie, l'oppression ou les palpitations, — rien n'est plus facile, par la seule analyse du sang obtenu, qui, dans un cas, donnera une grande quantité de globules et peu d'eau, et, dans l'autre, tout le contraire, très-peu de globules et beaucoup d'eau. Mais si l'on n'a pas de sang à analysér, le diagnostic devient souvent fort difficile. Néanmoins, tenant compte de ces trois propositions si bien démontrées par les belles recherches hématologiques de MM. Andral et Gavarret (1), Becquerel et Rodier (2), Cazeaux, etc. : 1° que chez la plupart des femmes enceintes, dans les 4 premiers mois, et surtout dans les 3 derniers, le sang devient pauvre en globules (en même temps qu'en albumine, du reste), et riche en sérosité; — 2° que les troubles fonctionnels qu'on attribuait toujours autrefois à la pléthore vraie, chez ces mêmes femmes, sont dus bien plus souvent à

______

(1) Andral et Gavarret, *Recherches sur les modifications de proportion de quelques principes du sang dans les maladies*. Paris, 1842. — *Essai d'hématologie pathologique*. Paris, 1843.

(2) Becquerel et Rodier, *Recherches sur la composition du sang dans l'état de santé et de maladie*. Paris, 1844.

l'hydrémie, comme chez les chlorotiques ordinaires; — 3° enfin que si la pléthore vraie se montre çà et là, durant la grossesse, chez des femmes constitutionnellement sanguines, la pléthore fausse est infiniment plus commune, la règle, en un mot, et non pas l'exception ; — on ne se laissera pas tromper par l'apparence symptomatique; on songera d'abord à un état chloro-anémique, et l'on essaiera des amers, des ferrugineux et des toniques, avant d'en venir à la saignée. Ou, si l'on commence par celle-ci pour diminuer les pesanteurs de tête, les vertiges, l'oppression, etc., on s'empressera ensuite de reconstituer le sang sur de meilleures bases par un bon régime, des vins généreux, des amers et du fer surtout. — La saignée, du reste, chez les femmes enceintes, doit être tout au plus de 250 à 300 grammes, quitte à y revenir plus tard, et, surtout, *ne pas entraîner la syncope.*

Pléthore locale de l'utérus. — La pléthore utérine, que caractérisent un sentiment de pesanteur, de tension, de gêne dans le bas-ventre et les aines; des douleurs de reins; des tranchées utérines, etc., peut être une dépendance de la pléthore générale et, par conséquent, s'observer chez les femmes sanguines, à règles ordinairement abondantes; mais on la voit bien plus souvent naître sous l'influence de la chloro-anémie, d'un état nerveux général et de l'albuminurie.

Dans tous les cas, c'est surtout durant la première moitié de la grossesse et aux époques où les règles devraient paraître, que la congestion utérine se manifeste. Or, pendant sa durée, le fœtus lui-même a sa circulation troublée, embarrassée; s'il avait déjà donné signe de vie, ses mouvements deviennent plus rares, plus faibles et quelquefois nùls; et, si l'on ne vient au secours de la femme, l'avortement est imminent.

Que la femme soit pléthorique vraie ou fausse, le meilleur moyen de faire cesser l'état dangereux où se trouve le fœtus est la saignée du bras, déplétive et révulsive tout à la fois; mais elle doit ne pas dépasser 250 grammes et être faite de manière à éviter la syncope.

Après cela, le traitement est subordonné à l'état général de la femme. Si elle est de nature réellement pléthorique, on lui prescrit des manuluves sinapisés, des sinapismes entre les épaules, des ventouses sèches sur le haut de la poitrine, le repos horizontal, une boisson un peu laxative et un régime ténu. Tandis que si elle est chloro-anémique, nerveuse ou albuminurique, tout en appliquant des sinapismes entre les épaules et des ventouses sur la poitrine, on se hâte de donner, non plus des débilitants, mais des amers, des ferrugineux et des aliments substantiels. Cazeaux dit avoir dû au fer, administré dès le début de la grossesse, de voir un grand nombre de ses clientes, qui avaient déjà fait plusieurs fausses couches, arriver jusqu'à terme et accoucher heureusement. Il est vrai qu'il leur faisait aussi garder le repos horizontal, sur une chaise longue, tant

que l'époque des avortements antérieurs n'était
pas passée.

Varices, hémorrhoïdes, et œdème. — Lorsque ces
maladies, qui tiennent à de la gêne dans la circulation, soit de la veine porte, soit des veines iliaques, restent à un degré modéré, elles ne présentent aucun danger et ne demandent même pas
de soins particuliers. Dans le cas contraire, on
oppose : aux *varices*, une compression douce et
uniforme à l'aide d'une bande de flanelle ou d'un
bas élastique ; à l'*œdème*, des frictions et des lotions
toniques; et aux *hémorrhoïdes*, des laxatifs, des lavements frais et des bains de siége froids. Mais
tous ces moyens ne sont évidemment que des palliatifs; l'accouchement peut seul être curatif.

Excroissances aux parties génitales. — Elles ont
tout à fait la forme et les apparences des végéta-
tions syphilitiques connues sous le nom de choux-
fleurs. Sans doute, elles peuvent tenir parfois au
virus vénérien ; mais, bien souvent aussi, elles ne
sauraient être attribués à cette cause spécifique.
Il est avéré aujourd'hui qu'il peut se développer
de pareilles excroissances sous la seule influence
de la grossesse. Du reste, elles sont alors faciles à
guérir, soit par quelques cautérisations au moyen
de l'azotate d'argent ou du nitrate acide de mercure, soit simplement par des applications de
poudre de Sabine ou d'alun, et plus simplement
encore par des fomentations émollientes et des
soins de propreté. En 1859, il nous a été donné
d'en observer un cas à l'hôpital des Cliniques, dans

le service de P. Dubois, et, comme l'avait annoncé
tout d'abord cet éminent praticien, ces choux-
fleurs, bien qu'énormes (ils occupaient la partie
postérieure des grandes lèvres et tout le périnée),
guérirent très-vite, sans opération aucune, sans
cautérisations, rien que par des topiques émollients
et des soins de propreté.

4° Lésions des sécrétions et excrétions.

Ptyalisme. — Tant que la perte de salive ne dépasse pas une certaine limite, il n'y a rien à faire,
mais si elle va jusqu'à entraîner du dépérisse-
ment, on doit essayer d'un léger purgatif salin, de
gargarismes astringents et un séjour prolongé
dans la bouche soit de fragments de glace, soit de
petits morceaux de sucre candi, — moyens qui
ont été quelquefois, dit-on, couronnés de succès.
Mais, bien plus souvent, la femme n'aura qu'à
s'armer de patience et à attendre la fin du 3° mois
de sa grossesse, époque à laquelle le ptyalisme
cesse ordinairement de lui-même.

Albuminurie et urémie. — L'albuminurie des femmes enceintes présente cela de particulier qu'elle
s'accompagne très-rarement d'hypérhémie du rein,
et qu'elle consiste uniquement en une altération du
sang dont l'albumine s'en va peu à peu. Et cela est
si vrai que, la plupart du temps, la maladie disparaît d'elle-même après l'accouchement, au lieu
d'offrir cette ténacité désolante qu'elle montre
dans la vraie maladie de Bright. Toutefois, il y a

réellement des cas, avec néphrite, et alors, on le conçoit, l'albuminurie survit à l'accouchement.

On dit que le sang des femmes enceintes albuminuriques se charge d'urée à mesure qu'il perd son albumine. S'il en est ainsi, on expliquerait très-bien par cet excès d'urée dans le sang (urémie) les divers symptômes nerveux qui accompagnent l'albuminurie : céphalalgie, amaurose, paralysies, contractures, convulsions éclamptiques, etc.

Dans les cas légers, quand il n'y a pas grande infiltration du tissu cellulaire, le *pronostic* n'est pas grave; mais il n'en est plus de même quand l'infiltration est générale et considérable; car il y a alors imminence d'éclampsie et, par conséquent, grand danger pour la mère et pour l'enfant.

Le *traitement* est simple. A moins de forte congestion rénale, pas de saignée, — mais, tout au contraire, une médication tonique, savoir : *une bonne nourriture animale*, des *vins généreux*, des *amers*, du *quinquina* et du *fer*. Le sang est appauvri; c'est à le refaire qu'on doit viser avant tout.

Leucorrhée. — Dans les derniers mois de leur grossesse, beaucoup de femmes ont un écoulement vaginal abondant, blanc ou verdâtre, sans avoir pour cela rien de syphilitique. C'est tout simplement une vaginite granuleuse, qu'on peut reconnaître, du reste, au toucher, et, à plus forte raison, à la vue. Il n'y a là rien de grave assurément; cependant, comme l'écoulement, s'il est abondant, entretient des troubles digestifs, de la gastralgie entre autres, il est sage de s'en occuper.

La femme, qui a une chaleur âcre dans les parties génitales, est, d'ailleurs, la première à demander des soins. Or, le traitement consiste tout bonnement en bains, lotions ou injections à l'eau blanche, et pansement avec interposition, entre les grandes lèvres exulcérées, d'un petit linge fin enduit de cérat de Goulard. Mais ce ne sont là généralement, que des palliatifs, l'accouchement seul pouvant mettre fin à la maladie.

Hydropisie de l'amnios (hydramnios). — Cette hydropisie ne se montre guère que dans le cas de grossesse gémellaire ; puis, elle ne survient pas généralement avant le 5e mois de la grossesse.

Est-elle, comme le pense le docteur Mercier, le résultat d'une inflammation de la membrane amnios ? C'est assez probable ; mais ce n'est pas encore suffisamment prouvé.

Quoi qu'il en soit, dès que cette hydropisie devient considérable, elle peut mettre en danger et la mère et l'enfant : la mère, par une gêne extrême de la respiration ; — l'enfant, par le développement de contractions utérines prématurées qui amènent l'avortement. L'hydramnios mérite donc toute l'attention du médecin.

On a conseillé, dans le but d'enrayer la marche de la maladie, la *diète sèche*, les *bains froids*, les *diurétiques*, et les *sudorifiques*. Mais ces moyens sont presque toujours restés sans résultat avantageux. Ordinairement, en effet, quoi que l'on fasse, le mal augmente jusqu'à ce que, par excès de distension, l'utérus se contracte et chasse eau

et fœtus tout ensemble. On pourrait cependant
prévenir, dans certains cas, ce mode fâcheux de
terminaison, en ponctionnant l'œuf, soit par l'orifice utérin, si cet orifice se présentait bien pour
cela, soit au travers du segment inférieur de l'utérus; dans le premier cas, on se servirait de la
sonde à dard de Meissner, et, dans le second, d'un
grand trocart courbe ordinaire. Avec la sonde à
dard, on irait, suivant le conseil de Guillemot, attaquer les membranes assez loin du col, après les
avoir décollées de l'utérus dans l'espace d'au
moins quelques centimètres, et, de cette façon, on
pourrait modérer à son gré la sortie du liquide ; on
n'en laisserait couler que le trop-plein, que juste
ce qu'il faudrait pour empêcher l'utérus de s'agacer et d'entrer en contractions prématurées; et,
la femme étant ensuite tenue au lit et dans un repos absolu pendant quelques jours, on abandon-
nerait la grossesse à elle-même. — Si l'on ponc-
tionnait l'utérus, en avant de la base du col, à
l'aide du trocart, on aurait à prendre absolument
les mêmes précautions. Cette dernière opération
est bien plus facile, bien plus simple que la première ; mais n'est-elle pas plus dangereuse ?

Hydrorrhée. — Les Allemands ont donné ce nom
à de petites pertes d'eau qui surviennent particulièrement dans les derniers mois de la grossesse,
sans contractions utérines et sans menace manifeste d'avortement (1).

(1) L'accident est très-rare au commencement de la

Il n'y a pas de prodromes ; la femme est bien portante, et tout à coup elle se sent mouillée ; pás de douleurs ni avant ni après l'écoulement ; parfois, néanmoins, si la déplétion se fait par flot un peu considérable, il peut y avoir quelques légères contractions utérines.

L'eau qui s'écoule est ordinairement un peu jaune et dans quelques cas teinte d'un peu de sang ; puis, elle laisse sur le linge des taches roides et d'une odeur spermatique assez prononcée.

D'où vient cette eau? On a émis à ce sujet un assez grand nombre d'opinions plus ou moins ingénieuses. Mais la seule admissible, suivant nous, est celle adoptée par Nægelé et Grensér (1), Cazeaux et P. Dubois, qui pensent que ce liquide est un produit de sécrétion de la face interne de l'utérus, produit qui s'accumule lentement entre cet organe et l'œuf décollé quelque part, et s'échappe enfin au dehors, dès que le décollement des membranes est arrivé jusqu'à l'orifice interne.

Le traitement consiste à faire garder de suite à la femme, dès que l'accident paraît, le repos le plus absolu dans la position horizontale, et à lui éviter, en même temps, toute secousse morale. Si, malgré cela, il survenait quelques contractions utérines, on ajouterait à ces précautions l'usage

grossesse ; cependant Cazeaux en avait observé un cas entre le 3ᵉ et le 4ᵉ mois ; et nous venons nous-même d'en observer deux autres à la même époque.

(1) Nægelé et Grenser, *Traité pratique de l'art des accouchements*, trad. par Aubenas.

de quarts de lavements *laudanisés*. — Dans tous les cas, on ne doit permettre à la femme de se lever et marcher que lorsque l'écoulement est bien terminé depuis déjà quelques jours.

Il ne nous semble pas possible qu'on prenne jamais cet écoulement pour un commencement de travail, avec rupture de la poche des eaux. Le toucher suffirait seul, du reste, à faire éviter une semblable erreur.

5° Lésions de la locomotion.

Relâchement et inflammation des symphyses pelviennes. — Si le relâchement de ces symphyses, qu'on n'observe que dans les deux derniers mois de la grossesse, est peu considérable, il gêne à peine la femme et passe inaperçu; mais s'il est porté au point de permettre un jeu sensible des surfaces articulaires, c'est alors une véritable maladie qui rend la marche et même la station debout très-pénibles et peut entraîner, d'un moment à l'autre, le développement d'une inflammation grave des ligaments et cartilages des symphyses relâchées.

Dès que la femme enceinte s'aperçoit d'un jeu inaccoutumé dans ces articulations, avec incertitude des mouvements et douleurs plus ou moins vives, il faut lui conseiller le repos horizontal jusqu'à l'accouchement : et, après, s'occuper de rendre aux ligaments toute leur solidité première par le repos toujours, mais aidé, cette fois, d'applications résolutives, de douches froides et salines, de vésicatoires volants et d'un bandage circulaire solidement appliqué. Mais ces moyens doivent être continués longtemps ; car la guérison est ici très-lente. Dans beaucoup de cas, elle s'est fait attendre 8 mois et plus. — Si, après cela, il restait encore dans les symphyses une mobilité gênante, il faudrait prescrire l'usage continu de la ceinture d'acier de M. Ferd. Martin et beaucoup de précautions dans la marche.

6° Lésions de l'innervation.

Dérangement des facultés sensoriales, affectives et intellectuelles. — Toutes ces facultés sont parfois troublées pendant la grossesse, comme elles le sont si souvent chez les filles chlorotiques. C'est que, chez les femmes enceintes, il y a généralement, ainsi que nous l'avons dit, la même altération du sang que chez les filles à *pâles couleurs*. Il n'est donc pas étonnant qu'on observe chez les premières les mêmes troubles fonctionnels que chez les secondes ; savoir : vertiges, éblouissements, syncopes, dépravations du goût, amaurose, surdité, perversions du caractère, antipathies inexplicables pour des personnes chéries dans l'état ordinaire, impatiences, colères, manies, tristesse, morosité, découragement, désespoir, etc.

Si la cause gît réellement dans un appauvrissement du sang (moins de globules et plus d'eau), il est évident que les ferrugineux, les amers, une nourriture tonique et un exercice bien entendu, à la campagne surtout, seront les seuls moyens sur lesquels on pourra compter. Et, s'ils échouent, il n'y aura plus rien à faire, qu'à attendre l'accouchement qui ramènera très-certainement les fonctions dérangées à leur état normal.

Prurits vulvaires. — Quelques femmes enceintes sont mises au supplice par des prurits vulvaires intolérables et dont il faut, par conséquent, s'occuper. En attendant la délivrance, qui les fera sûrement disparaître, on leur opposera les bains tièdes répétés, des lotions fréquentes avec l'eau de Saturne ou de borax et, mieux encore, avec une dissolution très-chaude de sublimé corrosif. Une cuillerée à bouche de liqueur de Van-Swieten dans un demi-verre d'eau suffit. Lotions à répéter deux ou trois fois par jour. Souvent, dès la 3e journée, le prurit a disparu.

Le liniment suivant, préconisé par le docteur Debout contre les démangeaisons en général,

           Prenez : Glycérine anglaise.   20,00
                     Chloroforme.   0,50
                     Teinture de safran   0,50
           Et mêlez exactement.

pourra produire aussi de bons effets.

Enfin, M. Gros dit avoir réussi avec la fumée de tabac retenue sous les draps ; deux fumigations suffirent dans un cas.

Mais ce qui sera encore plus efficace, c'est le

moyen employé de préférence par Paul Dubois, *la cautérisation avec l'azotate d'argent*. Une pratique de vingt ans a démontré à M. Dieudonné, de Bruxelles, que ce moyen est sans contredit celui qui a le plus de succès contre la pénible affection dont il s'agit. Le prurit ayant ordinairement pour siége le clitoris, les petites lèvres et la marge de l'anus, c'est sur ces parties qu'il faut promener le crayon de nitrate d'argent. « Nous sommes tellement con-« vaincu de la puissance de cet agent, dit M. Dieu-« donné, que nous n'hésitons pas à promettre une « guérison sûre et rapide (après deux cautérisa-« tions au plus) aux malades qui veulent bien s'y « soumettre et renoncer à l'essai d'une foule de « médications qui sont presque toujours sans ré-« sultats. »

Douleurs utérines, rhumatisme utérin. — A cet accident, qui est rare, il faut opposer le repos, les bains, les lavements fortement laudanisés, et même la saignée générale, si les douleurs sont assez vives pour faire redouter l'avortement.

Vertiges, éblouissements, syncopes. — Ces accidents dépendent habituellement ou de la pléthore vraie, ou, ce qui est bien plus fréquent, d'une grande susceptibilité nerveuse naturelle et qui s'accroît encore, pendant la grossesse, à mesure que le sang s'appauvrit.

Dans le premier cas, le meilleur moyen à employer pour prévenir le retour de l'indisposition, est évidemment la saignée du bras. Dans le second cas, c'est aux amers, aux ferrugineux et à un bon régime qu'il faut recourir. Quant aux moyens de faire cesser, chez une femme enceinte, une syncope existante dans le moment, ils sont ceux employés d'ordinaire, savoir : eau froide jetée vivement au visage, vinaigre ou alcali sous les narines et décubitus horizontal.

Éclampsie ou convulsions puerpérales. — L'éclampsie s'observe ordinairement pendant le travail de la parturition, ou immédiatement après ; mais, comme elle peut aussi se manifester pendant les trois derniers mois de la grossesse (elle est excessivement rare dans les six premiers), nous allons placer ici sa description succincte, quitte à revenir plus tard sur quelques particularités de son traitement au moment de l'accouchement.

On appelle *éclampsie*, chez les femmes en couches, une maladie caractérisée par des accès convulsifs, avec extension des membres, et par une abolition complète des facultés sensoriales et intellectuelles.

Elle ne se montre guère que chez des primipares ; à une seconde couche, elle est déjà très-rare ; à plus forte raison, à une troisième.

Elle est ensuite, chose remarquable ! toujours précédée et accompagnée d'un état albuminurique des urines. C'est un fait parfaitement avéré aujourd'hui que toutes les femmes enceintes éclamptiques sont albuminuriques ; ce qui ne veut pas dire, pourtant, que toutes les albuminuriques soient éclamptiques ; il n'y en a guère qu'une sur cinq.

6.

Que trouve-t-on à l'ouverture d'une femme morte d'éclampsie ? Des congestions sanguines diverses ; quelquefois un premier degré de néphrite albumineuse ; mais toujours une trop forte proportion d'urée dans le sang.

De sorte qu'au fond l'éclampsie ne serait pas tant une névrose véritable qu'une *intoxication urémique* avec surexcitation de la moelle épinière et phénomènes nerveux des plus violents.

Le nombre des accès constituant une attaque n'est pas de moins de deux ; mais il peut aller jusqu'à soixante et plus.

Le premier accès est toujours le moins violent et le plus court ; les autres sont de plus en plus longs et effrayants.

La durée du premier accès n'est pas de plus d'une à deux minutes ; mais celle des derniers peut être de cinq à sept.

Enfin, les intervalles des accès sont variables aussi de quelques minutes à quelques heures Dans le premier cas, il n'y a pas de reprise de lucidité, la femme reste dans le coma en attendant un nouvel accès. Dans le second, il y a lucidité plus ou moins complète, mais ne revenant que peu à peu.

Peut-on confondre l'éclampsie avec une autre névrose, avec l'*épilepsie*, par exemple, qui lui ressemble le plus ? Non ; car dans l'épilepsie les accès ne sont pas aussi répétés, ne sont pas suivis d'un coma aussi profond et aussi prolongé, et, enfin, il n'y a pas d'albumine dans les urines.

Quant à l'*hystérie*, elle ne s'accompagne pas d'une abolition complète des sens et de l'intelligence; et cela seul suffit à la distinguer de l'éclampsie.

Et puis, enfin, il y a pour servir encore le diagnoctic différentiel, le fait même de la grossesse.

Quand donc, chez une femme arrivée aux derniers mois de sa grossesse, et mieux encore au commencement du *travail*, on verra survenir de violentes convulsions, analogues à celles de l'épilepsie, avec prédominance de contraction dans les muscles *extenseurs*, roideur de tout le corps, renversement des globes oculaires, lèvres en mouvement, mâchoires serrées, tête inclinée d'un côté ou de l'autre, écume souvent sanguinolente à la bouche, et, enfin, avec abolition complète des facultés sensoriales et intellectuelles, on saura qu'on assiste à un accès d'éclampsie, à un accident qui, s'il se répète un grand nombre de fois et à courts intervalles, va faire courir un très-grand danger à la mère et à son enfant.

L'éclampsie, en effet, tue, en moyenne, une femme sur trois et un enfant sur deux. C'est donc une maladie d'une gravité extrême (1).

Traitement. — Quand on sait qu'une femme en-

---

(1) L'éclampsie tue le fœtus, non pas en faisant participer l'utérus aux convulsions générales, mais en amenant, chez la mère, un état d'asphyxie intermittent. Il n'aborde alors dans les parois de la matrice qu'un sang noir, altéré, impropre à la vie de l'enfant. (Depaul, Discussion sur l'opération césarienne *post mortem, Bulletin de l'Acad. de médec.*, avril 1861, t. XX.)

ceinte est albuminurique, nerveuse et, par conséquent, disposée à l'éclampsie, on doit songer à
prévenir, chez elle, le développement de cette
dangereuse affection; et pour cela, ce qu'il y a de
mieux à faire, c'est de lui prescrire des bains tièdes répétés, des amers, du fer et une alimentation
fortifiante; et, aux approches du travail, outre tout
cela, un peu d'opium en potions et mieux encore
en lavements. On a soin de veiller aussi à ce que
la femme urine quand elle en a besoin, car l'agacement de tout le système nerveux naît souvent
d'un agacement particulier de la vessie.

Mais, dès que les convulsions sont déclarées, il
y a autre chose à faire.

S'il arrive pendant l'accès, le médecin doit tout
d'abord s'occuper de la langue, pour empêcher
qu'elle ne soit mordue; et, à cet effet, il tâche de
glisser et de maintenir entre les mâchoires un coin
de bois mou et non un simple bouchon, qui ne ré-
sisterait pas assez. Puis, il s'occupe de vider la
vessie, si elle lui paraît distendue. Et enfin, il
charge l'un des assistants de contenir la malade
sur son lit. Ce n'est pas qu'elle ait des mouvements désordonnés; mais, à chaque contraction
tétanique qui s'empare d'elle, elle se déplace sensiblement, et, si le lit est étroit, elle pourrait finir
par gagner le bord et tomber à terre.

L'accès passé, alors que la convulsion fait place
au coma, on s'empresse de pratiquer une saignée
du bras, proportionnée à la force du sujet; c'est
le moyen le plus sûr de combattre la congestion

dont le cerveau et les poumons sont le siége (1).
Mais on n'en reste pas là ; on applique, toujours
dans le même but, 10 à 12 sangsues derrière chaque oreille et des cataplasmes sinapisés aux extrémités inférieures ; on fait administrer un lavement
avec une poignée de sel de cuisine en dissolution
dans 250 grammes d'eau ; et l'on place sur la tête
une vessie remplie de glace ou des compresses
trempées dans de l'eau très-froide.

Dès que la déglutition est possible, on fait ava-
les un peu de sirop d'éther et de sirop de morphine
dans de l'infusion de tilleul ; et, un peu plus tard,
si l'on s'aperçoit que le lavement purgatif n'ait pas
suffisamment agi, on mêle 1 gramme de calomel à
10 grammes de miel que l'on introduit dans la
bouche, par fractions grosses comme une noisette,
d'heure en heure.

On dit qu'un grand bain tiède prolongé est alors
un sédatif par excellence du système nerveux ;
quand on le pourra, on fera donc bien d'y avoir
recours.

Enfin, MM. Trousseau (2), Grisolle et Pajot sont

(1) Pour M. Depaul, la saignée du bras est le premier
des moyens à opposer à l'éclampsie ; et ma propre
expérience m'a fourni à diverses reprises, dans ces
dernières années, l'occasion de constater que ce savant
professeur a raison. J'ai réussi, dans trois cas des
plus graves, à sauver les malades ; et je reste convaincu que c'est à la saignée pratiquée largement et à
temps, que j'ai dû d'être aussi heureux. L'une de ces
malades a même expulsé son enfant vivant.

(2) Trousseau, *Clinique médicale de l'Hôtel-Dieu*,
4ᵉ édition. Paris, 1873, t. II, p. 201.

d'avis d'essayer des inhalations anesthésiques, qui ont, disent-ils, réussi quelquefois à faire avorter des accès déjà parfaitement caractérisés. C'est au début de chaque accès qu'il faudrait faire respirer l'agent anesthésique.

Si la femme pouvait avaler, pourquoi ne lui donnerait-on pas, en potion, de l'*hydrate de chloral*, qui, à la dose de 3 à 6 grammes pour un adulte, est, selon M. Bouchut, un anesthésique à action aussi puissante et plus durable que celle du chloroforme ? (1).

Mais tous ces moyens n'ont pas grande influence sur le résultat définitif, si l'accouchement n'a pas lieu. Au contraire, si le fœtus est expulsé avant qu'il y ait eu un trop grand nombre de forts accès, n'eût-on employé ni saignée, ni sangsues, ni révulsifs, la femme, en thèse générale, guérira. S'ensuit-il donc de là qu'il faille *toujours* provoquer l'accouchement? A ce sujet, les avis sont partagés. Paul Dubois est pour la négative, et il se fonde, premièrement, sur ce que la déplétion de l'utérus, quel que soit le moyen employé pour y parvenir, n'est pas assez prompte pour qu'on puisse en retirer de l'avantage dans une affection qui menace aussi immédiatement la vie de la malade; deuxièmement, sur ce que les procédés à employer pour provoquer le plus vite possible l'expulsion du produit, *la perforation des membranes*

---

(1) Bouchut, *Des effets physiologiques thérapeutiques de l'hydrate de chloral.*

et l'introduction d'un cône d'éponge préparée, entre autres, sont d'une application très-difficile dans l'état de contraction où se trouve la femme, outre qu'ils ne sont pas eux-mêmes sans danger.

M. Depaul pense de même; il dit que l'accouchement provoqué ou forcé ne change rien à la gravité des accidents.

MM. Stoltz et Chailly (1) sont, au contraire, pour l'affirmative. Ils voient une femme en grand péril, qui n'a guère de chances de salut que dans l'interruption prompte de la grossesse, et dès lors, malgré les difficultés, ils n'hésitent pas à employer les moyens propres à hâter l'accouchement. Du reste, ils ont réussi l'un et l'autre à sauver ainsi mère et enfant tout à la fois. Mais, pour en venir là, c'est-à-dire *à l'accouchement prématuré*, il faut évidemment que les jours de la malade soient très-sérieusement menacés par la fréquence et la force des accès.

Quant à la *provocation de l'avortement*, dans le cas d'éclampsie, elle est généralement condamnée; parce qu'elle ne peut jamais amener une délivrance assez prompte pour enrayer de tels accidents. Au 6ᵉ mois de la grossesse, et même au 7ᵉ mois, en effet, l'utérus n'est pas apte à entrer en contractions comme il le devient plus tard.

Nous verrons ailleurs ce qu'il faut faire, quand, en arrivant près de la femme, on trouve le travail commencé et le col déjà parvenu à un certain degré de dilatation.

(1) Chailly, *Traité pratique de l'art des accouchements*, 5ᵉ édit. Paris, 1867.

7° Déplacements de l'utérus, considérés sous le rapport des accidents qu'ils peuvent produire pendant la grossesse.

Descente, chute de matrice. — Une femme affectée de descente de matrice, et même de chute complète de cet organe, peut très-bien, malgré cela, être fécondée. Durant les premiers mois de la gestation, l'utérus reste bas, un peu plus bas même qu'il n'était étant vide; mais, vers le commencement du 4e mois, il s'élève d'ordinaire et va se loger dans le ventre; de sorte que tout rentre dans l'ordre pour le reste du temps de la grossesse. Cependant, il arrive (rarement, il est vrai) que l'utérus, si on ne l'aide pas à s'élever au-dessus du détroit supérieur, quand le 4e mois approche, reste au fond de l'excavation. Cazeaux cite un cas où le segment inférieur de l'organe est resté sur la vulve durant tout le temps de la grossesse, et cela, chose extraordinaire, sans qu'il survînt aucune espèce d'accident; et Vimmer, ce qui est bien plus remarquable encore, un cas où le fœtus a pu achever tranquillement son développement dans une matrice à l'état de prolapsus complet, c'est-à-dire, pendante entre les cuisses.

A la femme qui deviendrait enceinte, ayant une descente de l'utérus, le col reposant sur la vulve, il faudrait prescrire le repos horizontal, avec l'usage, en outre, ou d'un pessaire Gariel ou d'une éponge remplissant le même office, jusqu'à ce que l'organe eût pris assez de volume pour ne plus pouvoir retomber dans l'excavation, c'est-à-dire jusqu'à la fin du 4e mois ; — et à celle qui porterait par hasard un utérus gravide en prolapsus complet, comme celui observé par Vimmer, on prescrirait le coucher horizontal, pendant tout le temps de la gestation, et, si elle était forcée de se lever, l'usage d'un suspensoir solide et bien confectionné.

Rétroversion de l'utérus. — La rétroversion de l'utérus gravide est un accident qui n'est pas excessivement rare chez les femmes qui ont le sacrum très-recourbé, l'excavation ample, par conséquent, et le détroit supérieur, au contraire, rétréci par une saillie très-prononcée du promontoire.

Cette rétroversion se produit, du reste, ou lentement ou brusquement. Dans le premier cas, le fond de l'utérus, à la fin du 3e mois de la grossesse, au lieu de s'échapper par le détroit supérieur pour passer dans l'abdomen, s'arrête par son fond sous l'angle sacro-vertébral et s'y fixe. Il en résulte déjà un sentiment de pesanteur dans tout le bassin et de la difficulté pour aller à la selle et pour uriner. Mais, que la matrice dans cette position continue de s'accroître, et l'on verra bientôt les accidents prendre peu à peu une tout autre gravité ; il y aura des douleurs vives, comme dans tout étranglement ; des symptômes d'une violente inflammation ; une rétention complète des matières fécales et des urines ; des vomissements,

une angoisse inexprimable, et enfin imminence
d'un avortement.

Dans le second cas, celui d'une rétroversion
brusque, l'utérus qui, vers le commencement du
4e mois, venait de franchir le détroit supérieur
pour remonter dans l'abdomen, est tout à coup
renversé en arrière, à l'occasion d'une chute sur
le siége, d'un effort considérable pour soulever
un fardeau, ou encore d'une secousse violente de
toux, d'éternument, de vomissement, etc.; son
fond va se loger sous le promontoire et y reste engagé; de là, le développement des accidents si-
gnalés plus haut, mais marchant, cette fois, avec
une rapidité extrême, comme dans tout étranglement aigu, au lieu de se développer graduellement.
Si l'avortement n'a pas lieu, ou si les manœuvres
de réduction restent infructueuses, l'inflammation
se termine par gangrène, il survient une fièvre
nerveuse et la malade périt.

Le pronostic de la rétroversion utérine, dans
l'état de grossesse, est donc toujours très-grave;
car, d'abord, il y a menace d'avortement, et, avant
l'avortement, il peut se développer des accidents
inflammatoires et nerveux qui mettent la femme
en grand danger.

La première chose à faire, en pareille circonstance, est de tenter la réduction de l'utérus. Or,
voici comment doit se pratiquer cette opération :

On commence par vider la vessie et le rectum,
— la première par le cathétérisme, — le second
par des lavements, administrés au moyen d'une

seringue à *longue canule élastique* dont l'extrémité puisse dépasser le point comprimé du gros intestin.

On place ensuite la malade sur le bord de son lit, comme si on voulait l'examiner au speculum, et l'on attire le col de l'utérus en bas, vers la concavité du sacrum, avec deux doigts de la main gauche introduits dans le vagin, pendant qu'avec deux doigts de la main droite ou le bâton-repoussoir d'Évrat, portés dans le rectum, on repousse le fond de l'utérus en haut, vers le centre du détroit supérieur.

M. Godefroy, comme le faisaient Hunter et Boyer, en vue de soustraire le fond de la matrice au poids des viscères abdominaux, et de rendre, par suite, la réduction de l'organe plus facile, a fait placer ses malades de préférence, *à plat ventre et en travers, sur un lit très-étroit, le front reposant presque sur le plancher*, — avant d'en venir aux manœuvres de réduction qui étaient, du reste, les mêmes que tout à l'heure, et a réussi dans plusieurs circonstances difficiles. On ne saurait donc mieux faire que de l'imiter, le cas échéant. Cependant, nous conseillerions, avant d'en venir à une position aussi pénible pour la femme, d'essayer de la position *à quatre pattes* (sur les genoux et les coudes), comme l'a fait avec succès Cazeaux.

Sans doute, on rend l'avortement presque inévitable par ces manœuvres; mais qu'est-ce que le danger d'un avortement à côté des dangers d'un étranglement inflammatoire ? L'avortement est même alors si peu à redouter pour la malade,

qu'on devrait le provoquer dès que la réduction de
la matrice est reconnue impossible. Pour cela, on
n'aurait qu'à ponctionner l'œuf avec un trocart, au
travers du segment inférieur de l'utérus, *en arrière
et près de la base du col*, et à attendre ensuite le
travail d'expulsion de l'embryon.

Si la réduction a pu être opérée, on tient la
femme en repos au lit jusqu'à la fin du 4e mois,
avec défense de se livrer à aucun effort qui pourrait reproduire le déplacement; et l'on veille, dans
le même but, à ce qu'elle ne s'enrhume pas, de
peur de la toux ou des éternuments, et aussi à ce
qu'elle n'ait pas d'efforts à faire pour rendre ses
matières fécales ou ses urines. Lorsque la grossesse en est au 5e mois, l'utérus a acquis un volume qui ne permet plus la récidive ; et alors toutes les précautions ci-dessus indiquées deviennent
inutiles.

Il est bien entendu que si l'avortement a eu lieu,
d'une façon quelconque, la femme doit être traitée
en conséquence.

La *rétroflexion* de l'utérus gravide, si elle per-
sistait jusqu'après le 3e mois révolu, donnerait lieu
évidemment aux mêmes accidents que la *rétroversion*. Seulement, l'étranglement se produirait un
peu plus tardivement, dès l'instant que l'organe,
à cause de son incurvation, exigerait moins de
place pour se loger suivant sa longueur. Quant à
la réduction, elle serait, au contraire, plus difficile
à obtenir, l'utérus ayant moins de tendance naturelle à se redresser.

8° Lésions de rapports de l'œuf avec l'utérus.

Hémorrhagie utérine pendant la grossesse et avortement. — L'hémorrhagie utérine, survenant pendant la grossesse, se lie si fréquemment, comme cause ou comme effet, à l'*avortement*, qu'il est presque impossible de faire une étude séparée de ces deux accidents. Nous les réunirons donc dans une même description.

L'hémorrhagie utérine, chez la femme enceinte, est ordinairement *externe;* mais elle peut aussi être *interne.*

A. HÉMORRHAGIE EXTERNE, VISIBLE. — C'est de beaucoup la plus fréquente.

Ses *causes* sont très-nombreuses. Il y en a de *prédisposantes* qui suffisent à la production de l'avortement dit *spontané,* et qui, le plus souvent, restent *occultes;* il y en a d'*occasionnelles,* qui produisent l'avortement dit *accidentel,* et dont le mode d'action est parfaitement appréciable, dans bien des cas du moins.

Les causes *prédisposantes* sont évidemment des états maladifs ou de la matrice ou de l'œuf.

Les maladies de la matrice, lésions vitales ou lésions organiques. agissent, pour la production de l'hémorrhagie et par suite de l'avortement, en ôtant à l'organe la faculté de distension dont il a besoin, ou en lui donnant un excès d'irritabilité qui le porte à se contracter prématurément; et l'on devrait peut-être ajouter encore, en laissant, dans certains cas, le corps de l'utérus avec sa dilatabilité et sa contractilité normales, et faisant perdre, au contraire, au sphincter utérin une grande partie de son ressort.

Toujours est-il que l'action de ce genre de causes s'exerce principalement dans les trois premiers mois de la gestation, alors que la matrice n'a pas encore perdu l'habitude de la congestion menstruelle et alors que la caduque, masse fongueuse à peine organisée, est encore très-vasculaire. Il est certain que c'est dans les trois premiers mois, et tout particulièrement au moment où les règles apparaîtraient s'il n'y avait pas grossesse, que s'observe le plus communément l'avortement *spontané*.

La vicieuse implantation du placenta sur le col est encore une cause prédisposante de métrorrhagie, mais qui ne se dévoile guère que dans les derniers mois de la grossesse, quand le segment inférieur de l'utérus s'est assez évasé pour briser quelques-unes des adhérences du placenta.

Mais les maladies de l'œuf lui-même, ainsi que le fait remarquer si judicieusement Velpeau, jouent, comme causes prédisposantes de l'avortement, un rôle bien plus important encore que les maladies de l'organe gestateur. L'œuf, en effet, objet délicat et complexe dans son organisation, est susceptible de lésions de toutes sortes, vitales, physiques ou chimiques ; le chorion et l'amnios peuvent être pris d'inflammation ; le liquide amniotique peut se décomposer et détruire l'embryon : enfin, le placenta lui-même, qui relie l'œuf à l'utérus, peut être le siége d'une congestion sanguine qui entraîne celle de l'œuf entier, etc., etc. Il peut donc y avoir de ce côté une infinité de causes capables d'amener la fausse couche.

Quant aux causes *occasionnelles*, elles sont très-nombreuses aussi ; car il est à peine, comme le dit Desormeaux, une circonstance dans la vie sociale que l'on n'ait rendue responsable d'un avortement : on conçoit parfaitement le décollement subit de l'œuf par une chute, une secousse brusque, un coup sur le ventre, un exercice violent, etc., et même par une impression très-vive ou une grande secousse morale; mais il s'en faut qu'on s'explique aussi facilement l'action d'une *odeur désagréable*, d'une *contrariété*, d'un *bain ou trop froid ou trop chaud*, d'un *pédiluve intempestif*, d'un *faux pas*, ou d'un léger *cahot de voiture*. Quand on réfléchit que les femmes qui voudraient bien avorter, et qui font tout ce qu'elles peuvent pour cela, n'en viennent pas à bout cependant, malgré une foule d'imprudences réelles parfaitement calculées, on est porté tout naturellement à révoquer en doute l'influence de toutes ces prétendues causes et à se ranger de l'avis de Velpeau, qui pense que la grande majorité des fausses couches a lieu par le fait des causes prédisposantes signalées plus haut. « La fausse couche facile, dit cet illustre « praticien, n'arrive presque jamais que par suite

« d'une maladie de l'œuf ou de l'utérus (1). »

Il y a, pourtant, deux causes *occasionnelles* sans violence manifeste, qui font exception et qui produisent *à elles seules* un assez grand nombre d'avortements, dans les premiers mois du mariage surtout. Ce sont : l'usage d'un corset à baleines tenu trop serré, et l'abus du coït. Un corset trop serré, embrassant tout le ventre, gêne nécessairement le libre développement de l'utérus, et, à un moment donné, cet organe se révolte contre cette malencontreuse compression, entre en contractions prématurées, décolle l'œuf et l'expulse. Quant au coït immodéré, nous avons déjà dit, à propos de l'hygiène des femmes enceintes, que,

(1) Voici quelques faits bien avérés propres a démontrer combien l'avortement est parfois difficile chez les femmes sans prédispositon organique :

Une femme, enceinte de 7 mois, voulant échapper à l'incendie de son appartement, se laisse glisser le long de draps attachés les uns aux autres, lâche prise en route par frayeur, tombe d'un troisième étage sur des pierres, se fracture l'avant-bras et n'avorte pas. (Mauriceau.)

Une jeune fille, enceinte de cinq mois, désespérée de l'abandon de son amant, se jette dans la Seine du haut du Pont-Neuf, et sa grossesse n'en continue pas moins son cours. (Cazeaux.)

Une jeune dame, enceinte de cinq mois, étant dans un cabriolet, est lancée jusqu'au delà de la tête du cheval qui s'est abattu, et n'en arrive pas moins au terme de sa grossesse. (Gendrin.)

Une jeune fille, devenue enceinte contre son gré, et ne pouvant supporter sa honte, se jette dans la rue d'un deuxième étage, se brise les membres, mais n'avorte pas. (Velpeau.)

Etc., etc.....

trop impétueux, il ébranle directement la matrice, décolle l'œuf, produit une perte sanguine et
enfin des contractions expulsives ; et que, sans
être impétueux, s'il s'accompagne d'un orgasme
trop vif, il détermine un certain degré de congestion dans l'utérus, une hémorrhagie et le décollement de l'œuf, qui ensuite est bientôt expulsé.

Symptômes. — Lorsque l'hémorrhagie utérine et
l'avortement arrivent dans les premiers jours de
la grossesse, ils s'accompagnent de peu de phénomènes généraux remarquables ; aussi, sont-ils pris
pour un simple retour des règles un peu douloureux et passent-ils inaperçus, attendu que la
femme n'a pas l'idée de demander le secours d'un
médecin et de soumettre à son examen les caillots
qu'elle a rendus.

Mais, vers le 2ᵉ ou le 3ᵉ mois, les symptômes
sont beaucoup plus tranchés, tout en variant, cependant, suivant le genre de cause. Si l'avortement a lieu par l'effet d'une cause occasionnelle
violente, d'une chute sur le siége, par exemple,
la femme se relève inondée de sang, et, au milieu
de ce sang, on trouve assez souvent l'œuf lui-
même, dont l'expulsion a été alors instantanée. Il
faut dire néanmoins que, si l'œuf a plus de deux
mois, il n'est pas généralement expulsé aussi vite,
quelle que soit la violence de la cause ; il y a bien
perte de sang subite, mais l'œuf n'est rendu que
quelques jours après.

Si, au contraire, l'avortement a lieu par l'effet
d'une maladie générale de la femme, ou d'une ma-

ladie particulière soit de l'utérus, soit de l'œuf,
on observe ordinairement les symptômes suivants:
frissons suivis de chaleur ; inappétence, nausées,
soif ; lassitudes spontanées, palpitations, pâleur,
tristesse, abattement, lividité des paupières, perte
de l'éclat des yeux ; lipothymies ; sentiment de faiblesse dans le ventre, de froid vers les pubis, de pesanteur vers l'anus et la vulve : douleurs dans les
lombes ; ténesme vésical ; affaissement et flaccidité
des mamelles, qui laissent quelquefois échapper de
la sérosité, etc. ; et ce n'est qu'après 8 ou 9 jours
de durée de ces symptômes, que les douleurs utérines expulsives se déclarent et que l'œuf est
chassé de la matrice. Quelquefois il se passe un
mois et plus avant l'arrivée de ce travail d'expulsion. L'œuf est mort, cependant, depuis l'apparition des symptômes précurseurs de l'avortement ;
mais comme ses membranes n'étaient pas rompues, il ne s'est pas putréfié ; et, dès lors, il a pu
séjourner aussi longtemps dans la cavité utérine,
tout en restant inoffensif pour la santé de la mère.

Quand les membranes résistent aux efforts ex-
pulsifs et ne se déchirent pas, tout sort à la fois,
l'embryon et le placenta ; mais si les membranes
se déchirent dès les premières contractions un
peu fortes, l'embryon seul s'échappe avec l'eau de
l'amnios, et le placenta ne sort que plus tard, après
des douleurs prolongées et presque aussi pénibles
que dans l'accouchement à terme, si ce n'est même
plus. C'est ce qui a fait dire qu'à l'inverse de ce
qui s'observe dans l'accouchement, ici, dans l'a-

vortement, l'expulsion du placenta est tout et celle du fœtus rien. Il est certain qu'à la suite de beaucoup de fausses couches, l'expulsion du placenta, loin d'avoir lieu dans les 48 heures qui suivent la rupture de l'œuf, ainsi que cela se voit habituellement, se fait attendre de 8 à 15 jours et quelquefois plus ; ce qui tient, évidemment, à ce que l'utérus n'a encore qu'une très-faible contractilité de tissu.

L'hémorrhagie qui provient d'un placenta vicieusement implanté sur le col ne peut finir que par l'accouchement; et souvent, avant que celui-ci arrive, elle a plongé la femme dans un grand épuisement.

Diagnostic. — Le diagnostic de l'avortement comprend la solution des quatre questions suivantes :

1° Peut-on prendre un simple retour douloureux des règles pour un avortement ? Non. Dans la menstruation difficile, les douleurs précèdent l'hémorrhagie et cessent dès que l'écoulement est bien établi ; et, d'ailleurs, si l'on porte le doigt sur l'orifice externe du col, on le trouve fermé. Tandis que, s'il s'agit d'un avortement, outre qu'on trouve bientôt le col entr'ouvert, on voit les douleurs suivre l'hémorrhagie, et persister, malgré l'écoulement, jusqu'à ce qu'une masse solide soit expulsée. Enfin, si l'on peut examiner les caillots expulsés, on trouve dans un cas un œuf qui ne se trouve pas dans l'autre. Cet œuf, dans le cas d'avortement, est le *corps du délit*, comme on dit en médecine légale, et, quand on l'a, tous les doutes sont dissipés.

2° Y a-t-il des signes indiquant si l'avortement est inévitable ou non? Oui. Si l'on voit la perte sanguine s'arrêter, sans qu'il y ait eu expulsion d'une masse solide; — si les douleurs, au lieu d'aller en augmentant, vont en diminuant; — si la poche des eaux, que l'on peut sentir dans l'orifice utérin, est encore intacte; — et si surtout, la grossesse étant assez avancée, on acquiert, par l'auscultation, la certitude que le fœtus continue à vivre, on est en droit d'espérer que la fausse couche n'aura pas lieu. Tandis que, si l'on voit l'hémorrhagie persister malgré un traitement rationnel, — les douleurs aller toujours croissant, — la dilatation du col se faire peu à peu, — et surtout la poche des eaux se rompre, on peut dire la fausse couche inévitable. Et il en serait encore de même, si, la grossesse étant assez avancée, on constatait seulement la mort réelle du fœtus; car un fœtus *mort* ne peut pas séjourner longtemps dans l'utérus; c'est un corps étranger qui doit être tôt ou tard expulsé. Si c'est une cause violente qui l'a tué, il ne séjourne guère que deux ou trois jours dans le sein de sa mère; si c'est par cause lente, organique, qu'il est mort, il peut séjourner dans l'utérus de 9 à 40 jours et plus; mais, enfin, il finit toujours par être éliminé.

3° A quoi reconnaîtra-t-on que l'avortement est fait ou encore à faire? La vue de l'œuf sorti est le seul signe qui permette *d'affirmer* que la fausse couche est effectuée. Cependant, on a bien encore la certitude que l'œuf a été expulsé, bien qu'on n'en ait pas trouvé trace dans les caillots présentés par la femme, quand on voit, à des douleurs violentes, manifestement expulsives, succéder un calme complet, et quand, en portant le doigt dans le col utérin, on le trouve mou, dilaté, vide de toute poche élastique tendant à s'en échapper, et ne contenant, s'il contient encore quelque chose, qu'un caillot facile à briser, ou bien le placenta, qu'un praticien tant soit peu exercé ne peut pas confondre avec l'œuf encore entier.

Quelquefois l'œuf, chassé de l'utérus, s'arrête un certain temps dans le vagin ; le calme est survenu, la perte sanguine s'est arrêtée, on demeure convaincu que l'œuf a été expulsé au dehors, et, cependant, on le cherche en vain au milieu des caillots. C'est qu'il est resté dans le conduit vaginal, dont l'orifice, chez beaucoup de primipares, est très-étroit. Et qu'on ne s'étonne pas qu'il y ait eu, malgré cela, cessation des douleurs et de l'hémorrhagie ; du moment que l'utérus s'est débarrassé du corps étranger, l'hémorrhagie et les douleurs doivent cesser, comme s'il était tout à fait dehors ; sa présence dans le vagin n'a plus aucune valeur et l'irritation utérine n'a plus de raison d'être. (Velpeau, *Leçon de clinique* du 26 novembre 1860.)

Mais on affirmera que l'avortement n'est pas encore effectué, quand on verra les douleurs aller toujours en augmentant ; — qu'il ne sera sorti du

vagin que du sang liquide, sans un seul caillot ; —
et qu'en portant le doigt dans le col de la matrice,
on y trouvera l'extrémité d'une poche élastique,
qui se tend au moment des douleurs et se relâche
après. Il suffirait même, selon M. Depaul, de constater par le toucher que le col de l'utérus n'a pas
sa cavité distincte de celle du corps de l'organe,
en d'autres termes, que l'orifice interne du col
n'a pas commencé à revenir sur lui-même, pour
pouvoir presque affirmer que la fausse couche
n'est pas achevée. On ne sent pas la poche élastique dont nous parlions tout à l'heure ; c'est une
preuve que l'œuf est crevé et que l'eau s'est écoulée ; mais il n'en peut pas moins rester encore
dans l'utérus l'embryon avec ses annexes.

Toujours est-il que cette 3ᵉ question, *l'avortement est-il fait ou encore à faire?* est importante à
élucider, dès l'instant que l'expérience est là pour
démontrer que, *tant que l'œuf est entier dans la matrice*, il est permis d'espérer le voir rester à sa
place et continuer son développement.

4° Est-il possible de distinguer de toute autre
hémorrhagie celle par insertion du placenta sur
le col? Oui. Lorsque, dans les deux derniers mois
de la gestation, on voit des pertes sanguines revenir à plusieurs reprises par la cause la plus légère,
et souvent même sans cause apparente, vers le
matin, par exemple, la femme étant encore au lit,
on peut regarder comme presque certain que le
placenta est vicieusement implanté (P. Dubois).
Du reste, si le sang coule au moment où l'on est

appelé, on peut établir plus sûrement son diagnostic en pratiquant le toucher. Mais si l'hémorrhagie est arrêtée, on doit se contenter d'une
quasi-certitude, et ne pas aller avec le doigt, pour
en savoir davantage, courir le risque de détacher
les caillots qui obstruent momentanément les sinus déchirés; ce serait une grande faute que l'on
commettrait là ; et cependant, pour la conduite à
tenir, il serait important — nous le verrons bientôt — de savoir au juste quelle est la cause de
l'hémorrhagie.

Pronostic. — Les hémorrhagies utérines surve-
venant pendant la grossesse, à part celle par insertion du placenta sur le col, mettent très-rarement la femme en danger; mais elles tuent presque toujours l'enfant, puisqu'elles amènent presque
toujours l'interruption de la grossesse.

C'est donc, en somme, un accident très-
grave.

Quant à la gravité de l'avortement en lui-même,
pour ce qui regarde la mère, elle varie suivant la
nature de la cause, les conditions organiques où
se trouve la femme, et l'âge du produit. Ainsi, la
fausse couche est plus grave par cause externe
violente que par cause simplement prédisposante;
— plus grave chez une femme faible et déjà malade, que chez une femme forte et bien portante;
— et plus grave du 4e au 7e mois de la grossesse,
que plus tôt ou plus tard. (P. Dubois.) Dans les
trois premiers mois, l'œuf est assez petit pour sortir facilement de l'utérus, bien que celui-ci ne se

contracte alors que très-faiblement. Passé le 6e
mois. l'œuf est gros sans doute; mais l'utérus est
déjà susceptible de contractions fortes qui l'expul-
seront sans beaucoup de difficulté; tandis qu'entre le 4e et le 7e mois, existent les conditions les
plus défavorables à une délivrance facile, c'est-à-
dire un œuf déjà gros et une contractilité de l'utérus encore très-faible.

Si nous envisageons les *suites* de l'avortement,
nous les trouvons plus graves, en général, que
celles de l'accouchement : non pas, qu'après le
premier, il y ait plus de chances de métro-péritonite qu'après le dernier; mais bien parce qu'une
première fausse couche dispose à une seconde,
une seconde à une troisième, et qu'après plusieurs
accidents de ce genre, il est bien rare qu'il ne sur-
gisse pas quelque lésion organique de l'utérus, et
que la femme ne soit pas dans un état équivalant
à une stérilité absolue.

Toutefois, si la prédisposition organique à l'a-
vortement était la *rigidité* du tissu du corps de
l'utérus (comme chez beaucoup de primipares
âgées), ou l'*irritabilité extrême* de la même partie
(comme chez certaines femmes nerveuses), on
pourrait ne pas désespérer de voir la grossesse
arriver un jour à terme, après deux ou trois fausses
couches de plus en plus tardives.

Tandis que, si la prédisposition organique était
une trop grande *faiblesse du sphincter utérin*, cette
faiblesse ne pouvant que s'accroître, — ce qu'on
reconnaîtrait à des fausses couches de plus en

plus faciles et précoces, — on pourrait considérer la femme comme véritablement stérile.

Traitement. — Le traitement comprend quatre indications : 1° tâcher de prévenir l'avortement; 2° s'efforcer de l'arrêter, s'il n'est pas encore effectué; 3° faciliter l'expulsion du produit, si l'avortement est inévitable; 4° combattre les accidents dangereux qui peuvent le précéder, l'accompagner ou le suivre.

1° *Pour prévenir l'avortement,* il faut tâcher de reconnaître la prédisposition organique qui a déterminé la fausse couche ou les fausses couches antérieures.

Si c'est un état de pléthore, soit générale, soit seulement utérine, le meilleur moyen à employer est une petite saignée de 200 à 250 grammes, pratiquée un peu avant l'époque menstruelle; puis, on prescrit un repos presque absolu sur une chaise longue, un régime doux, une boisson délayante et l'usage de lavements journaliers, *presque frais,* s'il y a constipation; tout cela à continuer jusqu'à ce que l'époque menstruelle soit passée.

Si c'est un état névropathique, avec plus ou moins de chloro-anémie, la saignée n'est plus indiquée, car elle ne ferait qu'accroître l'irritabilité nerveuse; — au lieu de cela, c'est aux toniques, aux ferrugineux, aux antispasmodiques, aux bains frais et à un exercice modéré, au grand air, à la campagne surtout, qu'il faut avoir recours Mais on doit, en même temps, éviter avec le plus grand soin à la femme les émotions vives, les contrariétés, etc., tout ce qui peut, enfin, ébranler le système nerveux.

Si l'on suppose l'existence, chez la femme, d'une syphilis constitutionnelle, on la combat le plus tôt possible par le mercure et l'iodure de potassium réunis.

Si la femme mène un genre de vie très-sédentaire, on lui conseille les promenades journalières à pied, mais avec l'attention de ne les jamais pousser jusqu'à la fatigue.

Si elle mène, au contraire, une vie de plaisirs sans fin, de soirées prolongées, bals, spectacles, etc., on lui conseille le séjour à la campagne avec le plus d'exercice possible, à pied particulièrement, mais toujours sans fatigue réelle.

S'il y a un déplacement de la matrice connu, soit descente, soit rétroversion, soit rétroflexion, on soumet la femme au repos horizontal presque absolu, et à l'usage d'un pessaire Gariel ou tout simplement d'une éponge vaginale, jusqu'à la fin du 4e mois, époque à laquelle l'utérus a pris assez de développement pour ne plus retomber dans l'excavation.

Si la femme est habituellement constipée, il faut l'engager à user du clysopompe tous les deux jours au moins, et, si le moyen est inefficace, à prendre de temps en temps 1 ou 2 grammes de magnésie, ou 8 grammes d'huile de ricin.

Enfin, si elle a un utérus d'une excitabilité extrême, on lui prescrit l'usage fréquent des bains tièdes, celui d'une préparation antispasmodique

appropriée,. et surtout une grande modération
dans le coït, tout particulièrement aux approches
des époques menstruelles.

La femme qui vient de faire une fausse couche
devrait même rester dans un repos génésique
complet pendant plusieurs mois, pour laisser le
temps à l'organe gestateur de se refaire et de perdre ses mauvaises dispositions organiques.

2° *Pour tâcher d'arrêter un avortement en train de se
faire*, il faut tout d'abord, si la femme est forte, lui
pratiquer une saignée du bras, de 200 à 250 grammes; — puis lui faire garder le repos horizontal
le plus absolu, dans un appartement frais et sur
un lit un peu dur, disposé de manière que le siége
soit un peu plus élevé que le reste du tronc. On
la met, en outre, à la diète, ou, si on lui permet
quelque aliment, c'est seulement un peu de bouillon froid; — on lui donne pour tisane de la limo-
nade froide; — on lui applique des compresses
froides sur les aines; — et, pour engourdir l'utérus,
prévenir ou enrayer ses contractions, on fait administrer des quarts de lavement *frais et fortement
laudanisés* (25 à 30 gouttes de laudanum pour 150
grammes d'eau).

Si la femme est faible, on ne la saigne pas; mais
on insiste sur les autres moyens qui viennent d'ê-
tre indiqués, et on y ajoute même quelques révulsifs vers les extrémités supérieures et le haut
du tronc, tels que sinapismes sur les avant-bras
ou entre les épaules et ventouses sèches sur la
poitrine (non sur les seins mêmes, bien entendu).

3° Pour facilirer l'expulsion du produit, si l'avor-

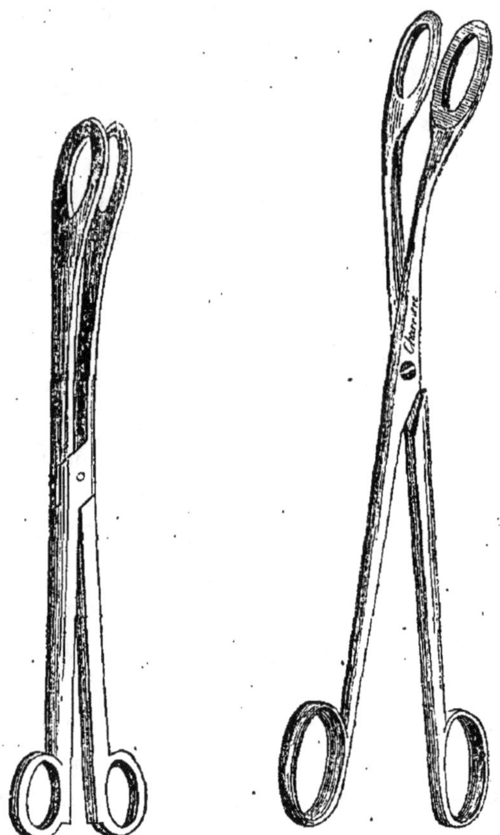

Fig. 32. — Pince à faux germe   Fig. 32 (*bis*). — Pince à faux
de Levret.   germe de Charrière (1).

(1) Ce nouveau modèle est préférable. La pince, malgré sa gracilité apparente, est aussi forte, parce qu'elle
est trempée en ressort ; puis, son genre d'articulation
(système du tenon) permet de la démonter, et de se
servir d'une branche isolée comme d'un levier.

tement est inévitable, on a recours au seigle ergoté, dont on donne 3 ou 4 prises de 50 centigr. chacune, à 10 minutes d'intervalle, et, si ce remède ne suffit pas, on va chercher l'œuf avec la pince à faux germe de Levret (fig. 32) ou celle de Charrière (fig. 32 *bis*), dès que le col paraît suffisamment dilaté. Mais si l'on éprouvait de la difficulté à introduire cet instrument et que l'hémorrhagie fût inquiétante, il y aurait un autre moyen à employer, ce serait le *tamponnement vaginal* (dont nous reparlerons plus loin), moyen excellent, puisqu'il suffit alors à tout, à arrêter d'abord la perte, puis à exciter la matrice à des contractions expulsives.

4º *Pour combattre les accidents qui peuvent se présenter, il n'y a pas de règle absolue à établir;* le traitement varie nécessairement avec la nature de la complication.

Il n'y a qu'un seul accident qui puisse précéder ou accompagner la fausse couche, c'est l'*hémorrhagie;* mais, après la fausse couche effectuée, il peut y en avoir deux autres principaux à redouter, savoir : la *rétention du placenta* et la *métrite;* l'œuf sorti, il n'y a plus, en général, d'hémorrhagie.

Hémorrhagie. — Nous l'avons dit plus haut, la seule perte sanguine dangereuse qui puisse survenir durant la grossesse est celle qui tient à l'insertion vicieuse du placenta sur le col. Mais ce n'est point alors, qu'on le remarque bien, un accident des premiers mois de la gestation, mais bien seulement des deux derniers. — Dès qu'il se manifeste, on doit lui opposer le repos, les réfrigérants

et même la saignée, quand la femme est forte; et,
si ces moyens sont inefficaces, recourir de suite
au *tamponnement*, qui aura le double avantage d'arrêter sûrement la perte et de hâter l'expulsion de
l'œuf, si elle doit avoir lieu (1). Mais *on s'abstient,*

(1) Voici comment M. le professeur Pajot procède,
dans ce cas, au tamponnement : Ayant préparé d'a-
vance de 12 à 15 bourdonnets de charpie et autant de
morceaux d'agaric tomenteux, tous gros comme le
pouce et armés de long fils qui resteront hors de la
vulve et serviront à les retirer plus tard, — il introduit
dans le vagin un spéculum plein, en retire l'embout et
verse plusieurs verres d'eau fraîche, successivement,
jusqu'à ce que tous les caillots soient enlevés et que
le col de l'utérus soit bien nettoyé; alors, il saisit un
des bourdonnets avec une pince à polype, *l'imbibe d'une
solution concentrée de perchlorure de fer* et, après l'a-
voir légèrement exprimé, le porte jusque dans le col,
si c'est possible, ou au moins exactement sur son orifice, qui, en pareille circonstance, est toujours un peu
entr'ouvert. Il entoure ce bourdonnet de 4 ou 5 autres
également imbibés de perchlorure, de manière à remplir
tout le fond du vagin, et, après cela, introduit 4 ou 5
bourdonnets *secs,* puis 4 ou 5 morceaux d'agaric, puis 4
ou 5 nouveaux bourdonnets, tous également secs, et
ainsi, alternativement, jusqu'à ce que le vagin soit aux
trois quarts rempli. Cela fait, il se sert de bourdonnets
imbibés d'huile et *non munis de fils,* pour achever de
bourrer le vagin, et, arrivé à la vulve, soutient le tout
par un bouchon de linge et un bandage en T.
　Ainsi disposé, l'appareil tient très-bien et suffit généralement à former au sang une barrière solide. Aussi,
le médecin peut-il se retirer en toute sécurité.
　Mais, combien de temps convient-il de laisser ce
tampon en place? La réponse est simple : — *Autant
de temps que la femme peut le supporter.* Il y a des malades qui ne peuvent pas le tolérer plus de 2 heures;
d'autres qui le tolèrent plusieurs jours. En général, on
ne doit l'enlever que 10 à 12 heures après son applica-

en pareil cas, *de donner du seigle ergoté,* parce qu'il
pourrait éveiller la contractilité de la matrice,
faire dilater le col, augmenter le décollement du
placenta, et produire, conséquemment, la continuation de l'écoulement sanguin, c'est-à-dire, juste
le contraire de ce que l'on se proposait. — Quoi
qu'il en soit, lorsqu'on reconnaît que la dilatation
du col, amenée par une cause quelconque, est suffisante pour permettre l'introduction de la main,
il faut procéder à l'extraction du fœtus *par la version.* Sans doute, on pourrait aussi employer le
forceps; mais, comme cet instrument est d'une
application assez longue et assez difficile au détroit supérieur, et qu'on est en présence d'un accident qui force à aller vite, on lui préfère généralement la version qui, si l'opérateur est habile,
demande moins de temps et donne, par conséquent, plus de chances d'arrêter promptement
l'hémorrhagie.

Rétention du placenta. — Si le placenta ne suit
pas presque immédiatement la sortie de l'embryon
ou du fœtus, il n'y a pas trop à s'en préoccuper
tout d'abord, parce qu'il n'est pas rare que son
expulsion se fasse attendre plusieurs heures, un
jour entier même, sans que ce retard entraîne

tion, si quelque chose, comme un besoin irrésistible
d'uriner ou un commencement de travail expulsif, ne
vient pas contraindre à l'enlever plus tôt. Si on l'a enlevé trop tôt, du reste, on en est quitte pour le réappliquer, après, toutefois, avoir fait vider encore préalablement la vessie et le rectum, comme on a dû le faire
également avant la première application.

avec lui le moindre danger. On prescrit quelques légères doses de seigle ergoté, et, le plus souvent, sous l'influence de ce médicament, le délivre est promptement expulsé. Mais si, en dépit de ce moyen, le placenta reste dans la matrice, on doit le supposer anormalement adhérent à la paroi utérine, et, dès lors, songer sérieusement à l'extraire. Car, s'il restait seulement 5 ou 6 jours dans l'utérus, il se putréfierait, et, comme il se trouve en contact avec des bouches veineuses béantes, on aurait à redouter le développement des accidents d'une résorption putride. Il y a donc un très-grand intérêt à extraire le placenta ainsi retenu, s'il ne sort pas par l'action seule de la contractilité utérine.

Lorsqu'il est déjà engagé en grande partie dans le vagin, deux ou trois doigts suffisent pour le saisir et l'entraîner jusqu'au dehors. Mais quand il ne fait qu'une légère saillie dans l'orifice utérin, les doigts ne suffisent plus, même avec l'attention de fixer et d'abaisser le fond de l'utérus avec l'autre main portée sur l'hypogastre, et il faut alors avoir recours à la pince à faux germe (fig. 32 et 32 (*bis*) ou à la curette articulée de M. Pajot (fig. 33) (1).

Dans tous les cas, le placenta saisi d'une façon

(1) Dans un cas où l'administration intempestive d'une assez forte dose de seigle ergoté avait renfermé exactement le délivre dans l'utérus, dont l'orifice était aussi contracté que le reste, M. Pajot s'est servi avec succès de la curette de son invention (fig. 33);

quelconque, on doit l'attirer *lentement, en le tordant doucement sur lui-même,* et bien veiller à ne pas rompre sa partie saillante. Car, s'il devenait nécessaire d'abandonner l'expulsion à la nature, cette partie engagée dans le col servirait tout à la fois à dilater l'orifice et à stimuler la contractilité du corps de la matrice. — Mais, enfin, il peut arriver, — quelque soin qu'on apporte à bien saisir et bien entraîner le placenta, — que cet organe se déchire et qu'une portion plus ou moins considérable reste adhérente au fond de l'utérus. Il ne faudrait pas, alors, trop s'acharner à l'extraction de cette portion adhérente; car de telles manœuvres, répétées coup

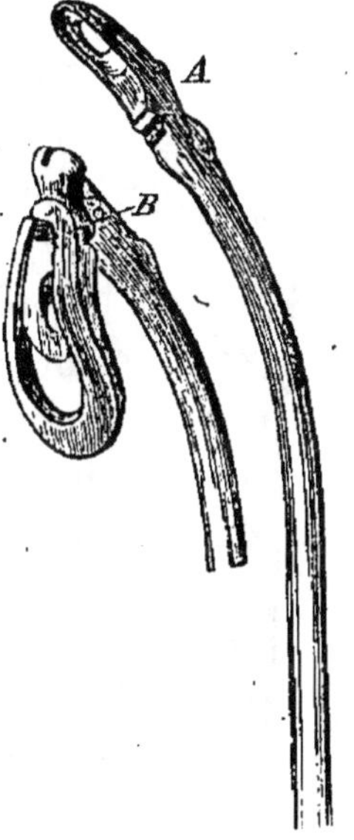

Fig. 33. — Curette de M. Pajot pour l'extraction du placenta.

elle fut introduite droite (A) et recourbée seulement (B) lorsqu'on sentit qu'elle était rendue au fond de l'utérus, par-dessus le placenta. C'est à l'aide d'un curseur et d'une vis qu'on la recourbe. Depuis, elle a été employée bien des fois, par l'inventeur lui-même et divers autres accoucheurs, et elle a souvent rendu service.

Mais qu'on remarque bien que M. Pajot ne l'a jamais proposée que pour l'extraction du placenta retenu après une fausse couche et nullement, comme on s'est plu à le lui faire dire, pour l'extraction d'un placenta enchatonné après un accouchement à terme.

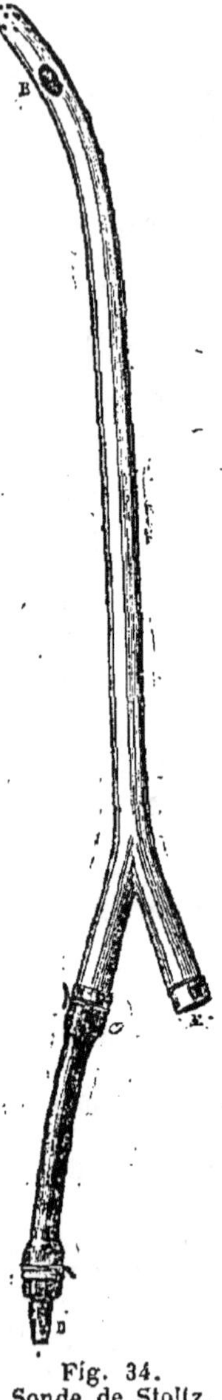

Fig. 34.
Sonde de Stoltz.

sur coup, auraient assurément de graves inconvénients : mieux vaudrait donc, sans contredit, livrer l'expulsion à la nature, — tout en s'occupant, bien entendu, de prévenir l'infection putride par des injections vaginales et même intra-utérines (avec de l'infusion de camomille légèrement chlorurée, par exemple) et par le genre de médication employé d'ordinaire pour combattre la fièvre adynamique.

M. Stoltz, pour les injections *intra-utérines*, qu'il emploie sans hésitation, dès qu'il les juge essentielles, se sert d'une *sonde à double courant* de son invention (fig. 34).

Elle a 1 cent. de diamètre, 30 cent. de longueur, se termine en pomme d'arrosoir du côté du bec et se bifurque inférieurement; par une des branches se fait l'injection au moyen d'une seringue; par l'autre, revient le liquide injecté.

Dans le cas de putridité d'un placenta, de membranes ou de caillots retenus trop longtemps dans le corps de l'utérus, ces injections, dit M. Stoltz, sont très-rationnelles et très-utiles; on peut y recourir sans aucune crainte, dès qu'elles

sont indiquées; le retour du liquide injecté est
trop facile, vu la laxité de l'orifice utérin dans les
premiers jours qui suivent l'accouchement, pour
qu'il y ait possibilité d'introduction de la moindre
goutte de ce liquide dans les trompes et de là dans
la cavité péritonéale.

Métro-péritonite. — Enfin, s'il se déclare une métrite ou une métro-péritonite, quoi qu'on ait pu
faire pour en prévenir le développement, il faut,
sans perdre un seul instant, la combattre avec
toute l'énergie possible.

B. Hémorrhagie interne ou cachée. — Il n'y
a, pendant la grossesse, que les hémorrhagies
placentaires ou inter-utéro-placentaires qui puissent rester réellement cachées. Il n'est pas rare
de rencontrer des placentas parsemés de petits
foyers apoplectiques, d'âges différents, c'est-à-dire
les uns contenant du sang liquide, d'autres du
sang en caillots mous, d'autres de la fibrine solide.
Mais il n'est pas aussi commun, à beaucoup près,
de trouver dans le placenta des foyers assez vas-
tes pour contenir plusieurs onces de sang. A la
clinique de P. Dubois, en 1858, nous avons vu
un placenta creusé d'une cavité contenant un caillot de la grosseur d'un œuf de dinde. L'hémorrhagie avait passé inaperçue pour le médecin et pour
la femme elle-même, et, cependant, elle avait suffi
à tuer l'enfant, qui vint au monde exsangue. Or,
les auteurs rapportent plusieurs faits du même
genre; mais le plus remarquable est encore celui
cité par Albinus. Une femme était morte subite-

ment vers la fin de sa grossesse, et Albinus, appelé à rechercher la cause de la mort, trouve le placenta adhérent à l'utérus par sa circonférence, mais décollé partout ailleurs et formant une vaste cupule pleine de sang. — Si un accident semblable pouvait être soupçonné, il faudrait évidemment prescrire la saignée du bras, et tous les autres moyens que nous avons indiqués dans le traitement de l'hémorrhagie externe.

DEUXIÈME PARTIE.

DE L'ACCOUCHEMENT NATUREL OU SPONTANÉ.

Au moment de sa naissance, le fœtus peut se présenter au détroit supérieur de cinq façons différentes : par le sommet, par la face, par le siége, par l'épaule droite ou par l'épaule gauche ; et, dans chacune de ces *présentations*, affecter diverses *positions*.

Voici, du reste, quelle est la classification des présentations et positions adoptée généralement aujourd'hui ; c'est celle de M. Nægelé, complétée par Paul Dubois.

INDICATION de la PRÉSENTATION.	INDICATION de la POSITION PRINCIPALE.	INDICATION de la VARIÉTÉ DE POSITION.
Sommet ou vertex...	Occipito-iliaque gauche. Occipito-iliaque droite.	
Face...............	Mento-iliaque droite. Mento-iliaque gauche.	Trois variétés. Antérieure.
Siége ou pelvis......	Sacro-iliaque gauche. Sacro-iliaque droite.	Transversale.
Côté droit du tronc, ou épaule droite...	Céphalo-iliaque gauche. Céphalo-iliaque droite.	Postérieure.
Côté gauche du tronc, ou épaule gauche.	Céphalo-iliaque gauche. Céphalo-iliaque droite.	

Les présentations et positions indiquées dans ce tableau ne sont pas toutes également fréquentes ni également favorables pour la mère et pour l'enfant.

La présentation du sommet est de beaucoup la plus fréquente; sur 20 accouchements, il y en a 19 par le sommet. Après, vient la présentation du siége (1 sur 35, y compris les accouchements prématurés); puis, celles de la face et du tronc, aussi rares l'une que l'autre (1 sur 200).

Dans la présentation du sommet, 14 fois sur 20, l'occiput est à gauche et en avant (occipito-iliaque gauche, variété antérieure); puis, 5 fois sur 20, l'occiput est à droite et en arrière (occipito-iliaque droite, variété postérieure); et 1 fois sur 20 seulement, le sommet est en variété de position autre que les deux précédentes.

Dans la présentation de la face, on n'observe guère aussi que deux variétés de position : le menton est tourné à droite et en arrière (mento-iliaque droite, variété postérieure), ou tourné à gauche et en avant (mento-iliaque gauche, variété antérieure); la première variété est à la seconde :: 15 : 38 (P. Dubois) (1).

---

(1) Stoltz appelle la position mento-iliaque droite postérieure du nom de *fronto-iliaque gauche antérieure*, — et la mento-iliaque gauche antérieure du nom de *fronto-iliaque droite postérieure*, — parce que, dit-il, *le front* étant plus facile à atteindre du doigt que le menton, c'est lui qui doit servir à indiquer le genre de position de la face [1].

1. Stoltz, *Nouveau Dictionnaire de médecine et de chirurgie pratique*. Paris, 1864, t. I, ACCOUCHEMENT.

Dans la présentation du pelvis, il n'y a guère également que deux variétés de position : le sacrum regarde à gauche et en avant (sacro-iliaque gauche, variété antérieure), ou regarde à droite et en arrière (sacro-iliaque droite, variété postérieure); la première variété est à la seconde :: 112 : 42 (Nægelé).

Peu importe, du reste, que la présentation soit complète ou non, c'est-à-dire que les fesses se présentent les premières ou après les pieds ; ce ne sont là, comme l'a fait observer judicieusement Mme Lachapelle (1), que des modifications assez insignifiantes de la présentation, puisqu'elles ne changent en rien le mécanisme de l'accouchement naturel. — Sur 85 cas de présentation pelvienne, P. Dubois a vu 54 fois les fesses être expulsées les premières, les jambes étant relevées sur le plan antérieur du fœtus ; et 31 fois les pieds descendre avant les fesses. Sur 2,000 accouchements, le même praticien n'a pas observé une seule fois la présentation des genoux, tant elle est rare.

Enfin, dans les présentations du tronc, qui, heureusement, ne sont aux autres que :: 1 : 247 (Dubois, Collins, Nagelé, etc.), les positions avec le dos du fœtus tourné en avant sont plus fréquentes que celles avec le dos tourné en arrière ; ce qui s'explique parfaitement, après tout, par la disposition différente des parois antérieure et postérieure de la matrice, et par la différence de pesan-

---

(1) Lachapelle. *Pratique des accouchements*. Paris, 1825.

teur des plans antérieur et postérieur du fœtus, quand ce fœtus est pelotonné sur lui-même, ainsi que nous l'avons vu.

Pour ce qui est du *pronostic* à porter dans ces diverses présentations et positions, voici ce que l'expérience permet d'établir.

La présentation du sommet est la plus favorable, — sinon à la mère, qui souffre, en général, plus longtemps que dans la présentation du siége (parce que, dans ce dernier cas, l'accoucheur intervient ordinairement pour hâter la délivrance), — du moins à l'enfant, qui est aussi peu exposé que possible ; les statistiques démontrent qu'il ne meurt pas 1 enfant sur 50 naissant ainsi.

La présentation de la face, au contraire, est fâcheuse et pour la mère et pour l'enfant. En effet, le travail est alors très-long et très-épuisant pour la mère qu'il faut le plus souvent accoucher de force à l'aide du forceps ; et l'enfant lui-même, pendant ce temps, court de très-grands dangers, exposé qu'il est à périr, soit par compression du cordon, qui est souvent procident, — soit par trouble dans la circulation inter-utéro-placentaire, — soit, enfin, par apoplexie méningienne ; ce qu'il y a de certain, c'est qu'il meurt 1 enfant sur 4 venant au monde par la face.

La présentation pelvienne, si toutefois le travail est abandonné à lui-même, n'est pas beaucoup plus avantageuse que la précédente, ni pour la mère ni pour l'enfant. D'abord, la dilatation du col se fait lentement ; puis, la poche des eaux crève

souvent avant que cette dilatation soit complète;
et, enfin, souvent aussi la matrice est épuisée,
précisément quand il faudrait qu'elle se contractât
énergiquement pour pousser la plus grosse partie
qui arrive la dernière, la tête; si l'accoucheur n'intervient pas, la femme souffre donc longtemps.
Quant au fœtus, pour peu que sa tête tarde à se
dégager, il court grand risque de périr asphyxié
par suite de la compression du cordon. — Dans la
statistique établie par P. Dubois, l'accouchement
par le siége donne 1 enfant mort sur 10; d'autres
disent même 1 sur 8.

Enfin, la présentation de l'épaule est plus grave
encore que celle de la face : elle compte au premier rang parmi les causes de dystocie. En effet,
le fœtus ne peut naître alors, par les seuls efforts
de la nature, que dans certains cas tout à fait exceptionnels, quand, par exemple, le bassin est très-
large et le fœtus très-petit. Il faut donc presque
toujours aller chercher celui-ci avec la main, c'est-
à-dire l'extraire par la version podalique; or, cette
opération n'est pas sans danger. L'enfant, d'abord,
est exposé à l'asphyxie, comme il l'est toujours en
venant par les pieds, et la mère, que l'on fait souffrir et dont on irrite le vagin et l'utérus lui-même,
est, après l'opération, tout particulièrement disposée à une phlegmasie dangereuse de la matrice ou
même du péritoine.

En pratiquant la version, alors que les membranes ne sont pas encore rompues ou ne font que de
se rompre, on perdrait peu de femmes (pas 1 sur

20) et on sauverait au moins 7 enfants sur 8. Mais si l'on attend que la matrice soit complétement vide d'eau et que la femme se soit épuisée en efforts inutiles, le résultat de l'opération est bien loin d'être le même ; car il meurt alors 1 femme sur 10 et 2 enfants sur 3. Cas simples et cas difficiles mélangés, on a, dit Churchill, 1 enfant mort sur 3, et 1 femme morte sur 15. La version est donc toujours une grave opération. Mais combien, néanmoins, n'est-elle pas préférable au simple travail de la nature (*évolution spontanée* dont nous parlerons plus tard) qui donne 27 enfants morts sur 30 (Denman et Velpeau), et 2 femmes mortes sur 3 !

Rapports du fœtus avec les parois abdominales de la mère, dans chacune des positions principales.

Dans la position occipito-iliaque gauche antérieure, le fœtus a la tête en bas, sur l'orifice utérin, — le pelvis en haut, vers le fond de l'utérus, — le dos en avant et à gauche, — le côté droit regardant à droite en avant, — et le côté gauche tourné à gauche et en arrière. A cause de l'obliquité de l'utérus en avant, c'est la bosse pariétale droite, et non le sinciput lui-même qui se trouve correspondre au centre du détroit supérieur. Et, vu la direction du dos du fœtus, c'est au-dessous de l'ombilic de la mère et un peu à gauche de la ligne médiane, qu'on devra rencontrer le summum d'intensité des bruits du cœur.

Dans la position occipito-iliaque droite postérieure, la tête est sur l'orifice utérin, — le pelvis
vers le fond de l'utérus, — le dos en arrière et à
droite, — le côté gauche en avant et un peu à gauche. Ici, c'est la bosse pariétale gauche qui correspond au centre du détroit supérieur; et, pour
trouver le summum des bruits du cœur, c'est au-
dessous du niveau de l'ombilic de la mère et en
arrière et à droite, qu'il faudra le chercher.

Dans les deux positions principales de la face,
les rapports du fœtus sont absolument les mêmes
que dans les deux positions principales du sommet, ce qui se comprend parfaitement, du reste,
puisque la présentation de la face n'est, à bien
prendre, qu'une irrégularité de celle du vertex. Il
n'y a qu'une seule différence, c'est que la face a
remplacé le sommet sur l'orifice utérin. Dans la
position mento iliaque droite postérieure, la joue
droite, et non le nez, se trouve correspondre au
centre du détroit supérieur; et dans la position
mento-iliaque gauche antérieure, c'est la joue gauche que le doigt, dans le toucher, rencontre au
centre même du détroit. En pratiquant l'auscultation, on cherchera nécessairement le summum d'intensité des pulsations cordiales, aux mêmes places
que s'il s'agissait d'une présentation du sommet.

Dans la position sacro-iliaque gauche antérieure,
le fœtus a le pelvis en bas, sur l'orifice utérin, —
la tête en haut, vers le fond de l'utérus, — le dos
en avant et à gauche, — le côté gauche en avant
et à droite, — et le côté droit à gauche et en ar-

rière. En raison, toujours, de l'obliquité de la matrice en avant, c'est la fesse gauche, et non le coccyx, qui correspond au centre du détroit supérieur ; et, vu l'élévation de la région post-cordiale du fœtus, c'est un peu au-dessus du niveau de l'ombilic de la mère et sur la ligne médiane même, qu'il faut chercher le summum des bruits du cœur.

Dans la position sacro-iliaque droite postérieure, le siége est sur l'orifice utérin, — la tête vers le fond de la matrice, — le dos à droite et en arrière, — le côté droit en avant et un peu à droite, — le côté gauche en arrière et un peu à gauche. Ici, c'est la fesse droite qu'on trouve sous le doigt au centre du détroit ; et, pour rencontrer le summum des bruits du cœur, c'est un peu au-dessus du niveau de l'ombilic de la mère et à droite et en arrière, qu'il faut le chercher.

Dans les présentations du tronc, le fœtus a sa tête sur l'une ou l'autre des fosses iliâques et son siége, malgré cela, presque aussi directement en haut, vers le fond de l'utérus, que dans le cas de présentation du vertex. C'est une erreur de croire que les pieds doivent se trouver dans le flanc opposé à la fosse iliaque occupée par la tête. Le fœtus n'est disposé en travers que par la moitié supérieure de son tronc ; la moitié inférieure se relève vers le fond de la matrice, de sorte que le fœtus est réellement plié en deux sur le côté, et que si, dans la version, on veut aller droit aux pieds, c'est vers le fond même de l'utérus qu'il faut porter la main (P. Dubois et Pajot).

Dans la position céphalo-iliaque gauche de l'épaule droite, la tête est sur la fosse iliaque gauche, — le pelvis en haut, — et le dos tourné en avant et en bas. Le doigt rencontre le moignon de l'épaule droite, au centre du détroit supérieur, dès que le travail, bien entendu, a duré un certain temps et que la dilatation du col est complète (avant cela, on ne rencontrait rien); et si l'on cherche le summum des bruits du cœur, c'est un peu au-dessus des pubis et juste sur la ligne médiane qu'il faut placer le pavillon du stéthoscope.

Ces bruits sont ici, d'ailleurs, forts et rapprochés.

Dans la position céphalo-iliaque droite de l'épaule droite, la tête est sur la fosse iliaque droite, — le pelvis en haut, — et le dos tourné en arrière et un peu en haut. Le moignon de l'épaule droite est encore au centre du détroit supérieur, et le summum des bruits du cœur se fait encore entendre entre les pubis et l'ombilic, sur la ligne médiane, mais loin de l'oreille et très-faible, par conséquent.

Dans la position céphalo-iliaque gauche de l'épaule gauche, la tête est sur la fosse iliaque gauche, — le pelvis en haut, et le dos tourné en arrière et un peu en haut. Le moignon de l'épaule gauche (en supposant toujours le travail avancé et la dilatation du col complète) se trouve sous le doigt, au centre du détroit supérieur, et le summum d'intensité des pulsations cordiales se fait entendre à peu près à la même place et avec les mêmes caractères que dans le cas précédent.

Enfin, dans la position céphalo-iliaque droite de l'épaule gauche, la tête est sur la fosse iliaque droite, — le pelvis en haut, et le dos tourné en avant et un peu en bas. Le moignon de l'épaule gauche est au centre du détroit supérieur; et le summum des bruits du cœur se perçoit, fort et rapproché, un peu au-dessus des pubis et presque sur la ligne médiane.

Diagnostic des présentations et positions.

Les moyens de diagnostic sont ici, comme pour la grossesse, le *toucher vaginal*, le *palper abdominal* et l'*auscultation*.

La présentation du sommet est la seule qui puisse être diagnostiquée *avec certitude* avant la dilatation du col. Le doigt, porté sur le segment inférieur de la matrice, fait, en effet, reconnaître qu'un corps volumineux, rond et dur, se présente au détroit supérieur, et ce corps, évidemment, ne peut être que le crâne; car, ni le pelvis, ni l'é-paule, ni même la face, ne donnent jamais la même sensation. Du reste, le palper et l'ausculta-tion viennent souvent confirmer cette reconnais-sance opérée par le toucher; le palper, en ne fai-sant découvrir nulle part, dans le corps de l'utérus, rien qui rappelle la forme et la dureté d'une tête d'enfant (à moins que la grossesse ne soit gémellaire) ; et l'auscultation, en localisant le summum d'intensité des battements du cœur *au-dessous* du niveau de l'ombilic maternel (fig. 35).

: Quant aux po-
sitions. du som-
met, elles ne sau-
raient être nette-
ment reconnues
qu'après la dila-
tation du col et
même la rupture
des membranes ;
et c'est alors le
toucher vaginal
qui est le princi-
pal moyen du
diagnostic. Il suf-
fit que le doigt
reconnaisse dans
quel sens se di-
rige la grande su-
ture du crâne et vers quelle partie du bassin se trouve la fontanelle antérieure, pour qu'il ne reste aucun doute sur la position. On ne touche pas toujours du doigt, aisément, la fontanelle anté- rieure si la tête est fortement fléchie ; mais qu'im- porte, si le doigt reconnaît bien la fontanelle pos- térieure ou au moins sa place ?

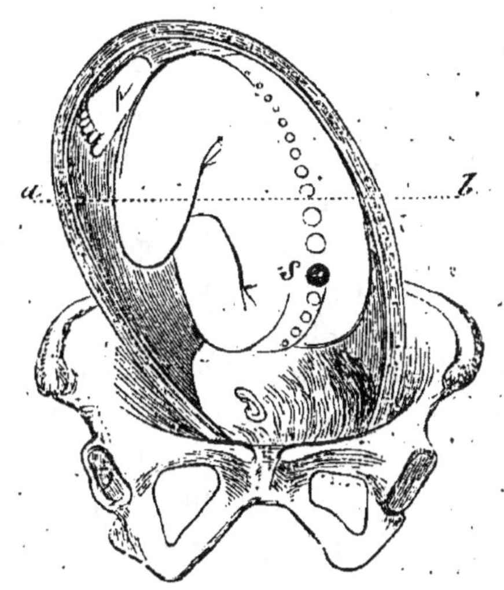

Fig. 35. — Présentation du sommet. *ab*, ligne fictive horizontale -passant un peu au-dessous de l'ombilic. *s*, siége du sum- mum d'intensité des bruits du cœur.

Il peut, cependant, y avoir sur le crâne, — si les membranes se sont rompues de bonne heure, et si la dilatation du col s'est achevée lentement,

malgré des contractions utérines très-énergiques,
— il peut y avoir, disons-nous, une bosse séro-
sanguine (1) qui masque tout à la fois et la grande
suture et la fontanelle la plus proche du doigt;
mais qu'importe encore, dès l'instant qu'il est
avéré que cette bosse ne s'offre, bien marquée,
que sur le vertex, — qu'elle confirme, par conséquent, le mode de présentation, au lieu de l'obscurcir; — et qu'en ce qui regarde la position, qui
est, il est vrai, complètement cachée par la bosse
sanguine, il y a 80 chances sur 100 pour ne pas se
tromper, en annonçant au hasard une position occipito-iliaque gauche antérieure, les 20 autres
chances restant presque toutes en faveur d'une
position occipito-iliaque droite postérieure.

Si le col n'est pas dilaté, il est impossible de reconnaître nettement la présentation de la face ; on
ne peut que la soupçonner, et voici comment : si
c'était le sommet, on le diagnostiquerait parfaitement; si c'était le siége ou l'épaule, on ne sentirait rien sous le doigt, au travers du segment inférieur de la matrice; au lieu de cela on sent quelque chose, mais quelque chose d'irrégulier et de
mal déterminé, et l'on en conclut, avec quelques
chances de tomber juste, que c'est à une présentation de la face qu'on a affaire. Du reste, le palper et l'auscultation peuvent éclairer un tant soit
peu le diagnostic, — le premier, en constatant

(1) Sorte d'épanchement qui résulte de l'afflux des liquides du fœtus vers le seul point de sa surface qui
soit soustrait à la compression.

qu'il n'existe rien qui rappelle une tête de fœtus, soit dans les fosses iliaques, soit vers le fond de l'utérus (à moins de grossesse gémellaire); — le second, en localisant le summum des bruits du cœur à la même hauteur que dans le cas de présentation du vertex (fig. 36).

Pour que le diagnostic de la présentation et surtout des positions de la face puisse être clairement établi, il faut que le col utérin soit largement dilaté et la poche des eaux, sinon rom-

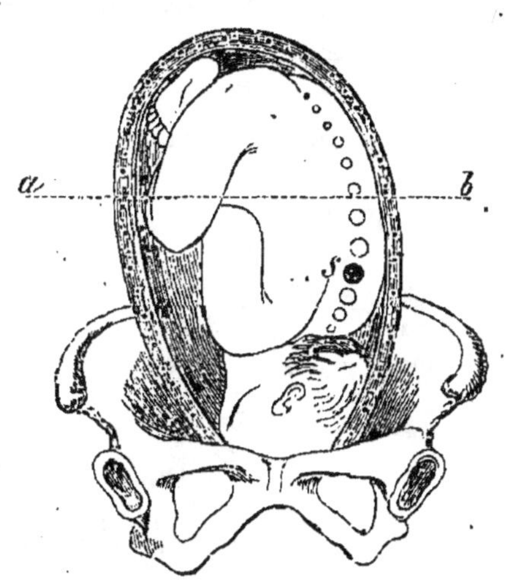

Fig. 36. — Présentation de la face. *ab*, ligne fictive horizontale passant un peu au-dessous de l'ombilic.,*s*, siége du summum d'intensité des bruits du cœur.

pue, du moins assez souple. Alors, le toucher peut faire reconnaître successivement, d'un côté à l'autre du bassin : le front, la racine du nez, le nez, la bouche et le menton. C'est le nez qui est, ici, l'élément principal du diagnostic et de la présentation et de la position ; car il n'y a rien, sur les autres parties du corps, qui ressemble à cette petite pyramide triangulaire percée de deux trous sur l'une de ses faces. Par le point du bassin vers lequel regardent ces deux trous ou narines, on sait où se trouve le menton et, par conséquent, quelle est la position.

Il naît cependant quelques difficultés quand il y a longtemps que l'orifice utérin est dilaté, la poche des eaux rompue et l'utérus en travail énergique. La face, répondant alors au vide du bassin, devient le siége d'une tuméfaction considérable, d'une vraie bosse séro-sanguine ; et les joues, gonflées et rapprochées l'une de l'autre, laissent entre elles un sillon assez profond qu'on pourrait prendre au premier abord pour le sillon interfessier. Mais l'obscurité se dissipe bientôt, dès qu'on arrive à toucher le nez qui, nous le répétons, ne ressemble qu'à lui-même.

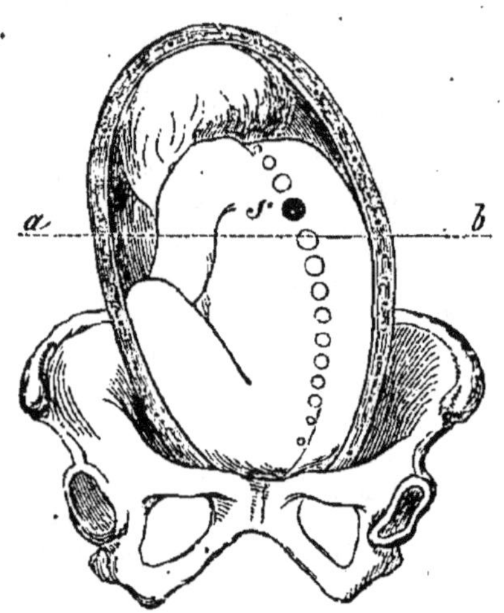

Fig. 37. — Présentation du siége. *ab*, ligne fictive horizontale passant un peu au-dessous de l'ombilic. *s*, siége du summum d'intensité des bruits du cœur.

Dans la présentation du siége, si elle est *complète*, c'est-à-dire si les pieds sont plus haut que les fesses, le doigt porté au fond du vagin ne fait rien reconnaître, tant que le col n'est pas dilaté. Il n'y a que le palper et l'auscultation réunis qui puissent donner alors quelques soupçons de la présentation et de

la position ; le palper, en faisant constater la présence, dans le fond de l'utérus, d'un corps gros,
rond et dur, comme la tête du fœtus ; et l'auscultation , en localisant le summum des bruits du
cœur *au-dessus* du niveau de l'ombillc (fig. 37). Si,
avec cela, le toucher vaginal ne fait absolument
rien reconnaître sur le segment inférieur de la
matrice, il y a de grandes probabilités en faveur
d'une présentation pelvienne *complète*.

Lorque les pieds sont plus bas que les fesses,
au contraire, il peut arriver que les talons soient
sentis par le doigt au travers du segment inférieur de l'utérus, malgré l'épaisseur de celui-ci ;
et, alors, les signes fournis par le palper et l'auscultation venant en aide, on arrive encore plus
près de la vérité que tout à l'heure.

Toutefois, ce n'est que lorsque la dilatation du
col est très-avancée et la poche des eaux rompue,
que le diagnostic peut être solidement établi.
Alors, en effet, si ce sont les fesses qui se présentent les premières, le doigt rencontre, au centre de l'orifice utérin, une grosse tumeur molle (la
fesse antérieure), en arrière de laquelle est un
sillon oblique où se font reconnaître successivement, d'un côté à l'autre de l'excavation, le coccyx,
l'anus et les organes génitaux externes. La pointe
du coccyx est, ici, l'élément principal du diagnostic de la présentation et de la position ; suivant
que ce petit os est en rapport avec le côté gauche
ou le côté droit du bassin, on sait qu'on a affaire à
une première ou à une seconde position du siége.

Si, au lieu des fesses, ce sont les pieds qui s'engagent dans l'orifice utérin, le diagnostic est plus facile encore ; car, avec un peu d'attention, on ne prendra pas ces pieds pour des mains ; et la direction seule des talons fera ensuite déterminer la position. Il arrive même assez fréquemment que l'on reconnaisse parfaitement les pieds et leur direction au travers des membranes encore intactes.

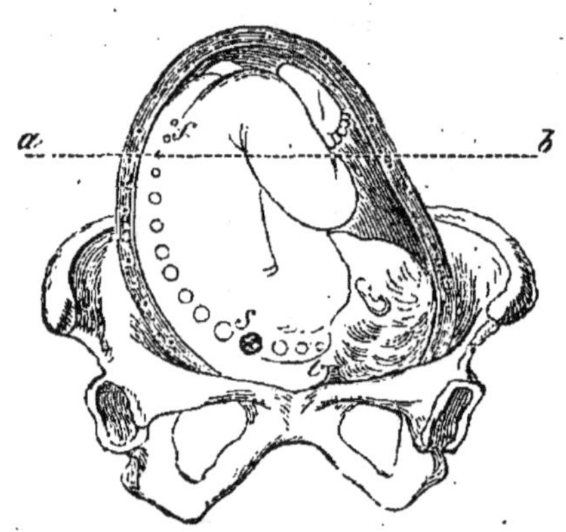

Fig. 38. — Présentation du tronc. *ab*, ligne fictive horizontale passant un peu au dessous de l'ombilic. *sf*, grande ligne de décroissance de ces bruits. *sl*, petite ligne de décroissance.

Quant aux genoux, s'ils se présentaient (ce qui est, nous le savons, excessivement rare), on les distinguerait des coudes, d'abord à leur volume un peu plus considérable, mais surtout à la présence de leur petite rotule mobile ; et la direction des tibias donnerait ensuite la position.

Enfin, dans le cas de présentation de l'un ou l'autre côté du tronc, le diagnostic, comme dans le cas de présentation du siége *complète*, ne peut guère être nettement établi qu'après la dilatation du col et même la rupture des membranes. Jusque-là, on ne peut avoir que des soupçons, soupçons que l'on fonde : 1° sur la forme du ventre,

qui est généralement aussi large que haut; 2° sur
la présence, dans l'une des fosses iliaques, d'une
grosse boule dure, donnant l'idée d'une tête de
fœtus ; 3° sur la localisation du summum des bruits
du cœur *très·au-déssous* du niveau de l'ombilic, et
particulièrement sur la direction *transversale* suivant laquelle l'oreille perçoit le plus longtemps les
pulsations décroissantes (fig. 38).

· Ceci nous conduit naturellement à dire quelques
mots de la théorie ingénieuse de M. Depaul, re-
lativement à la détermination des présentations
et positions du tronc par l'auscultation seule.

Ce savant professeur admet, d'abord, comme
démontré, que les bruits du cœur, qui vont en
s'affaiblissant à mesure qu'ils s'éloignent du point
de leur summum d'intensité, se propagent plus
loin dans le sens de la colonne vertébrale du fœtus, — (tige solide et favorable, par conséquent,
à la transmission des vibrations), — que dans
tout autre sens, et plus loin, dès lors, en descendant le rachis qu'en le remontant, puisqu'à partir
de la région *post-cordiale*, la portion de rachis qui
descend vers le coccyx, est plus longue que celle
qui monte vers la tête. Puis, il divise l'utérus, —
arrivé, bien entendu, à son plus haut degré de développement, — en deux moitiés, l'une supérieure,
l'autre inférieure, par une ligne fictive horizontale,
passant un peu au-dessous de l'ombilic ; et chacune de ces moitiés en deux autres parties, l'une
droite, l'autre gauche, par une autre ligne fictive
perpendiculaire à la première, et passant, de haut

9.

en bas, par le milieu de l'organe. Et, cela posé, il raisonne ainsi : Le summum des bruits du cœur siégeant au-dessous du niveau de l'ombilic, on ne peut avoir affaire qu'à une présentation de la tête (sommet ou face), ou à une présentation de l'é-paule. Or, pour distinguer l'une de l'autre, il n'y a qu'à rechercher dans quelle direction s'en vont les deux lignes principales de décroissance des bruits ; si elles s'en vont suivant l'axe longitudinal de l'utérus, on diagnostique une présentation de la tête ; mais si elles s'en vont toutes deux à peu près transversalement, on diagnostique une présentation de l'épaule. Quant à la détermination de la position, dans ce dernier cas, elle ne peut être obtenue qu'en précisant bien le siége du summum des bruits, et en distinguant bien l'une de l'autre les deux lignes de décroissance, de manière à pouvoir dire sûrement où est la tête et où est le siége. — Enfin, pour savoir si le dos du fœtus est tourné en avant ou en arrière, il suffit de tenir compte de la seule intensité des bruits ; s'ils frappent vivement l'oreille, c'est que le dos est en avant ; s'ils paraissent, au contraire, faibles et éloignés, c'est que le dos est en arrière.

C'est là, nous le répétons, une théorie fort ingénieuse, mais qui, à cause des difficultés de son application, n'est point appelée, assurément, à rendre au praticien autant de services que l'avait d'abord pensé son auteur. Dans le cas de présentations céphalique et pelvienne, elle donne de bons résultats, conduit même souvent à une certitude ; mais quand il s'agit de présentations des côtés, elle n'aboutit jamais qu'à grossir un peu la somme des probabilités fournies déjà par le toucher vaginal et le palper abdominal.

On ne peut donc établir un bon diagnostic d'une présentation, et, à plus forte raison, d'une position du tronc, que lorsque l'orifice utérin est complétement dilaté et que la poche des eaux est rompue. Alors le doigt, porté dans le vagin, rencontrera ou l'épaule elle-même, ou le coude, ou le thorax, ou rien.

Si c'est l'épaule, on la sent sous la forme d'une petite tumeur arrondie, avec une saillie osseuse au centre (l'acromion.)

Si c'est le coude, on le reconnaît à la réunion de trois petites tubérosités, immobiles toutes trois.

Si c'est le thorax, on le distingue aisément à la présence des côtes.

Enfin, si par le toucher on n'atteint rien, le diagnostic n'en est pas, pour cela, rendu obscur. Car, par exclusion, on arrive encore à conclure que c'est le côté du tronc qui se présente. En effet, si c'était toute autre partie, le sommet, la face, ou même le siége, dès l'instant que nous supposons le col complétement dilaté, le doigt la reconnaîtrait parfaitement. On ne touche rien ; donc c'est le tronc. Mais quelle est donc la région du tronc qui se présente au centre du détroit supérieur, pour que le doigt ne l'atteigne pas ? Le défaut de l'épaule, ou, si l'on veut, le côté du cou.

Quand on rencontre le moignon de l'épaule, le coude ou le côté du thorax, on n'a, pour préciser la position, qu'à chercher le pli de l'aisselle, à voir vers quel point du bassin il regarde, puis à reconnaître si l'omoplate est tournée en avant ou en arrière. On sait, en effet, que l'omoplate fait partie du dos, et que la tête est à l'opposé du point que regarde le pli de l'aisselle. Or, du moment qu'on sait où est la tête et où est le dos, il est évident qu'on connaît la position du fœtus.

Enfin, si la main pend dans le vagin, et à plus forte raison, à la vulve, toutes les difficultés sont levées. La présence de la main indique suffisamment la présentation, et il n'y a plus, pour être certain de la position, qu'à déterminer : 1° si c'est la main droite ou la main gauche qu'on sent ou qu'on voit ; 2° si cette main, quelle qu'elle soit, a son dos tourné vers la cuisse gauche ou vers la cuisse droite de la mère ; 3° si le petit doigt regarde la partie antérieure ou la partie postérieure du bassin.

Quand le dos de la main *droite* regarde la cuisse gauche de la mère et le petit doigt l'arcade pubienne, on diagnostique une première position de l'épaule *droite* (céphalo-iliaque gauche) ; — quand le dos de la même main regarde la cuisse droite et le petit doigt le périnée, — une deuxième position de l'épaule *droite* (céphalo-iliaque droite) ; — quand le dos de la main *gauche* regarde la cuisse gauche et le petit doigt le périnée, — une première position de l'épaule *gauche* (céphalo-iliaque gauche);

— et, enfin, quand le dos de la même main regarde la cuisse droite et le petit doigt les pubis, — une deuxième position de l'épaule *gauche* (céphalo-iliaque droite).

En résumé, l'espèce de main indique l'espèce d'épaule; la direction du dos de la main, le point vers lequel est la tête; et la direction du petit doigt, le point vers lequel est tourné le dos du fœtus.

L'inspection seule de la main qui se présente suffit donc, pourvu toutefois qu'elle n'ait pas été tordue par quelque manœuvre maladroite, à fournir tous les éléments du diagnostic dans la présentation du tronc. Néanmoins, on ne fera pas mal, ainsi que le prescrit M. Depaul, de pratiquer le toucher, pour s'assurer qu'on a bien affaire à une présentation de l'épaule, et non à une présentation du sommet ou de la face avec procidence d'un bras, cas rare, mais qu'on observe encore de temps à autre.

Mécanisme de l'accouchement spontané.

L'utérus ne se débarrasse, en général, du fœtus et de ses annexes, que lorsque la grossesse est à terme et qu'elle a, par conséquent, 9 mois révolus de durée.

Mais, quelques jours auparavant, le travail de la parturition a pu, si surtout la femme est primipare, s'annoncer par certains symptômes *prodromiques*. Ainsi, dans la dernière quinzaine, la matrice s'est peu à peu abaissée en totalité, *le ventre est tombé,* selon l'expression commune, ce qui a rendu la digestion stomacale et la respiration plus faciles, mais la marche, par contre, excessivement gênée ; et comme la tête du fœtus, bien que coiffée de la paroi utérine, s'est déjà engagée dans le détroit supérieur, le col de la vessie, le rectum et les nerfs sacrés sont comprimés et agacés : de là, des *besoins fréquents d'uriner*, un peu de *ténesme rectal* et des *impatiences* ou même de *vraies crampes* dans les cuisses et les mollets.

Si l'enfant se présentait par une autre partie que la tête, ces derniers symptômes n'existeraient pas, attendu qu'il n'y aurait pas compression des organes intra-pelviens au même degré; il s'ensuit donc que les besoins fréquents d'uriner, le ténesme rectal et les crampes dans les extrémités inférieures, indiquent, non-seulement que l'heure de l'accouchement approche, mais encore que le fœtus se présente de la manière la plus favorable, c'est-à-dire par le sommet : les exceptions sont très-rares.

Mais il y a d'autres signes qui annoncent un travail prochain : *le vagin*, par exemple, *s'humecte de glaires inaccoutumées; les grandes lèvres se ramollissent et se gonflent*; et la *matrice*, comme pour préluder à de vraies contractions, *devient le siége*, — ou de *resserrements spasmodiques*, revenant de temps en temps, partant des reins et allant mourir aux pubis, — ou de *petites douleurs* parcourant la périphérie de l'organe et donnant à la femme la sensation de *pattes de mouches* ou d'*araignées*.

Mais ces petites douleurs, ou plutôt contractions, qui, chez quelques primipares, surviennent 2 ou 3 jours, parfois même de 8 à 15 jours avant terme, ne sont point encore un commencement de travail; elles ne sont qu'une marque de l'impatience où se trouve l'utérus de se vider de ce qu'il contient. Le travail ne commence réellement que lorsque le col utérin, qui s'est ramolli de plus en plus à mesure que la grossesse a marché, est complètement effacé. Ce col ne s'efface pas *de haut en bas*, comme on le disait encore au commencement de ce siècle et comme l'ont écrit M. Longet (1) et, tout récemment, M. Depaul lui-même (2); mais bien *de bas en haut* (Stoltz, Dubois, Pajot, etc.). L'orifice externe et l'orifice interne se rapprochent de plus en plus l'un de l'autre, et, enfin, le premier finit par s'évaser et disparaître, quand le second

(1) *Traité de physiologie*, 1850.

(2) *Dictionnaire encyclopédique des sciences médicales*, t. I, art. ACCOUCHEMENT.

Voici comment s'exprime M. Depaul :

« Au commencement du travail, c'est l'orifice *in-* « *terne* de l'utérus qui s'entr'ouvre le premier; petit « à petit la cavité du col se confond avec la cavité du « corps, et bientôt une seule et unique cavité existe, qui « n'est plus fermée que par un bourrelet d'épaisseur « variable et qui circonscrit l'orifice *externe*. »

Or, nous sommes surpris qu'un accoucheur d'une expérience aussi consommée n'ait pas remarqué que les choses ne se passent pas ainsi, et que, tout au contraire, c'est l'orifice *externe* qui s'est déjà effacé peu à peu aux approches du travail, quand l'*interne*, lui, reste encore complètement fermé. Il ne faut qu'avoir l'occasion de toucher de temps en temps le col pendant

reste encore fermé. Si l'on porte le doigt sur le pourtour de l'orifice interne prêt à se dilater, on reconnaît très-bien l'existence d'un bourrelet plus ou moins saillant, qui n'est autre chose que l'orifice *externe* tiré en dehors par les fibres longitudinales de la matrice.

La cause déterminante des premières contractions franches de cet organe est très-probablement la pression exercée par l'extrémité inférieure de l'œuf sur l'orifice *interne* déjà agacé et faisant un dernier effort de résistance. Pour comprendre, du reste, le mécanisme de la dilatation du col, il suffit de se rappeler que les parois de l'utérus sont appliquées sur un corps ovoïde résistant (l'œuf), — que les fibres du corps sont beaucoup plus puissantes que celles du col, — et que, dès lors, la résistance de celui-ci doit être bientôt vaincue, quand surtout, à l'action dilatante si efficace des fibres longitudinales ou à anses, vient se joindre l'effort mécanique exercé de dedans en dehors par la poche des eaux, poussée dans l'orifice déjà un peu ouvert, et agissant sur lui à la façon d'un coin.

les douleurs prodromiques, pour s'assurer du fait. L'orifice *interne* est encore fermé que les fibres circulaires de l'orifice *externe* forment déjà, bien en dehors, à 0^m,02 au moins, un bourrelet saillant très-facile à percevoir. Et, enfin, il n'y aurait qu'à se rappeler que les fibres *longitudinales* de l'utérus, agent principal de la dilatation du col, sont en dehors des fibres *circulaires*, et qu'elles se recourbent *en anses* sur les plus inférieures de ces fibres circulaires, celles du col, pour comprendre que ce col doit s'effacer de *bas en haut* et non de *haut en bas*.

Mais les *vraies* contractions utérines ne sont pas permanentes; elles sont *intermittentes*. Après 20 ou 30 secondes de durée , la douleur (car, ici, douleur et contraction sont synonymes) cesse pour un temps, variable de 15 minutes à 1 minute, suivant qu'on est plus ou moins éloigné du moment de l'expulsion du produit; puis, elle reparaît, et ainsi de suite jusqu'à la sortie du fœtus, toujours en se rapprochant de plus en plus de celle qui l'a précédée.

L'utérus ne se débarrasse donc, au bout du compte, que par des alternatives d'activité et de repos.

Il y a, d'ailleurs, dans le travail de l'accouchement deux périodes assez distinctes et qu'il est bon de ne pas perdre de vue, à cause de leur utilité pratique : l'une est dite *période de préparation ou de dilatation du col*; l'autre, *période d'expulsion du fœtus*. Dans la première, le col se dilate, comme nous l'avons dit tout à l'heure, par la double action d'une force vitale (contractions de tout le corps de la matrice) et d'une force mécanique (pression excentrique de la poche des eaux engagée dans l'orifice utérin) : à défaut de poche des eaux, la partie fœtale qui s'engage, vertex ou pelvis, active la dilatation.

Dans la seconde période, le corps de l'utérus se contracte plus fortement que jamais (douleurs *expulsives*), et, s'aidant de l'action des muscles abdominaux, chasse le fœtus de sa cavité.

Cette période d'expulsion ne commence que

lorsque la dilatation du col est complète ou presque complète, c'est-à-dire est arrivée à avoir de 7 à 8 centimètres. Si la poche des eaux est faible, elle se rompt dès les premières contractions expulsives, et un flot de liquide s'échappe (premières eaux), — après quoi il y a un certain temps de repos avant de nouvelles contractions. Si la poche est forte, au contraire, elle résiste à un haut degré de distension et accompagne la partie fœtale très-loin, parfois jusqu'en dehors de la vulve ; or, quand c'est la tête qui s'échappe, ainsi coiffée d'une calotte membraneuse, l'accoucheur, soit dit en passant, ne doit pas oublier de l'annoncer tout haut, puisque c'est encore considéré partout comme un présage de bonheur pour l'enfant.

Mais il y a, dans l'accouchement, lors de la seconde période, des phénomènes que l'on peut appeler *mécaniques*, qui consistent dans l'évolution passive du fœtus à travers le canal pelvien et sur lesquels nous devons nous arrêter, vu leur importance. Comme ils varient, — dans la forme du moins, — suivant l'attitude du fœtus au moment où les douleurs expulsives commencent, nous allons les étudier dans chacune des présentations et positions principales.

A. Accouchement par le sommet.

Si l'enfant se présente par le sommet, la tête, fortement fléchie, s'engage, dès les premières douleurs expulsives, dans l'orifice utérin dilaté

et en même temps dans le détroit supérieur
(1er temps); — de là elle descend dans l'excavation , en se fléchissant plus fortement encore
(2e temps); — arrivée sur le plancher périnéal,
elle exécute un mouvement de rotation qui amène
l'occiput presque en avant (3e temps); — puis,
elle se présente à la vulve et la franchit par un
mouvement de déflexion gradué en pivotant sur
la nuque qui s'est arrêtée derrière la symphyse
pubienne (4e temps); — et, enfin, une fois hors
de la vulve, elle exécute un nouveau mouvement
de rotation, déterminé par un mouvement semblable des épaules dans l'excavation (5e temps).

La tête dehors, il y a un léger temps d'arrêt,
pendant lequel la femme reprend un peu haleine;
mais bientôt l'utérus, qui est revenu sur lui-même
jusqu'à s'appliquer immédiatement sur le corps
du fœtus, entre de nouveau en contractions et
achève l'expulsion du produit; non pas d'un seul
coup, mais en deux temps, — la sortie des annexes
(placenta et membranes) n'ayant lieu généralement que 10 à 15 minutes après celle de l'enfant.
C'est à l'expulsion des annexes ou *délivre* qu'on
a donné le nom de *délivrance*, dernier temps de
l'accouchement.

Pour tout le travail expulsif, les contractions de
la matrice suffiraient seules à la rigueur, comme
nous l'avons dit dans les prolégomènes; mais,
dans l'immense majorité des cas, cependant, elles
sont très-efficacement secondées par l'action si-
multanée des muscles addominaux , quand la

femme peut *pousser*. Or, cette contraction synergique des muscles de l'enceinte abdominale peut fort bien être tout à fait volontaire, au début de la *période d'expulsion*; mais, vers la fin, surtout quand les bosses pariétales arrivent à se dégager, elle devient involontaire; on a beau prier alors la femme de ne pas *pousser*, elle n'obéit plus, *pousse* toujours, et ne s'arrête que lorsque la tête est dehors.

En résumé, il y a 5 temps dans l'expulsion de la tête du fœtus se présentant par le sommet, savoir :

1° Engagement de la tête au détroit supérieur;

2° Descente de la tête dans l'excavation;

3° Rotation *intérieure* de la tête, une fois arrivée sur le plancher périnéal;

4° Dégagement de la tête à la vulve par déflexion graduée;

5° Rotation *extérieure* de la tête, conséquence d'une rotation *intérieure* des épaules.

(La tête sortie, l'expulsion du tronc est, en général, si facile, qu'on n'en tient pas compte dans le mécanisme de l'accouchement spontané.)

Dans le 1ᵉʳ temps (fig. 39), la tête s'engage au détroit supérieur, selon l'axe même de ce détroit; par conséquent, c'est la bosse pariétale, droite ou gauche, suivant qu'il s'agit d'une première ou d'une seconde position du vertex, et non pas la suture longitudinale elle-même, qui est le point le plus déclive, celui sur lequel tombe d'abord le doigt explorateur. En s'engageant ainsi, du reste, la tête se fléchit fortement pour s'amoindrir le plus possible ; car c'est là son seul mode de réduction réelle.

Dans le 2ᵉ temps (fig. 40), la bosse pariétale antérieure (que ce soit la droite ou la gauche)

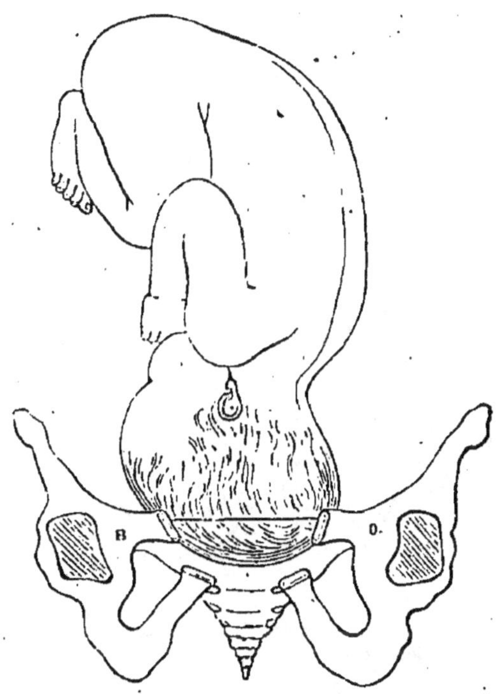

Fig. 39. — 1ᵉʳ temps du mécanisme de l'accouchement par le sommet. — OB, diamètre occipito-bregmatique se mettant en rapport avec le diamètre oblique droit du détroit supérieur.

s'arc-boute derrière le pilier correspondant de l'arcade pubienne, pendant que la postérieure parcourt toute la hauteur de la paroi postérieure de l'excavation, au niveau de la symphyse sacro-iliaque qui lui correspond ; de sorte que la grande

suture crânienne vient s'offrir directement sous
le doigt, dès que la tête approche du détroit inférieur.

Dans le 3e temps (fig. 41), qui a pour but de disposer le crâne de manière que son plus grand

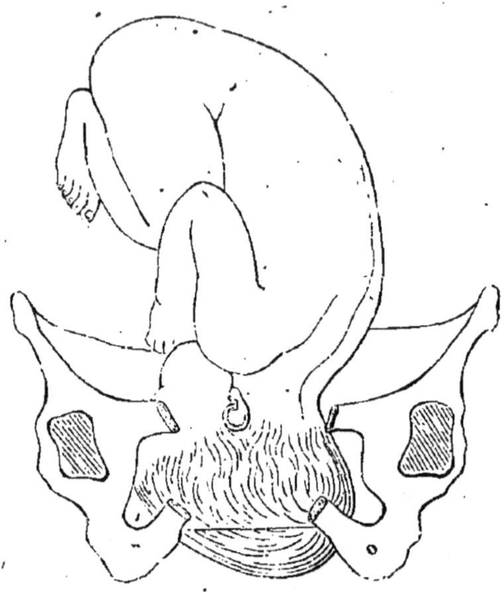

Fig. 40. — 2e temps. OB, diamètre occipito-bregmatique resté en
rapport, jusqu'au détroit inférieur, avec le diamètre oblique droit
du bassin.

diamètre, l'occipito-frontal, s'adapte au plus grand
diamètre du détroit inférieur, le *coccy-pubien*, —
tout en amenant l'occiput vers l'arcade des pubis,
— la bosse occipitale n'arrive pas à regarder directement en avant, mais seulement à s'appuyer
derrière le pilier correspondant de l'arcade (Nægelé, Depaul, Pajot, etc.); de sorte que la tête,

en définitive, à la fin du 3ᵉ temps, reste toujours
un peu oblique au-dessus du détroit inférieur

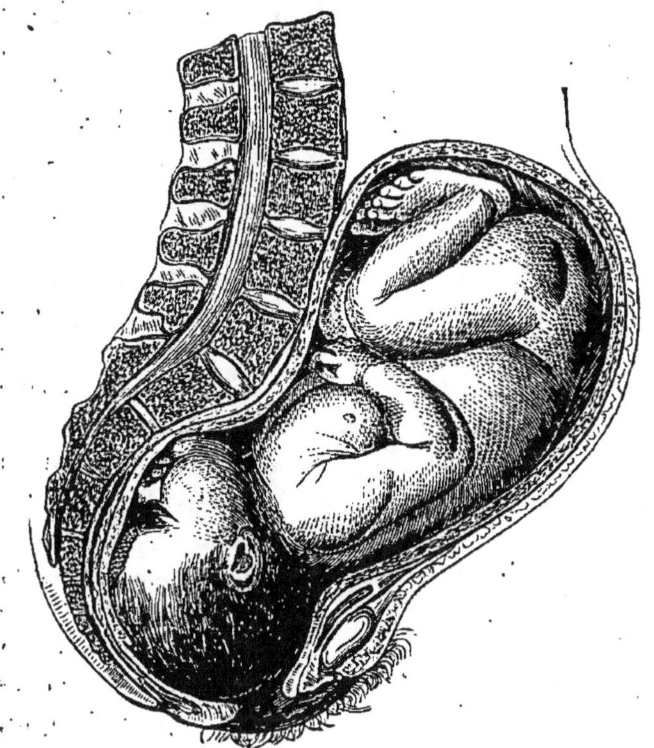

Fig. 41. — 3ᵉ temps. Rotation intérieure achevée ; la tête commence même le 4ᵒ temps (déflexion) (1).

(fig. 41). Du reste, il faut bien se figurer que ce
mouvement de rotation intérieure ne se fait pas
d'un seul coup, mais bien par une suite de petits

(1) *Nouveau Dictionnaire de médecine et de chirurgie
pratiques*. Paris, 1864, t. I, art. ACCOUCHEMENT, par
Stoltz.

mouvements de va-et-vient. L'occiput, au moment de la douleur, fait un pas en avant, — puis se retire un peu, une fois la douleur passée, pour revenir un peu plus en avant à chaque contraction, — jusqu'à ce que l'angle postéro-supérieur du pariétal anté - rieur (et non-pas la bosse occipitale elle-même) se présente au niveau de la commissure supé - rieure de la vulve. Si le sommet est descendu en 1re position, cette rotation est à peine sensible, puisqu'elle n'équivaut pas à un seizième de cercle; tandis que, si le sommet est arrivé sur le plancher du bassin en 2e position, cette rotation est de plus d'un quart de cercle.

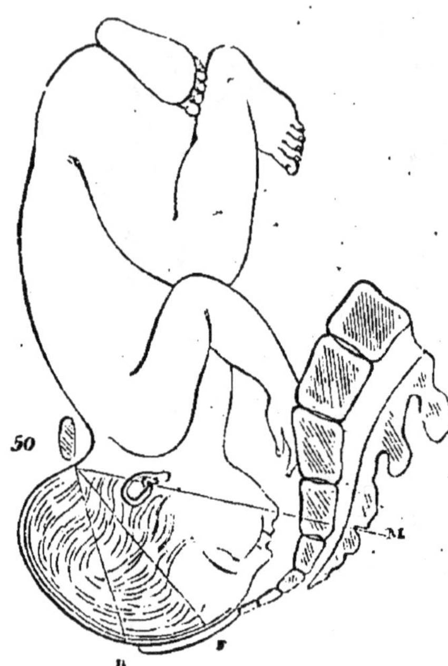

Fig. 42. — 4e temps. Les diamètres sous-occipito-bregmatique (soB), frontal (soF), mentonnier (soM), se mettent successivement en rapport avec le diamètre coccy-pubien du détroit inférieur. (D'après Chailly.)

Dans le 4e temps (fig. 42), l'occiput s'engage presque directement sous l'arcade pubienne, jusqu'à ce que la nuque embrasse exactement par derrière la symphyse des pubis; et alors, sur cette nuque, centre du mouvement, pivote la tête entière qui se défléchit peu à peu pour franchir la vulve. Nous disons *peu à peu*, parce que ce dégagement se fait presque toujours avec une certaine lenteur, chez la femme primipare du moins. Ici, en effet, ce n'est guère qu'après que le vertex s'est présenté un assez grand nombre de fois à la vulve, descendant, puis remontant, pour descendre de nouveau, toujours un peu plus à chaque fois; — que le périnée et la vulve sont vaincus dans leur résistance et se laissent dilater au degré voulu pour que les bosses pariétales passent. Oh! alors, dans ce moment-là, survient une douleur atroce, douleur *conquassante* des auteurs, qui arrache des cris perçants à la femme, la met hors d'elle et la fait contracter violemment tous ses muscles du tronc et des bras, pour venir en aide à l'utérus et en finir avec un travail si terrible.

Cette marche lente et progressive de la tête, une fois à la vulve, ne doit jamais être perdue de vue; car, dans certains cas, en appliquant le forceps, chez une primipare à périnée solide, par exemple, il conviendra d'imiter cette sage lenteur de la nature, pour ne pas brusquer l'extensibilité des parties génitales externes; — c'est-à-dire qu'au moment où les bosses pariétales seront près de se dégager, il faudra plutôt retenir la tête que la tirer.

Enfin, dans le 5e temps (fig. 43), la tête du fœtus fait un nouveau mouvement de rotation qui porte la face à regarder la partie interne et un peu postérieure de l'une ou l'autre des cuisses de la mère. Les anciens accoucheurs avaient tort d'appeler cette rotation extérieure *mouvement de restitution;* car il n'est nullement le résultat d'une torsion préalable du cou, mais bien tout simplement la conséquence d'une rotation *intérieure* des épaules,

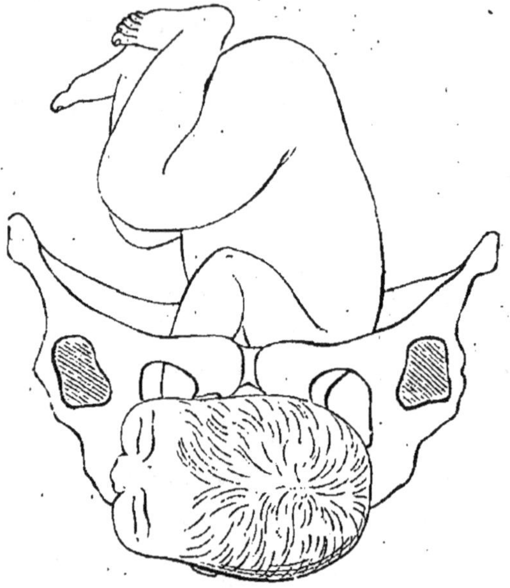

Fig. 43. — 5ᵉ temps. (D'après Chailly.)

dont le diamètre bis-acrominal cesse d'être parallèle à l'un des diamètres obliques de l'excavation, pour devenir *presque* parallèle au diamètre coccy-pubien.

Mais ces cinq temps que nous venons de décrire ne sont pas toujours aussi distincts. Ainsi, chez beaucoup de femmes ayant eu déjà plusieurs

enfants, il n'est pas rare de voir les deux premiers
et même les trois premiers temps se confondre en
un seul ; et, chez d'autres, sans qu'on puisse en
donner l'explication, le mouvement de rotation
intérieure venir à manquer tout à coup, ou, au
contraire, à s'exagérer, quand tout jusque-là avait
marché régulièrement. Si cette rotation manque,
l'occiput reste en travers ou va même se mettre
en rapport avec le sacrum par un mouvement en
sens inverse. Si, au contraire, elle est exagérée,
l'occiput dépasse la symphyse pubienne et va se
mettre en rapport avec la branche des pubis opposée à celle derrière laquelle il aurait dû s'arrêter. Alors, dans le cas de 1re position du sommet, la rotation va jusqu'à 60°, au lieu de 22°,5 ;
et, dans le cas de 2e position, jusqu'à 180° au lieu
de 90°. Si la direction qu'affecte la tête au moment
de son dégagement à la vulve jetait du doute sur
la position primitive du sommet, au détroit supérieur, il n'y aurait qu'à voir quel est le siége précis de la bosse séro-sanguine, s'il y en a une,
tant faible soit-elle, pour sortir d'incertitude ; car
la bosse en question siége sur le pariétal droit,
lorsque le sommet était en 1re position pendant
l'achèvement de la dilatation du col, et, au contraire, sur le pariétal gauche, quand, à cette même
époque, le sommet était en 2e position.

Parce que la rotation intérieure, dans le cas
de 2e position du vertex, serait venue à manquer
(fig. 44), ce ne serait point une raison pour que l'accouchement ne pût pas s'achever spontanément. Si

la tête reste fortement fléchie, l'occiput finira par
se dégager le premier au-devant du périnée, — en
le déchirant, il est vrai, plus ou moins ; — et,
après cela, la tête n'aura plus qu'à se défléchir

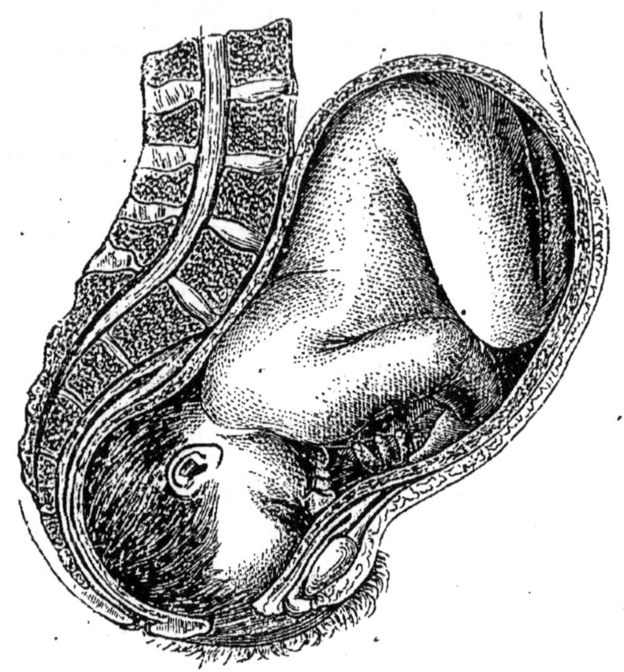

Fig. 44. — Présentation du crâne en position occipito postérieure,
rotation en arrière dans l'excavation (1).

pour que le bregma, le front et la face glissent successivement sous la commissure antérieure de la
vulve. Mais malheur, si la tête vient à se défléchir
avant que l'occiput ait achevé son dégagement au-

(1) *Nouveau Dictionnaire de médecine et de chirurgie
pratiques.* Paris, 1864, t. I, p. 246, fig. 12.

devant du périnée; car le diamètre occipito-frontal d'abord, puis l'occipito-mentonnier, se mettront en rapport avec le diamètre coccy-pubien
qui n'a pas la même étendue; il y aura alors enclavement de la tête, et on ne pourra guère extraire celle-ci qu'en la broyant.

Dans les 3e, 4e, 5e et 6e positions du sommet, — positions très-rares, d'ailleurs, — le mécanisme d'expulsion de la tête n'offre rien de particulier à signaler.

La tête une fois dehors, quelle est l'épaule qui se
dégagera la première? Les auteurs ne sont pas d'accord à ce sujet. Voici ce que dit Cazeaux : « L'é-
« paule antérieure apparaît à la vulve la première,
« mais ne se dégage néanmoins que la seconde, —
« à moins pourtant que la femme ne soit une pri-
« mipare à périnée très-résistant: alors, en effet, l'é-
« paule antérieure se dégage parfois la première. »

Mais Cazeaux s'est trompé, dit M. Pajot, quand
il a soutenu cette thèse ; contrairement, au reste,
à l'opinion de M. P. Dubois. Dès qu'une partie
fœtale est sous l'arcade pubienne, l'extrémité antérieure de cette partie est comme *hors* du bassin :
c'est donc là la première dégagée. Dès lors, il n'y
a plus d'hésitations à avoir sur la priorité du dégagement des épaules, pas plus que des fesses,
comme nous le verrons plus loin. L'épaule antérieure se dégage *toujours* la première, pour qui sait
donner au mot *dégagement* sa véritable signification.

Quoi qu'il en soit, les épaules sorties, le tronc
continue le mouvement de rotation que viennent de
faire celles-ci, et le fœtus arrive entre les cuisses

de sa mère, non pas le dos *en avant,* comme nous le disions dans la 1re édition de cet ouvrage, mais bien, ainsi que le fait observer M. Stoltz (1), *le ventre et, par conséquent, la face en l'air,* ce qui est tout avantageux au libre établissement de sa respiration.

B. Accouchement par la face.

Dans le mécanisme de l'expulsion de la tête se présentant par la face, il y a encore 5 temps, savoir :

1° Engagement au détroit supérieur de la tête en état d'extension forcée ;

2° Descente, jusque sur le plancher périnéal, de la tête encore plus fortement défléchie ;

3° Rotation intérieure de la tête, qui amène le menton, et non plus l'occiput, à se loger sous l'arcade pubienne ;

4° Dégagement de la tête à la vulve, par flexion graduée ;

5° Rotation extérieure de la tête, conséquence d'une rotation intérieure des épaules, dont le grand diamètre a besoin de se mettre en parallélisme avec le plus grand diamètre du détroit inférieur, le coccy-pubien.

Ici, comme dans le cas de présentation du sommet, la rotation intérieure et le dégagement à vulve ne se font que par une succession de petits

(1) Stoltz, *Nouveau Dictionnaire de médecine et de chirurgie pratiques,* t. I, p. 276.

mouvements de va-et-vient. Dans le temps du dégagement, la tête pivote, pour opérer sa flexion, sur la base de la mâchoire qui s'est arc-boutée sous l'arcade pubienne, comme le fait la nuque dans l'accouchement par le sommet ; et, pendant le mouvement de flexion de la tête, c'est naturellement le brègma, puis le sinciput et l'occiput que l'on voit apparaître successivement en avant du périnée.

Mais revenons un peu sur le 3ᵉ temps, qu'il est si important de voir s'effectuer d'une manière régulière.

Pour qu'il y ait accouchement spontané, dans le cas de présentation de la face, il est presque essentiel *que le menton vienne se dégager le premier sous l'arcade pubienne*, la tête étant préalablement dans une forte extension (fig. 45) ; sans cela, le diamètre occipito-mentonnier, qui a 13 cent. et souvent même 13 cent. et demi, se mettrait en rapport avec le diamètre coccy-pubien, qui n'a que 12 cent. au plus (en supposant même le coccyx aussi mobile que possible), et, nécessairement, il y aurait enclavement de la tête. Tandis que le menton venant se dégager le premier sous l'arcade des pubis, et non pas le bregma, le détroit inférieur n'a plus qu'à livrer passage successivement aux diamètres trachélo-bregmatique et trachélo-occipital qui n'ont pas plus chacun de 9 cent. et demi et qui, dès lors, passent très-bien, sans même érailler la commissure postérieure de la vulve.

Cependant, il arrive que, bien que le menton reste en arrrière, dans le cas de 1ʳᵉ position de la face, faute de rotation (fig. 46), l'expulsion spontanée de la tête puisse encore se faire; c'est qu'alors, très-probablement, le menton, au lieu de buter

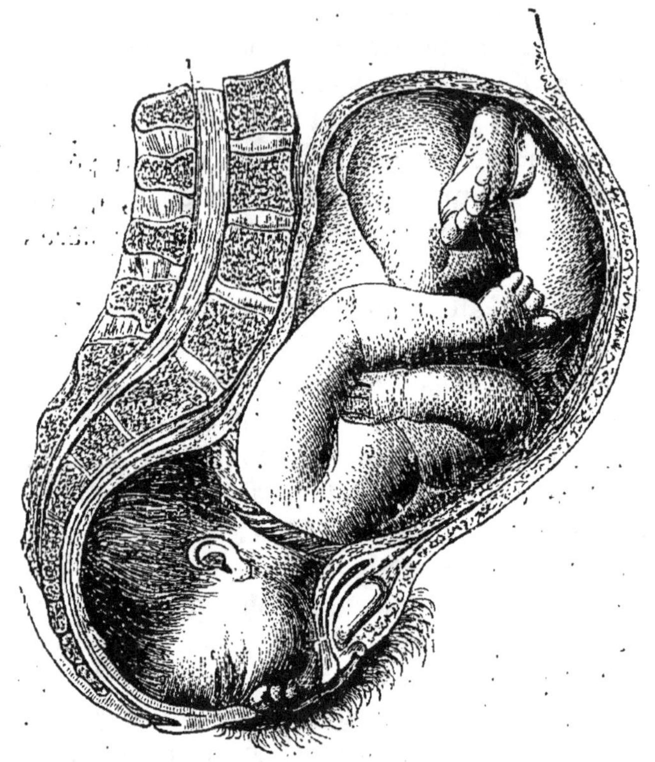

Fig. 45. — Présentation de la face ; tête dans l'excavation ; rotation achevée (1).

ter sur la base du coccyx, s'est logé dans la grande échancrure sciatique en déprimant les parties molles qui la recouvrent, et a soustrait ainsi près

(1) Stoltz, *Nouveau Dictionnaire de médecine et de chirurgie pratiques*. Paris, 1864, t. I, art. ACCOUCHEMENT.

de 2 cent. au diamètre occipito-mentonnier, ce qui
permet à l'occiput de glisser derrière la branche
pubienne qui lui correspond et de venir se dégager

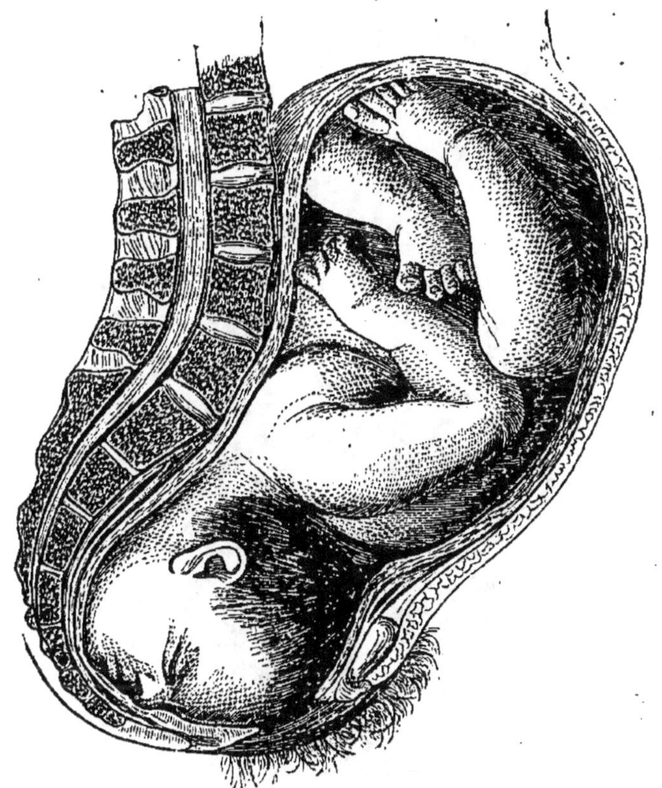

Fig. 46. — Présentation de la face, le menton restant en arrière,
faute de rotation de la tête dans l'excavation.

le premier sous l'arcade. Il y a eu ainsi conversion
de la présentation vicieuse de la face en présentation régulière du vertex.

C. Accouchement par le siége.

Dans le mécanisme de l'expulsion du siége, on doit encore compter 5 temps, et non pas 4 seulement :

Dans le 1er (et nous supposons la présentation

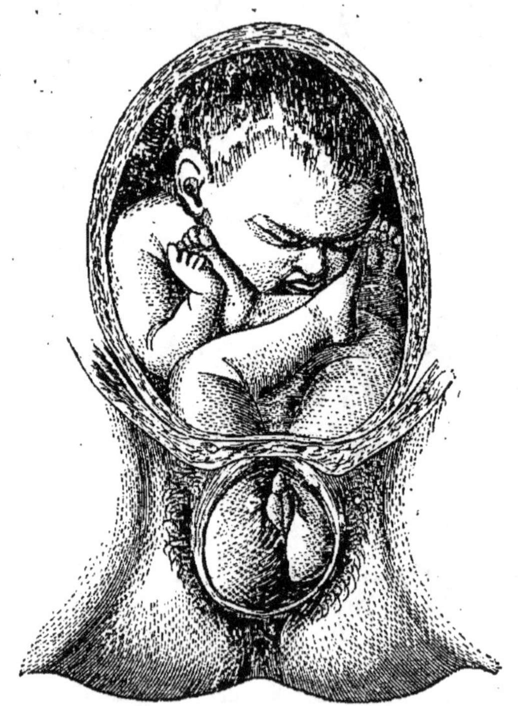

Fig. 47. — Présentation pelvienne. Dos en arrière et à droite. Fesses au détroit inférieur.

complète), les fesses s'engagent au détroit supérieur, en s'amoindrissant.

Dans le 2e, elles descendent dans l'excavation,

jusque sur le plancher du bassin, en gardant la position qu'elles avaient plus haut.

Dans le 3ᵉ, elles subissent une rotation intérieure qui les amène, l'une presque directement en avant, l'autre presque directement en arrière.

Dans le 4ᵉ (fig. 48), elles se dégagent à la vulve par une succession de petits mouvements de va-et-vient; et, comme pour le dégagement des épaules dans les présentations de la tête, c'est la *fesse*

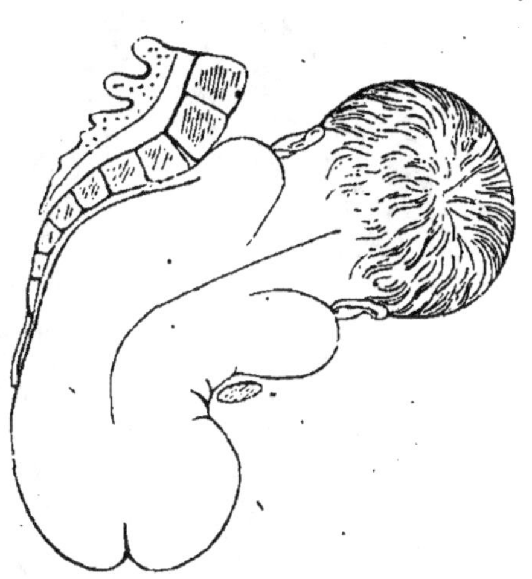

Fig. 48. — Dégagᵉment des fesses (4ᵉ temps du mécanisme de l'accouchement spontané par cette extrémité).

antérieure qui se dégage toujours la première; Cazeaux s'est trompé en affirmant le contraire.

Enfin, dans le 5ᵉ (fig. 40), la partie dégagée exécute une rotation extérieure qui amène le plan antérieur du fœtus à regarder la partie interne et postérieure de l'une ou l'autre des cuisses de la mère suivant la position..

Si les pieds étaient plus bas que les fesses, ce sont eux qui sortent les premiers; mais quand le siége arrive au détroit supérieur, les 5 temps précédemment décrits commencent à s'effectuer comme dans le cas de présentation complète, sans aucune différence.

Si les pieds étaient un peu plus haut que les

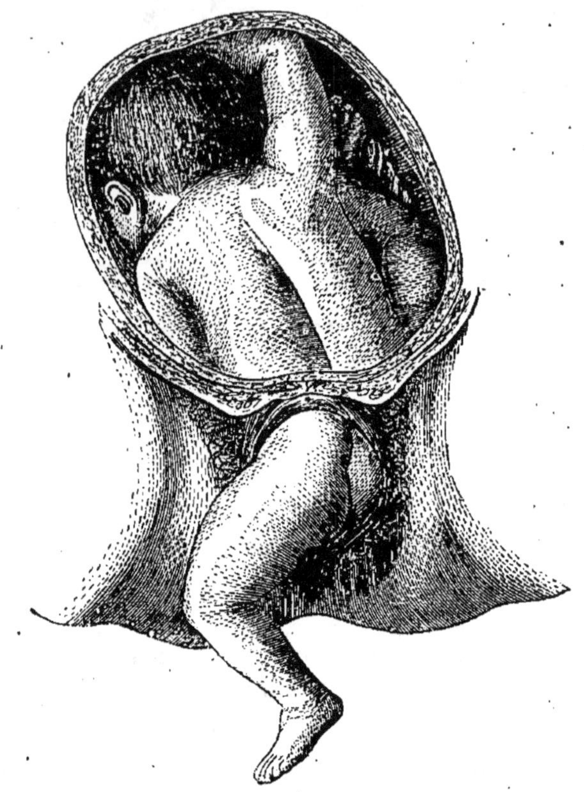

Fig. 49. — Présentation pelvienne. Dos en avant et à gauche. Dégagement de la hanche gauche. Prolapsus du membre inférieur du même côté.

fesses, au contraire, ils se trouvent arrêtés par le bord de l'orifice utérin, au moment où les fesses s'engagent, se relèvent complétement sur le plan antérieur du fœtus, et n'apparaissent au dehors qu'en même temps que le thorax.

Quant aux bras, si l'accouchement se fait par les seuls efforts de la nature, ils restent généralement appliqués le long de la poitrine et sortent avec elle. Ils ne se relèvent guère sur les côtés de la tête, que lorsqu'on tire sur le fœtus pour hâter son expulsion.

C'est encore en tirant sur le fœtus qu'on fait que la tête se défléchit. Autre-

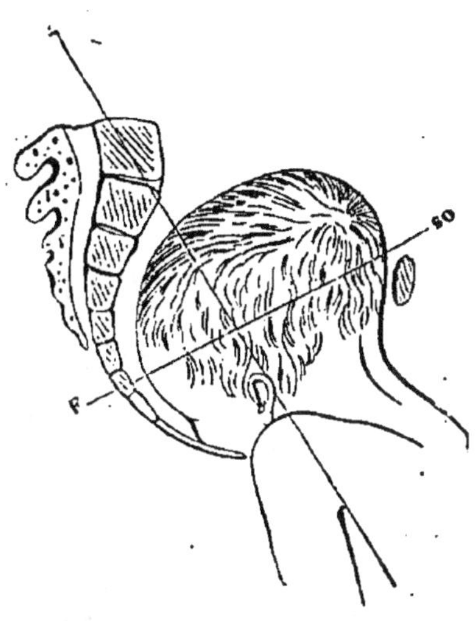

Fig. 50. — 5ᵉ temps de l'accouchement spontané par les fesses, le diamètre sous-occipito frontal (F so) se met en rapport avec le diamètre coccy-pubien.

ment, cette partie, poussée par le fond de l'utérus qui la suit, resterait fléchie sur le thorax.

Quand les épaules sont dehors (et, pour sortir, elles se placent l'une en avant, l'autre en arrière), la tête, restée seule dans l'excavation (Voy. fig. 50), s'arc-boute par la nuque sur l'un des côtés de la symphyse pubienne, et le menton, puis le reste de la face, puis le bregma, le sinciput et enfin l'occiput, viennent se dégager successivement en avant du périnée. La tête roule sur la nuque, qui est le centre du mouvement.

Si l'occiput, par une cause quelconque, restait

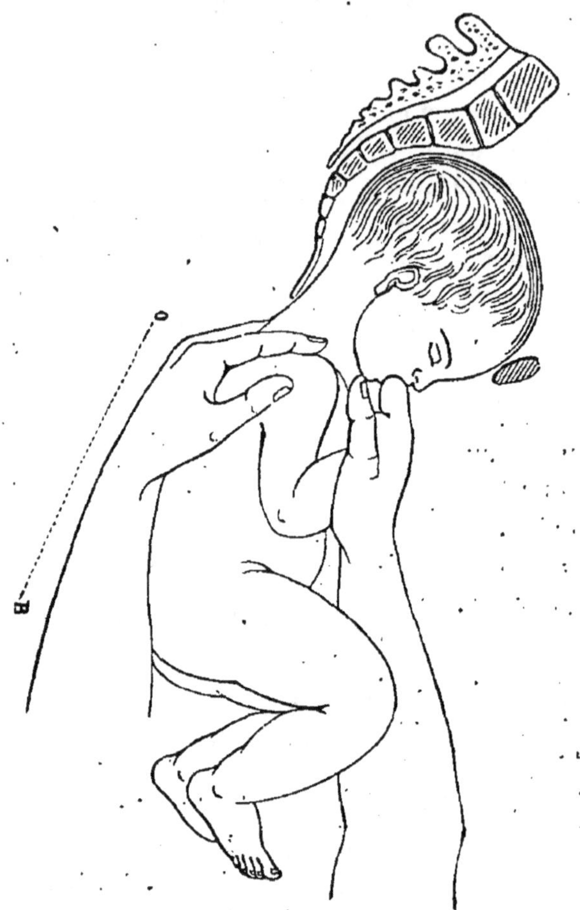

Fig. 51. — Accouchement par les pieds, tête se dégageant l'occiput en arrière, et fléchie. Deux doigts de la main droite engagés dans la bouche maintiennent la flexion de la tête pendant que la main gauche tire directement sur le tronc de O en B.

en arrière au lieu de venir en avant, ce serait un accident qui nécessite, en général, l'intervention

de l'accoucheur. Cependant, on aurait tort de trop
s'en effrayer; car l'accouchement peut très-bien,

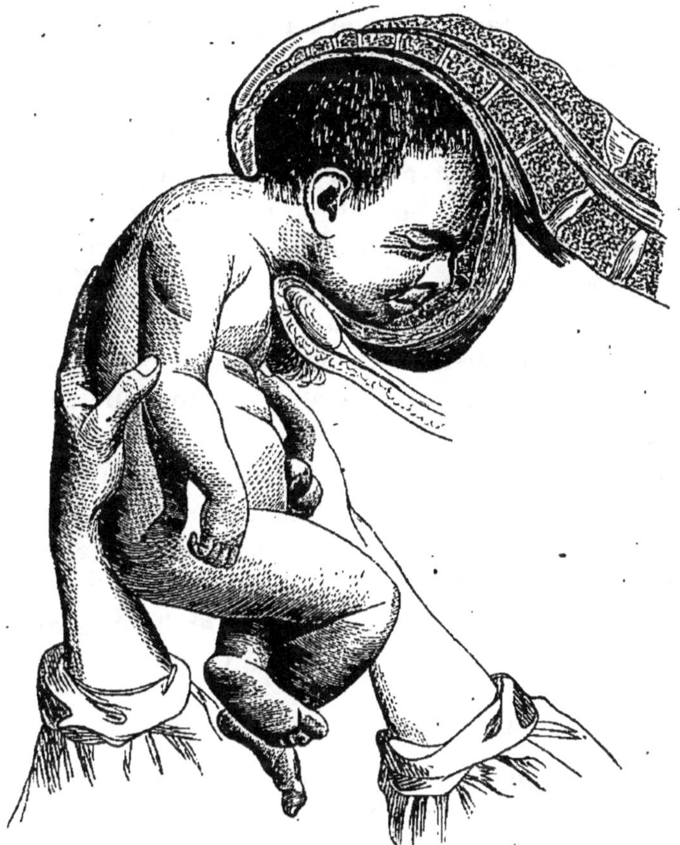

Fig. 52. — Menton arrêté-au-dessus de la symphyse pelvienne ;
dégagement par l'occiput (1).

malgré cela, se terminer spontanément, soit que,
la tête restant fléchie, le front glisse de haut en

(1) Stoltz. *Nouveau Dictionnaire de médecine et de
chirurgie pratiques.* Paris, 1864, t. I, art. ACCOUCHEMENT.

bas derrière les pubis, pendant que l'occiput reste fixé dans la concavité du sacrum (fig. 51); soit que, la tête s'étant défléchie au détroit supérieur, et le menton étant resté accroché au-dessus des pubis, l'occiput glisse sur le sacrum et la face supérieure du périnée, et vienne se dégager le premier à la commissure postérieure de la vulve (fig. 52).

Le seul mauvais côté de la présentation pelvienne, c'est d'exposer beaucoup l'enfant à l'asphyxie par compression du cordon. Eh bien, quand les membres inférieurs sont relevés sur le plan antérieur du fœtus, les risques de cette compression sont bien moindres : d'abord, parce que l'orifice utérin a été plus dilaté dès le début de la période expulsive et, par conséquent, a perdu plus de son ressort que si les pieds se fussent présentés les premiers ; — ensuite, parce que le cordon a de grandes chances de se loger, soit entre les deux jambes, soit à côté de l'une d'elles, et d'y trouver protection contre l'action du cercle utérin.

D. Accouchement par le tronc.

L'utérus, dans ses contractions, tend ordinairement à prendre la forme régulièrement ovoïde et à corriger, par là, une mauvaise présentation du fœtus; mais il n'y réussit pas toujours, chez les femmes surtout qui ont eu déjà plusieurs enfants et dont l'organe gestateur est resté affaibli. Jamais il ne laisse persister une présentation directe du ventre ou du dos; mais il laisse persister trop souvent une présentation de l'un des côtés du tronc, parce que, ainsi que le fait remarquer M. Næegelé, ces côtés, étroits et irréguliers, n'ont pas une forme qui permette à la paroi utérine d'agir sur eux comme elle agit sur le dos ou sur le ventre.

Quoi qu'il en soit, la présentation de l'épaule est un cas de dystocie qui nécessite, comme règle générale, l'introduction de la main pour la version podalique. Le médecin, qui arrive à temps pour intervenir, serait *coupable*, dit M. Depaul, de compter sur les efforts de la nature.

Néanmoins, il est bon de savoir que, dans certaines conditions, quand le bassin est ample et le fœtus petit, l'accouchement peut encore se faire ici, par les seules forces de l'organisme ; l'épaule s'engage profondément dans l'excavation, se loge sous l'arcade pubienne et laisse ainsi assez d'espace entre elle et le sacrum, pour que l'extrémité pelvienne du fœtus (que nous supposons peu volumineux) puisse glisser de haut en bas sur la paroi postérieure du conduit vulvo-abdominal et venir se dégager la première en avant du périnée. C'est là ce que l'on appelle, — depuis P. Dubois, qui, le premier, a parfaitement décrit cette sorte de version pelvienne, — l'*évolution spontanée* du fœtus ; évolution qui exige, disons-le de suite, un travail si terrible de la part de l'utérus, que, sur 137 enfants naissant ainsi, il y en a 125 qui arrivent morts (Velpeau), et que les trois quarts des mères elles-mêmes succombent également, soit d'épuisement nerveux, soit de métro-péritonite.

On peut encore compter 5 temps distincts dans le mécanisme de l'*évolution spontanée* (Pajot).

Dans le 1er (temps d'amoindrissement et d'engagement au détroit supérieur), le fœtus s'infléchit fortement sur le côté opposé à celui qui se présente (fig. 53); la tête s'applique oblique-

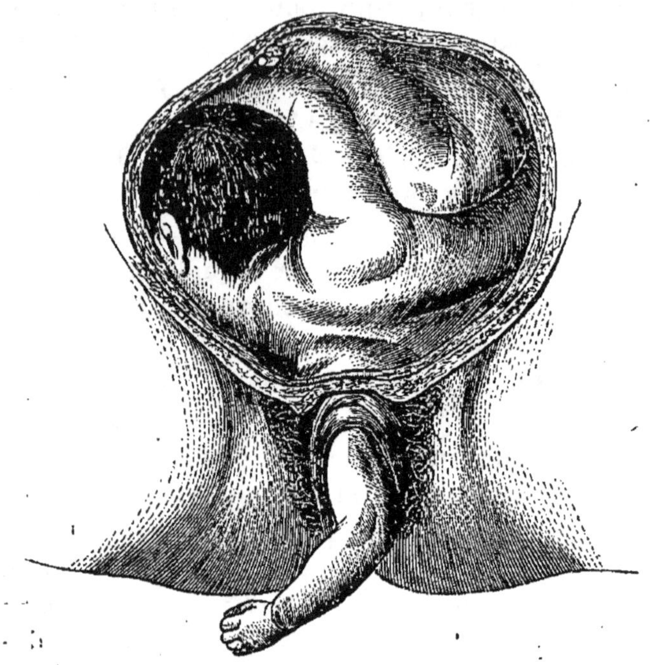

Fig. 53. — Présentation de l'épaule gauche, 2e position, le bras sorti.

ment sur la poitrine; la fesse et l'épaule supérieures se rapprochent l'une de l'autre; et l'épaule inférieure, allongée par compréssion circulaire, s'engage au détroit supérieur.

Dans le 2e (temps de descente), l'épaule s'engage encore davantage dans l'excavation, et le

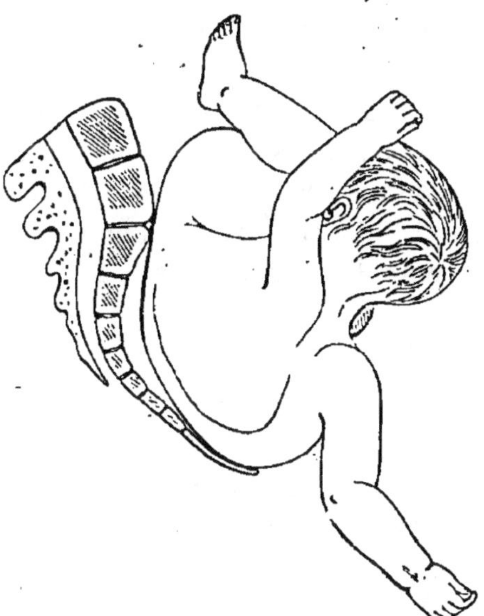

Fig. 54. — Évolution spontanée, 2e temps, d'après Chailly.

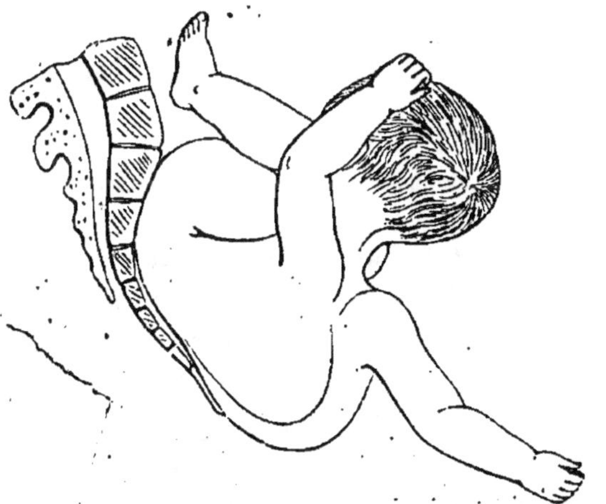

Fig. 55. — Évolution spontanée, 3e temps, d'après Chailly.

flanc inférieur descend lui-même presque à toucher le plancher périnéal (fig. 54.)

Dans le 3e (temps de rotation *intérieure*) le fœtus, tout ployé qu'il est sur lui-même , exécute de petits mouvements de va-et-vient dans le sens horizontal, qui finissent par amener la tête sur les pubis, le côté du cou derrière la symphyse pu-

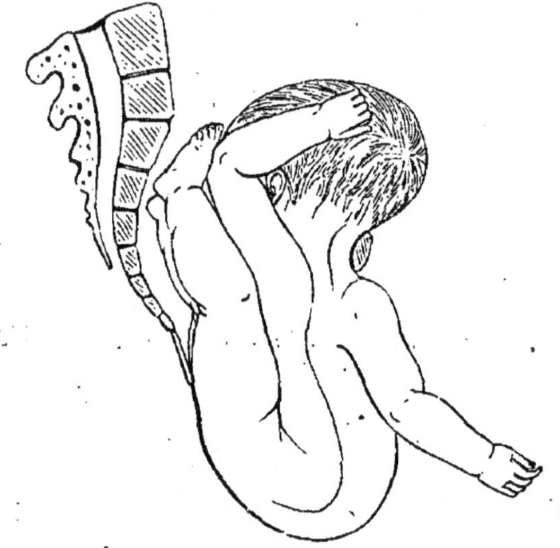

Fig. 56. — Évolution spontanée, 4e temps, d'après Chailly

bienne, l'épaule sous l'arcade de même nom et le siége dans la concavité du sacrum (fig. 55).

Dans le 4e (temps de déflexion *latérule*), le flanc, puis la hanche du côté correspondant à l'épaule engagée, et enfin les fesses, se dégagent successivement en avant du périnée (fig. 56).

Dans le 5e, enfin, il y a une rotation *extérieure* qui amène le dos en avant et qui n'est que la conséquence d'une rotation *intérieure* qu'exécute la tête pour se placer l'occiput en avant, de manière à se dégager comme dans l'accouchement ordinaire par le siége (fig. 57).

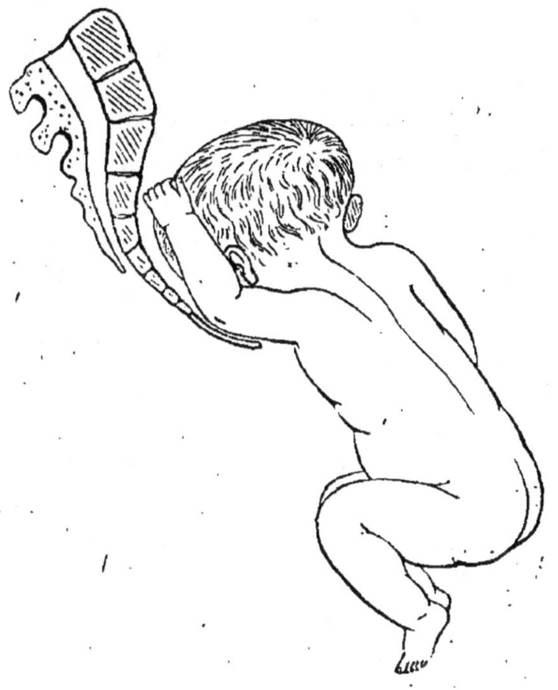

Fig. 57. — Évolution spontanée, 5e temps.

Si nous jetons, maintenant, un coup d'œil sur le mécanisme de l'accouchement dans chacune des présentations, nous verrons que M. Pajot, l'un de nos professeurs les plus distingués, a eu parfaitement raison d'avancer (1) qu'il y a, au milieu

(1) Cozzonis. Thèse. Paris, 1857.

11.

des variantés que nous avons données, un *méca-nisme fondamental* qui est toujours le même et se compose de 5 temps ; savoir :

1° Un 1ᵉʳ temps pendant lequel la partie du fœtus qui se présente, subit des pressions qui diminuent son volume et modifient même sa forme, pour qu'elle s'engage aussi facilement que possible au détroit supérieur et de là dans l'excavation (*temps d'amoindrissement et d'engagement*). L'amoindrissement s'obtient seulement par des procédés différents, suivant la partie qui se présente. Pour le siége, où il y a plus de parties molles que d'os, c'est par une véritable diminution de volume ; pour les épaules, qui sont encore assez réductibles, par une réduction réelle et par le dégagement sous l'arcade pubienne de l'épaule qui se présente ; et, pour la tête, qui n'est que très-peu reductible, par une flexion forcée, si c'est le vertex, et, au contraire, par une déflexion forcée, si c'est la face qui descend dans le bassin. Mais peu importe la forme ; le fond reste toujours le même, *amoindrissement pour la facilité de l'engagement.*

2° Un 2ᵉ temps, pendant lequel la partie qui vient de s'engager au détroit supérieur descend jusqu'au fond de l'excavation, autant du moins que sa forme et ses dimensions le lui permettent. C'est donc là un *temps de descente et d'engagement complet.*

3° Un 3ᵉ temps, pendant lequel la partie qui est arrivée sur le plancher du bassin, exécute ce que Baudelocque appelait le *mouvement de pivot*, et ce qu'on appelle aujourd'hui le *mouvement de rotation intérieure*, rotation qui a pour but de disposer la partie du fœtus qui va se dégager la première, de façon que son plus grand diamètre se trouve, au détroit inférieur, parallèle au diamètre *coccy-pubien* que la mobilité du coccyx rend, nous le savons, plus grand que les autres.

4° Un 4e temps, pendant lequel la partie qui vient d'opérer cette rotation intérieure se dégage et franchit la vulve. Ce *dégagement à la vulve* se fait par des procédés variables, suivant la partie fœtale qui se présente, et même suivant que cette partie, si c'est la tête, est fléchie ou défléchie ; mais le but est toujours le même, le *dégagement de la partie*.

5° Enfin, un 5e temps, pendant lequel la partie du fœtus qui est encore dans le bassin et qui doit se dégager la seconde, exécute un mouvement de *rotation intérieure*, pour adapter son plus grand diamètre *au plus grand diamètre* du détroit inférieur. La *rotation extérieure* de la première partie dégagée n'est évidemment qu'une conséquence de la rotation intérieure de la partie qui suit.

Tel est, d'après M. Pajot, le mécanisme fondamental de l'accouchement spontané, quelles que soient et la présentation et la position du fœtus. En analysant mieux les procédés qu'emploie la nature pour l'expulsion du produit, et en les faisant mieux comprendre qu'on ne l'avait encore fait, ce savant professeur a rendu à l'art obstétrical un véritable service ; car il a mis le praticien à

même d'intervenir avec plus d'intelligence dans
les cas difficiles.

Mécanisme de l'accouchement gémellaire.

Que les deux enfants viennent par la tête, comme
c'est le cas le plus ordinaire (134 fois sur 329), ou
l'un par la tête et l'autre par les pieds (86 fois sur
329), le mécanisme de leur expulsion ne présente
rien de particulier à signaler. Il faut seulement savoir que le travail n'est pas toujours rapide, et
qu'au contraire, il traîne souvent en longueur ; ce
qui s'explique, du reste, par la faiblesse des contractions de l'utérus, qui ne peut agir sur le premier œuf, pour l'expulser, qu'au travers du second, et qui, plus tard, quand il doit agir sur ce
dernier, est épuisé et a perdu presque toute son
énergie.

Si les fœtus ont chacun une poche distincte, formée d'un chorion et d'un amnios, et chacun aussi
un placenta distinct, la naissance du second peut
fort bien ne pas suivre immédiatement celle du
premier ; il peut y avoir entre les deux naissan-
ces un intervalle de plusieurs heures et même de
deux ou trois jours et plus.

Mais il n'en est plus de même, si les fœtus sont
renfermés dans une même poche et ont un placenta à peu près commun : leur expulsion ne peut
plus avoir lieu séparément ; le travail, une fois
commencé pour l'un, se continue sans interrup-

tion pour l'autre. Mais aussi il peut survenir, dans ce cas, des complications fâcheuses : à côté de la tête d'un des fœtus, par exemple, peuvent s'engager les pieds de l'autre; ou bien, les pieds des deux fœtus peuvent tous se présenter pêle-mêle dans l'orifice utérin; ou bien encore, les deux fœtus, se présentant de travers, peuvent se trouver croisés, l'un ayant sa tête dans la fosse iliaque droite, quand l'autre l'a dans la fosse iliaque gauche; etc., etc.

Conduite de l'accoucheur auprès d'une femme en travail.

Le médecin, appelé pour faire un accouchement, doit toujours emporter sur lui :: sa trousse, son forceps (fig. 58), son stéthoscope, son tube laryngien et même quelques grammes de seigle ergoté, de laudanum, d'extrait de belladone et de chloroforme (1). A envoyer quérir ces divers objets chez le pharmacien, même quand on n'est pas sorti de ville, on perdrait souvent un temps précieux.

Arrivé près de la femme, il faut l'accoster avec une physionomie rassurante, et non avec cet air

(1) Nous recommandons le nouveau forceps brisé de M. Pajot; c'est un excellent instrument, qui joint à une parfaite solidité l'avantage inappréciable d'être vraiment portatif, et susceptible même d'être caché aux regards, si l'on a soin de le renfermer, démonté, dans un sac de couleur sombre.

gravé et important que certains docteurs se donnent si sottement à tout propos.

Puis, après s'être enquis de son âge, de son état
de santé habituel, de la date des premières règles, des particularités de la menstruation, et de celles des grossesses, avortements ou accouchements antérieurs, s'il y en a eu, on cherche à résoudre immédiatement les trois questions suivantes :

1° La femme est-elle réellement enceinte?

2° Est-elle à terme?

3° Est-elle en travail?

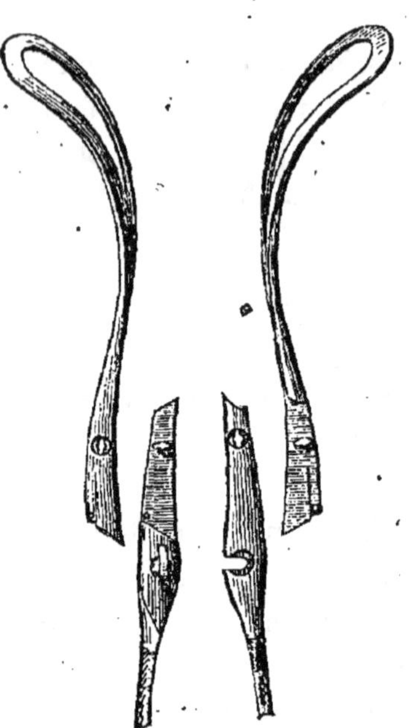

Fig. 58. — Forceps brisé de Pajot.

La tournure de la femme et son genre de plaintes, à intervalles presque réguliers, joints à tout ce qu'elle peut énumérer en fait de signes de grossesse, suffisent d'ordinaire à faire résoudre affirmativement la première question. Mais si, par hasard, on restait encore dans le doute, on n'aurait qu'à rechercher le seul signe infaillible, *les bruits du cœur*, en se rappelant bien, toutefois, qu'ils ne s'entendent pas au moment des douleurs, et que, par conséquent, il faut profiter d'un temps de repos pour ausculter. Si, pendant les contractions un peu fortes, on n'entend plus le cœur du fœtus, ce n'est pas que celui-ci soit comprimé à en être étouffé; mais bien parce que les sinus utérins compris entre deux couches musculaires sont aplatis et vidés, d'où arrêt momentané dans la circulation fœtale.

Pour savoir si la femme est à *terme*, on se borne généralement à lui demander à quelle époque ont apparu ses règles pour la dernière fois et à calculer si, jusqu'au moment présent, il s'est écoulé 9 mois, plus 7 ou 8 jours; — s'il y a du doute sur la date des dernières menstrues, on demande quand les premiers mouvements spontanés du fœtus se sont fait sentir, et l'on voit si l'on est réellement à 4 mois et demi au delà; — on demande encore si le ventre n'a pas *baissé*, ou si la matrice ne s'est pas notablement *inclinée en avant* par son fond (Stoltz), depuis 12 ou 15 jours, ce qui indique, en général, que la grossesse est proche de sa fin; — s'il n'y a pas eu de douleurs *préparantes* (1); — si, depuis 2 ou 3 jours, il n'est pas

(1) Les douleurs dites *préparantes* sont rares chez les primipares qui jouissent d'une bonne santé; au contraire, elles sont communes chez les pluripares où elles préludent 6, 8 et même 15 jours à l'avance. Elles se montrent d'habitude dans la première moitié de la nuit, intermittentes, empêchant le sommeil, et disparaissent le jour. Elles s'accompagnent, du reste, de fréquents besoins d'uriner, de poids sur le fondement et de mouvements extraordinaires du fœtus. (Stoltz, *Nouveau Dictionnaire de médecine et de chirurgie pratiques*, t. I, p. 229.)

survenu un écoulement vaginal glaireux, épais, filant comme du blanc d'œuf; — et, si tout cela ne paraît pas clair, on pratique le toucher pour juger du degré de mollesse du col; si la femme est à terme, cet organe est complétement mou et en voie d'effacement; puis, on sent, dans le cas de présentation du sommet, que le segment inférieur de la matrice plonge dans le haut de l'excavation, d'où ces envies incessantes d'uriner et parfois aussi d'aller à la selle, qui indiquent encore que la grossesse est à terme.

Enfin, on reconnaît que la femme est *en travail*, quand, au moment des douleurs, — qui reviennent, du reste, à intervalles de plus en plus courts et qui *portent* aux pubis ou au fondement, — on trouve, au palper, que le fond de la matrice se durcit, et, au toucher, que le pourtour de l'orifice utérin devient lui-même tendu et presque rigide, ce qui n'a pas lieu si les douleurs sont *fausses*. Mais le signe vraiment caractéristique du début du travail, est l'*effacement complet du col avec un commencement de dilatation dans l'orifice interne*. Tant que cet orifice est complétement fermé, chez la primipare, ou ne laisse pénétrer que l'extrémité de la pulpe de l'index, chez la multipare, le travail n'est pas commencé.

La *fausse douleur* est continue, ne va pas en augmentant progressivement d'intensité, ne porte pas au fondement ou aux pubis et ne s'accompagne d'aucun changement dans le col. Elle est donc bien facile à distinguer de la *vraie douleur*, qui est

tout l'opposé (1). Or, cette distinction est des plus
utiles à faire pour le praticien, puisque, s'il pre-
nait de fausses douleurs pour des douleurs vraies,
il s'exposerait à perdre son temps auprès d'une
femme qui peut être à plusieurs jours encore de
son accouchement, et, ce qui est plus fâcheux, à
perdre la confiance de ceux qui l'ont fait appeler.
Cela revient à dire qu'il ne doit pas s'en rapporter
à la femme quand elle annonce qu'elle va accoucher prochainement parce qu'elle souffre, et qu'il
doit pratiquer le *toucher* pour juger lui-même de
l'état du col. S'il trouve cet organe ayant encore
une certaine longueur et l'orifice interne complétement fermé, il sait qu'il a du temps devant lui
et qu'il peut se retirer, quitte à revenir dans quelques heures apprécier les changements qui ont
pu s'opérer depuis le premier examen ; tandis que,
si le col est tout à fait effacé, et que le doigt, porté
sur lui, trouve l'orifice interne déjà un peu ouvert,
et laissant percevoir les membranes qui se tendent au moment de la douleur, il doit considérer

----

(1) « Le point de départ des *vraies* douleurs, comme
« l'a très-bien dit Mme Boivin, est véritablement le col
« qui est tiraillé et qui se dilate.

« Tandis que les *fausses* douleurs ont leur point de dé-
« part dans un organe du voisinage, ou tout au plus dans
« le fond même de l'utérus atteint d'état névralgique,
« rhumatismal ou inflammatoire ; puis elles sont con-
« tinues, varient de siége, et ne s'accompagnent d'au-
« cune modification dans le col, ni d'aucune contraction
« régulière dans le corps de l'organe. » (*Mémorial de
l'art des accouchements*, 4e édit., Paris, 1836.)

le travail comme à son début et se comporter en conséquence.

Plus tard, quand il verra les glaires vaginales se teindre d'un peu de sang, — la femme *marquer*, comme on dit vulgairement, — il en conclura avec assez de raison que le travail se fait; car ce sang, qui rougit les glaires, provient nécessairement ou de quelques vaisseaux capillaires déchirés dans le décollement des membranes, ou du col lui-même dont l'orifice s'éraille en se dilatant.

En moyenne, la dilatation du col, pour être complète, demande, chez une primipare, de 6 à 8 heures, et, chez une múltipare, de 4 à 6 seulement: quant à la durée de la période d'expulsion, elle est à celle de la période de dilatation :: 1: 2 ou 3. On se basera là-dessus, si l'on a absolument besoin de s'absenter, — tout en n'oubliant pas qu'il est des pluripares qui accouchent *en deux ou trois heures*.

Il n'est pas nécessaire que le col soit dilaté ni même complétement effacé, pour que l'on reconnaisse très-bien sous le doigt, au travers du segment inférieur de l'utérus, la présentation du sommet; on peut donc, puisque c'est une bonne nouvelle, s'empresser de l'annoncer tout haut. — Quant à la position, elle ne saurait être précisée que lorsque le col est largement dilaté et même les membranes rompues. Mais on sait qu'il y a 4 chances sur 5 pour qu'on ait affaire à une première position (o. i. g. a.).

Si la femme dit avoir perdu ses eaux, il faut

vérifier la chose, et, pour cela, pratiquer le toucher au début d'une douleur, parce que c'est à ce moment-là que les membranes *bombent* si elles sont encore entières. Si donc, touchant pendant une contraction, on s'aperçoit qu'aucune poche ne bombe sous le doigt et que celui-ci se promène, au contraire, dans le champ de l'orifice utérin, sur une surface plissée au lieu d'être tendue, on saura qu'effectivement les membranes sont rompues et les eaux en voie d'échappement; du reste, si l'on garde le doigt en place jusqu'à la fin de la douleur, on sentira un jet de liquide chaud s'échapper, à ce moment-là, et glisser sur la paume de la main. Si la poche est, au contraire, rénitente pendant la contraction de la matrice, et ne laisse échapper aucun jet de liquide séreux, on a la conviction que la femme s'est trompée, qu'elle a pris des glaires vaginales ou un jet d'urine involontaire pour une perte d'*eaux*, et que les membranes de l'œuf sont encore entières.

En général, elles ne se rompent que lorsque la dilatation du col est achevée, lorsque l'orifice interne est ouvert de 7 à 8 centimètres, et au moment, par conséquent, des premières douleurs expulsives. Alors, l'accoucheur ne doit plus quitter la femme sous aucun prétexte, et doit même toucher à chaque forte douleur, pour suivre exactement les progrès de l'expulsion qui va commencer, et se tenir prêt à réduire de suite une main, un pied, ou une anse de cordon, venant à se glisser subitement à côté de la tête qui s'engage.

Jusque-là, on n'a dû toucher que le moins possible, parce que cette manœuvre déplaît toujours
beaucoup à la plupart des femmes; — qu'elle est
d'ailleurs sans utilité tant que la dilatation n'est
pas complète, si surtout on sait que c'est le sommet qui se présente; — et qu'elle a, au contraire,
son danger, en exposant à une rupture prématurée
de la poche des eaux, poche qui aide si efficacement à la dilatation du col et qu'il faut laisser, en
général, se rompre d'elle-même.

Si, au lieu du sommet, on reconnaissait que c'est
la face, le pelvis ou l'épaule qui se présente, il
faudrait encore, lors même que la dilatation serait
à peine commencée, ne pas s'éloigner de la femme,
parce que d'un moment à l'autre il peut y avoir
nécessité d'intervenir.

Dans tous les cas, il ne faut pas oublier la vessie et le rectum, qui devraient être vides l'un et
l'autre, quand la partie qui se présente est sur le
point de s'engager dans l'excavation. On prescrit
donc, au besoin, un lavement ; et si la miction est
devenue impossible, bien que la vessie soit distendue par une assez grande quantité d'urine, il n'y a
pas à hésiter ; quoi qu'il en coûte à la femme, on
doit recourir au cathétérisme.

Tant que, dans le cas de bonne présentation, la
dilatation du col n'est pas complète, on peut permettre à la femme de se promener dans l'appartement ; car il y a à cela plus d'avantages que d'inconvénients. — Mais il n'en est plus de même
lorsque le col est tout à fait dilaté, que les mem-

branes sont rompues et que les douleurs deviennent expulsives : on doit alors engager la femme
à se mettre sur le *lit de misère*, ou, à défaut, en travers sur le pied de son lit.

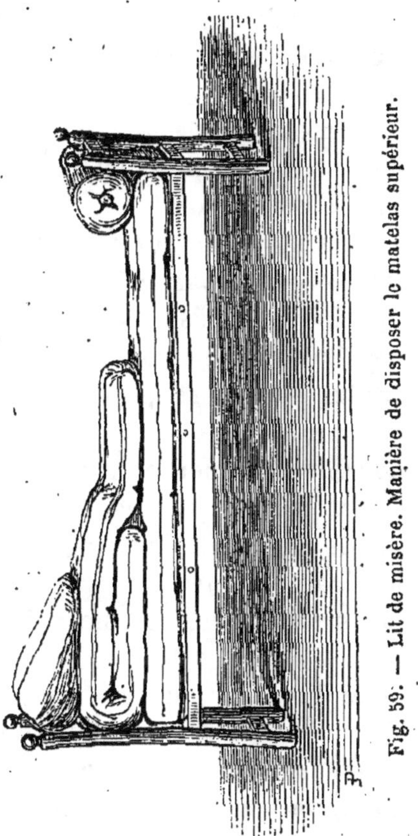

Fig. 59. — Lit de misère. Manière de disposer le matelas supérieur.

Le *lit de misère* ou *petit lit* est ordinairement un
lit de fer ou de sangles, étroit, qu'on n'appuie à la
muraille que par la tête, et qu'on a garni de deux
matelas, d'un drap, d'une couverture et de quel-

ques oreillers; le matelas de dessous sera étendu dans toute sa longueur, tandis que celui de dessus sera replié sur lui-même et de haut en bas, dans un peu plus du tiers de sa longueur (fig. 59).

La pratique française, qui est la meilleure, veut que la femme se place sur ce lit, de façon que le dos repose bien à plat, que le bassin porte sur l'extrémité du matelas supérieur, que les cuisses et les jambes soient maintenues demi-fléchies et un peu écartées, les pieds s'arc-boutant sur une planche ou un traversin, et que la tête et le haut de la poitrine soient soutenus par un ou deux oreillers.

On s'est occupé de dresser le *lit de misère* dès qu'on a vu la dilatation du col marcher franchement. Un peu plus tard, on songe à préparer ce qu'il faut : 1° pour ranimer l'enfant, s'il naissait asphyxié; 2° pour lier, couper et panser le cordon ombilical; 3° pour arrêter, au besoin, chez la mère, une hémorrhagie par inertie utérine consécutive. Mais on a bien soin de faire ces divers préparatifs sans bruit, sans embarras, comme s'ils n'étaient pas importants.

Pour ranimer l'enfant, en cas d'asphyxie, on tiendra prêts : du vinaigre, de l'eau-de-vie, un morceau de flanelle, une plume avec ses barbes, de l'eau chaude, de l'eau froide, une petite baignoire ou un vase assez grand pour qu'on y puisse plonger le fœtus, et un tube laryngien.

Pour la ligature, la section et le pansement du cordon, on aura sous la main : deux lacs de fil ciré, de deux ou trois brins chacun, et longs de 25 à

30 cent. au plus ; de bons ciseaux ; un petit linge enduit de cérat ou d'axonge et taillé en T ; un petit gâteau d'ouate ; une compresse mollette ; et un bandage de corps, de 8 cent. de largeur sur 40 cent. de longueur, et muni de galons convenablement disposés, pour éviter de se servir d'épingles qui peuvent avoir leur danger.

Enfin, pour remédier à une hémorrhagie par inertie consécutive, chez la femme, on aura : du seigle ergoté (au moins 2 grammes en 3 ou 4 paquets) ; un citron, ou une éponge fine et du vinaigre de table pur ; de l'eau froide ; de l'étoupe ou un vieux mouchoir de toile ; plusieurs serviettes non dépliées, et un bandage de corps solide, qui, dans tous les cas, servira à *cintrer* la femme, après la délivrance achevée.

Quand les douleurs expulsives, devenues très-fortes, ne laissent presque plus de repos, on doit aller s'asseoir à la droite de la femme, pour être prêt à la secourir et à recevoir l'enfant.

On peut, maintenant, on doit même pratiquer le toucher à chaque douleur, pour juger à point nommé des progrès de l'accouchement et ne pas se laisser surprendre par un obstacle ou un accident quelconques : la femme souffre tellement qu'elle ne met plus opposition à cette manœuvre, qu'on lui représente, du reste, comme nécessaire.

Lorsqu'il y a de grandes douleurs de reins, il faut essayer d'une serviette passée sous les lombes et avec laquelle *deux des assistants* soulèvent un peu la femme, ou mieux encore, engager un aide vigoureux à exercer avec la paume de la main une forte pression sur la région sacrée, qui est le siége de ces douleurs plus souvent que la région rénale, proprement dite (1), et, par l'un ou l'autre moyen, on soulage généralement.

Aux crampes dans les cuisses ou les mollets, qui sont pour certaines femmes un véritable supplice, il n'y a à opposer que des frictions, bien insignifiantes au fond, mais qui ont au moins l'avantage d'occuper la femme et de lui faire prendre patience ; il est certain que l'accouchement seul peut mettre fin à ce symptôme fatigant, puisqu'il est occasionné par la compression des plexus sacrés, au moment où la tête descend dans l'excavation.

Contre les vomissements, que nous avons vu persister dans quelques cas jusqu'à la sortie du fœtus, et qui sont parfois tellement répétés qu'ils distraient l'utérus de son action et ralentissent le travail, il n'y a vraiment rien à faire non plus, si ce n'est : donner à la femme quelques gorgées d'une boisson froide acidule et l'exhorter à un peu de patience, en lui disant que la fin de son tourment approche.

Enfin, il n'y a guère autre chose que de la patience à prescrire encore dans le cas où la femme est prise de violents frissons ; on ne peut que la

____

(1) Stoltz, *Nouveau Dictionnaire de médecine et de chirurgie pratiques*, t. I, p. 276.

rassurer et lui faire prendre courage, en lui disant, ce qui est généralement vrai (Dewees), que
ces frissons sont un signe de dilatation rapide du
col et de prompte délivrance.

Interrogé sur la fin probable de l'accouchement,
on devra ne pas trop s'avancer, et ne donner jamais, à ce sujet, qu'une réponse évasive. Ne sachant pas si la contractilité utérine se soutiendra convenablement, — sans parler des autres causes de retard, — on fera bien même d'éloigner un peu les espérances. Car, si la femme accepte avec joie l'accouchement qui devance les prévisions du médecin, il n'en est pas de même des souffrances qui dépassent le terme assigné.

Voici, cependant, sur la durée totale du travail, et sur celle de ses deux principales périodes, des chiffres moyens qui permettent de répondre à la question sans courir grand risque de se compromettre.

			heures.
Durée totale du travail :	Chez la primipare (1)		10 à 12
	Chez la femme déjà mère		6 à 8
Durée des périodes :	Période de dilatation	chez la primipare.	6 à 8
		chez la multipare.	4 à 6
	Période d'expulsion	chez la primipare.	2 à 4
		chez la multipare.	1 à 2

Mais, malgré cela, il vaut encore mieux ne rien
préciser et répondre tout simplement : qu'*il est pro-*

(1) Pour les *primipares*, M. Depaul place la moyenne
de la durée du travail entre 15 et 20 heures, y compris,
il est vrai, les contractions du début qui sont peu douloureuses et séparées par d'assez longs intervalles,

bable que l'accouchement se terminera à telle heure, si les contractions se soutiennent, s'il ne survient aucun accident, si, en un mot, *les choses marchent bien.* Il est, en effet, impossible de prévoir d'une manière certaine tout ce qui peut arriver.

La poche des eaux n'a pas toujours la même forme. Ordinairement hémisphérique et arrondie, elle est parfois allongée, en *boudin,* comme disent les auteurs. Or, cette dernière forme tient souvent à cette seule circonstance, que les membranes sont très-lâches et ne contiennent que peu de liquide; mais, quelquefois aussi, à l'engagement, dans le col, d'un pied, d'une main, ou d'une anse de cordon volumineuse. La poche des eaux est effectivement peu saillante dans la présentation du sommet, tandis qu'elle l'est généralement beaucoup dans les autres présentations. C'est ce qui faisait dire à madame Lachapelle « qu'elle ne crai-« gnait pas les eaux plates (1); » et elle avait raison. Nous avons observé plusieurs fois des poches en boudin et toujours dans des cas de présentation ou des pieds, ou du coude, ou d'une main.

mais qui n'en font pas moins subir au segment inférieur de l'utérus une préparation dont on ne tient pas assez compte. Les femmes qui accouchent, dit-il, après 3 ou 4 heures seulement de souffrances, étaient certainement en travail depuis un temps beaucoup plus long; mais les contractions utérines n'étaient pas, à proprement parler, *douloureuses* (preuve que les mots contraction et douleur ne sont pas toujours synonymes) et passaient inaperçues.

(1) Lachapelle, *Pratique des accouchements.* Paris; 1825.

Si la femme a déjà beaucoup souffert quand on arrive près d'elle, on peut croire à un travail avancé et s'attendre, par conséquent, à trouver le col largement dilaté. On touche, avec cette idée, et si l'on manque d'expérience, on peut prendre le segment inférieur de l'utérus, qui est aminci et qui laisse percevoir assez nettement le crâne du fœtus, avec ses sutures et fontanelles, pour une poche plate. Et ce qui conduit encore à commettre une pareille erreur, c'est la difficulté d'atteindre l'orifice de la matrice, quand, ainsi que cela a lieu souvent, il reste très-élevé et tourné presque directement vers la partie supérieure du sacrum. Il est donc bien important de ne pas pratiquer le premier toucher avec négligence et de ne retirer le doigt qu'après s'être bien assuré de la position de l'orifice et de l'état où il se trouve. Si on ne le rencontre pas à la place ordinaire, on le supposera très-haut et très en arrière; alors, on fera coucher la femme presque horizontalement sur le dos et le siége un peu élevé, pour corriger le plus possible l'obliquité de la matrice, et l'on portera le doigt vers le promontoire, où l'on finira par atteindre ce que l'on cherche, si surtout on sait rappeler un peu en avant, avec la pulpe du doigt, la lèvre antérieure de l'orifice. On ne doit pas perdre de vue que cet orifice, arrivé à un certain degré de dilatation, est toujours circonscrit par un bord mince et presque tranchant, et que, lorsqu'on ne rencontre pas ce bord, c'est qu'on n'est pas où il faut. Du reste, quand la paroi utérine, quelque

mince soit-elle, est interposée entre le doigt et le
crâne du fœtus, on sent très-bien, si l'on a une
certaine habitude du toucher, que ce crâne n'est pas

$$\frac{1}{3}$$

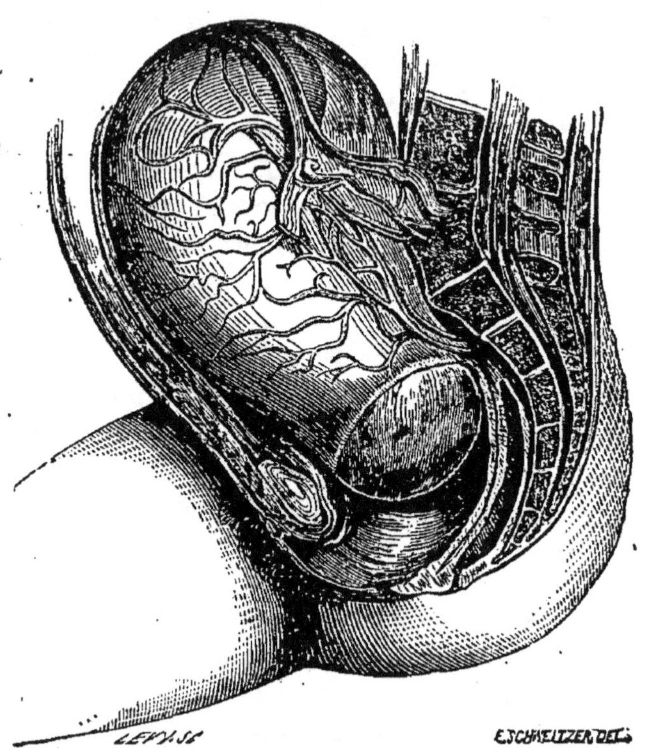

Fig. 60. Poche prête à se rompre. — Dilatation du col achevée.

seulement recouvert par les membranes de l'œuf

« Du reste, comme le dit fort bien M. Depaul,
« avant même d'avoir touché, rien qu'à la manière
« dont la femme se plaint, un accoucheur expéri-

« menté reconnaîtra le plus souvent où en est ar-
« rivé le travail. Car, dans la *période de dilatation*,
« la femme est agitée, excitée par des douleurs
« périodiques dont elle ne comprend ni le but ni
« l'efficacité ; dans la *période d'expulsion*, elle est
« plus calme, plus confiante dans une issue pro-
« chaine, et se recueille, pour ainsi dire, à l'arri-
« vée de chaque contraction, pour aider la ma-
« trice de toute la puissance de sa volonté, par
« des efforts qu'elle a souvent peine à maîtriser.
« Tous les accoucheurs savent reconnaître de
« suite le premier cri guttural de l'effort qui an-
« nonce le début de l'expulsion. »

La poche des eaux crève ordinairement d'*elle-même*,
dès que la dilatation du col est achevée. (V. fig. 60.)

Quand on voit arriver le moment de cette rupture,
il est bon de prévenir la primipare de ce qui va se
passer, pour qu'elle ne soit pas effrayée de l'échappement subit d'un flot de liquide, et de garnir le
périnée d'une grosse éponge ou d'une serviette
usée, qui absorberont une grande partie de l'eau
et éviteront à la femme le désagrément de se sentir inondée.

Sitôt les membranes rompues, on doit s'assurer
de nouveau de la présentation, chercher, en outre, à reconnaître la position, et voir bien vite,
pendant qu'il y a encore de l'eau dans la matrice,
s'il ne s'agit pas d'un cas à nécessiter la version,
ou s'il n'y a pas, à côté de la tête, procidence d'une
main, d'un pied ou d'une anse de cordon, qu'il se
rait facile alors de réduire.

On ferait bien aussi de constater la couleur de l'eau qui vient de s'échapper; car si elle était assez fortement teinte de méconium, on saurait que l'enfant souffre, s'il n'est même déjà asphyxié, et l'on se hâterait d'intervenir par le forceps ou la version, suivant le cas.

Quelquefois la poche des eaux se rompt trop tôt, avant même que le col ait commencé à se dilater; il faut alors faire coucher la femme sur le dos, ou sur le côté (Nægelé), et l'engager à se donner peu de mouvement jusqu'à dilatation complète de l'orifice utérin.

D'autres fois, au contraire, la poche tarde trop à se rompre. L'enfant s'en trouve bien; mais la mère en souffre, car l'accouchement est plus long à se terminer. *Il faut, alors, s'assurer que la dilatation du col est complète* (1), et percer ensuite les membranes au moment où elles *bombent*, c'est-à-dire, au plus fort d'une douleur. On se sert, pour cela, de l'extrémité de l'index qu'on pousse brusquement sur le centre de la poche distendue, ou, si cette petite manœuvre reste inefficace, d'une plume d'oie entière, taillée en biseau, et qui, con-

(1) Mais quand cette dilatation est-elle *complète?* Nous avons dit que c'était lorsque le col avait atteint de 0^m, 07 à 0^m, 08 d'ouverture. C'est assez exact; peut-être, cependant, vaudrait-il mieux dire, avec M. Depaul, que c'est quand les bords de l'orifice atteignent à peu près la criconférence de la cavité pelvienne, en d'autres termes, *quand le diamètre de l'orifice égale à peu près la circonférence sous-occipito-bregmatique de la tête du fœtus.*

duite avec précaution, le long de l'indicateur, jusque sur le point culminant des membranes, fera l'office d'un trocart. La ponction faite, n'importe comment, et une partie des eaux évacuée, l'utérus revient un peu sur lui-même et reste quelques instants en repos ; puis il reprend à se contracter, et même plus fortement qu'auparavant, et le travail s'achève. Mais qu'on n'oublie pas que *la poche des eaux ne doit, en général, être crevée que lorsque la dilatation du col est complète.* La crever plus tôt, c'est exposer le fœtus à une compression immédiate et trop prolongée de la part de l'utérus, et à la mort par asphyxie. Et cet extrême danger que court l'enfant, si la presque totalité des eaux vient à s'échapper trop tôt, nous fait nous exprimer plus explicitement encore et émettre en principe : *qu'il ne faut jamais rompre les membranes de l'œuf que lorsque l'état de la femme l'exige absolument.* Il n'est pas un accoucheur qui ne se soit repenti, dans plus d'une circonstance, d'avoir enfreint cette règle.

Néanmoins, il est des cas où il faut crever les membranes de bonne heure, quand la dilatation de l'orifice utérin est loin d'être complète ; c'est : 1º lorsque le-fœtus est reconnu très-mobile et qu'on a lieu de craindre la substitution, à une présentation du sommet, d'une autre présentation moins avantageuse ; 2º lorsqu'on suppose que la matrice, qui cesse de se contracter franchement, est engourdie par un excès de distension (hydramnios ou jumeaux) ; 3º enfin, lorsqu'on voit apparaître une perte sanguine que l'on peut supposer provenir d'un décollement prématuré du placenta.

La tête, dans certains cas, semble s'arrêter dans son mouvement de descente ; elle est presque sur le plancher du bassin, mais s'arrête là. Il faut voir si par hasard ce ne serait pas la lèvre anté-rieure de l'orifice utérin, étroitement appliquée sur la tête au niveau de la suture lambdoïde, qui bri-derait celle-ci et l'empêcherait d'avancer. Car, s'il en était ainsi, il n'y aurait qu'à repousser en haut le bord utérin avec l'extrémité du doigt indicateur engagée sous lui. Bien souvent, rien que par cette seule petite manœuvre, nous avons levé l'obsta-cle et vu le temps de descente reprendre immé-diatement son cours.

Tant que la tête n'a pas franchi le col utérin, il est inutile que la femme *pousse;* mais quand la tête est sur le périnée et à plus forte raison commence à entr'ouvrir la vulve, c'est différent (V. fig. 61) ; on doit alors engager la femme, fût-elle primipare, à s'aider un peu, et, alors aussi, lui faire tenir les cuisses et les jambes invariablement fléchies et écartées tout à la fois. Les aides remplissant cette office auront même une main faisant arc-boutant sur le devant du genou, durant le fort des douleurs.

Mais, à ce moment, le périnée est menacé de dé-chirure. Car, ainsi que le fait observer M. Depaul, les grandes et les petites lèvres ne fournissent rien à l'ampliation de la vulve, au moment du passage du fœtus, et c'est uniquement la partie antérieure du périnée et le tiers inférieur du pourtour de la vulve qui concourent à cette dilatation. Plus on observe ce phénomène, ajoute ce professeur, plus on admire en cela l'étendue des ressources de la nature, qui fait presque toujours arriver à bonne

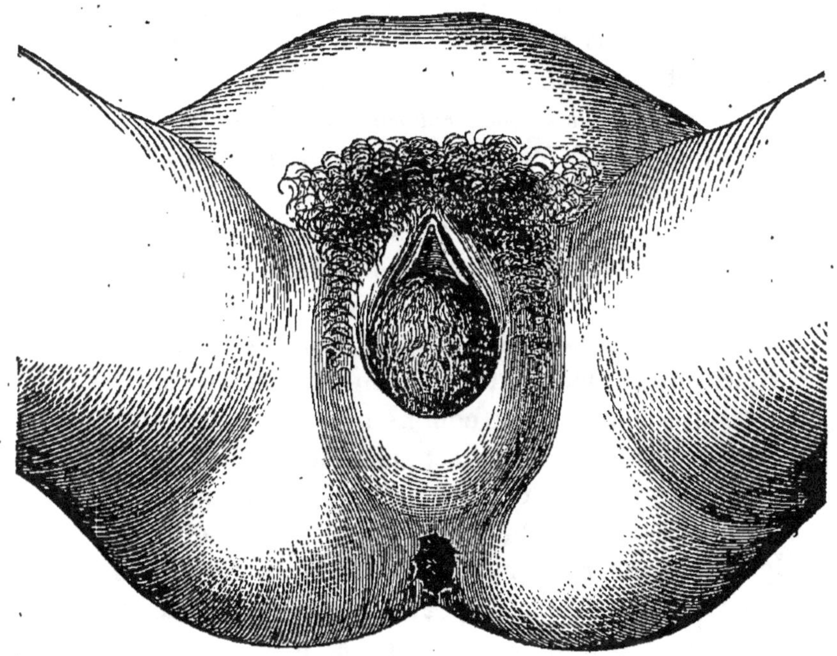

Fig. 61. — Tête au périnée.

fin ce temps difficile et périlleux de l'accouchement.

Il n'en faut pas moins apporter toute son attention à bien soutenir le périnée, pour le préserver de l'accident en question.

En France, c'est avec la main droite engagée par-dessous la cuisse droite de la femme qu'on

soutient cette cloison importante : les quatre derniers doigts sont disposés en dehors de la grande
lèvre gauche et le pouce en dehors de la droite,
et, pendant qu'on cherche à ramener, avec eux, le
plus de peau possible vers la ligne médiane, on
appuie toute la paume de la main sur le périnée
qui bombe, mais en *ayant grand soin de presser particulièrement avec le bord cubital vers l'anus.* Par ce
plan incliné artificiel, on facilite l'inflexion du fœtus, le mouvement d'extension de la tête et l'engagement de l'occiput sous l'arcade pubienne.
Mais il est évident qu'on ne placera convenablement sa main sur le périnée, pour le soutenir le
mieux possible, qu'autant que la femme aura son
siége portant bien sur l'extrémité même du matelas supérieur, disposé comme nous l'avons dit.

Commé le fait et le recommande M. Stoltz (1),
nous n'employons plus que la main *nue*, qui sent
mieux ainsi ce qu'elle fait et ce qui se passe. Seulement, nous prenons la précaution de placer un
linge quelconque devant l'anus. Une simple raison
de propreté ne doit pas engager à faire plus.

Dans tous les cas, s'il y a défécation involontaire, il ne faut pas avoir l'air de s'en apercevoir ;
on enveloppe bien vite les matières expulsées dans
le linge qu'on a eu soin de placer devant l'anus, et
on les fait disparaître adroitement, sans rien laisser deviner ; autrement, la femme se tourmente-

____

1) Stoltz *Nouveau Dictionnaire de médecine et de
chirurgie*, Paris, 1864, t. I, p. 278.

rait d'avoir fait une chose aussi dégoûtante, et sa vive contrariété arrêterait peut-être le travail pour quelques instants, précisément quand il est le plus nécessaire que les contractions soient fortes.,

Nægelé dit que, lorsque la tête est à la vulve, on prévient plus sûrement la déchirure du périnée, en enlevant les coussins qui tenaient le dos de la femme élevé ; et il doit avoir raison : car, quand la femme est couchée horizontalement, l'utérus est moins oblique et la tête du fœtus porte bien moins sur le périnée, que quand la femme est presque assise sur le lit de misère, comme on la place d'habitude.

On pourrait peut-être croire faciliter le passage de la tête à la vulve, en promenant son doigt tout autour, entre la tête et les parties maternelles,. comme pour dilater ces dernières : *qu'on se garde bien de cette sotte manœuvre;* car, loin de dilater la vulve, elle ne ferait que la dessécher, l'agacer, l'irriter, l'enflammer même et, par suite, la disposer à se laisser déchirer plus facilement. Si l'on a présente à l'esprit la sage lenteur de la nature dans le dégagement spontané de la tête, on évitera de toucher la femme, dans ce moment-là, autrement que pour suivre les progrès de l'expulsion et juger du degré de tension de la commissure postérieure de la vulve. Il ne faut pas perdre de vue un seul instant qu'en présence d'un accouchement naturel, le rôle du médecin doit se borner d'ordinaire *à observer, conseiller, soulager et protéger* (Stoltz).

Enfin, quand la tête franchit la vulve, quand les

douleurs sont *conquassantes*, si l'on sentait que le périnée, quoique bien soutenu, va se rompre, — qu'il est mince, luisant, prêt à éclater, — on devrait se conduire comme P. Dubois, et la plupart des bons accoucheurs d'aujourd'hui, c'est-à-dire s'armer de ciseaux un peu forts et coupant bien de la pointe, et faire avec cet instrument, de chaque côté, vers la partie postérieure de la grande lèvre, une petite incision d'un centimètre au plus. Sans doute, on ouvre ainsi la voie à deux déchirures au lieu d'une ; mais ces déchirures n'iront pas loin et n'intéresseront, du reste, aucun organe important ; tandis que la rupture médiane du périnée pourrait aller de la commissure de la vulve jusqu'à l'anus et même jusqu'au rectum, et constituer alors un des désordres les plus affligeants. D'ailleurs, on saura que les petites *incisions postéro-latérales*, si souvent mises en pratique depuis P. Dubois, ne sont pour ainsi dire pas senties de la femme, qui a, dans le moment, d'autres douleurs bien plus vives, — ne demandent aucun moyen de réunion ni de pansement, — et ne laissent, après leur guérison, qui est prompte, aucune cicatrice visible.

Mais la tête de l'enfant est enfin dehors ; que reste-t-il à faire ? *Règle générale:* La tête sortie, il ne faut point s'empresser de tirer sur elle ; il y a, alors, dans les contractions utérines, un repos qu'on doit respecter ; il ne dure, d'ailleurs, que quelques instants, après quoi le travail reprend son cours, et les épaules se dégagent d'elles-mêmes. Le plus souvent, cependant, on a besoin d'aider à ce dégagement des épaules par quelques tractions *modérées* sur la tête, qu'on a saisie avec les deux mains par ses côtés.

Mais, auparavant, on a dû explorer du doigt la région cervicale, pour s'assurer qu'elle n'est pas serrée par un ou plusieurs tours du cordon; car, si cela était, il faudrait tâcher de dégager ce cordon en passant l'index par-dessous ou, si l'on n'y réussissait pas, le couper bien vite avec des ciseaux à pointes mousses, et terminer de suite l'accouchement.

Si l'on tirait sur l'enfant avant le retour des douleurs, on ne laisserait pas le temps aux parois de la matrice de suivre le produit à mesure qu'il est expulsé et on exposerait la femme à une hémorrhagie. Et il ne faudrait pas se hâter davantage parce que l'enfant viendrait de faire une forte inspiration; car cela n'indique pas du tout qu'il y ait pour lui danger imminent d'asphyxie, ainsi qu'on le croit généralement dans le monde. Au contraire, cette inspiration précoce est un signe de force, un signe que l'enfant, sitôt né, respirera très-facilement.

On n'oubliera pas, du reste, de faire évoluer les épaules, — si l'on a engagé un doigt, comme on le fait souvent, sous chaque aisselle, ou au moins sous la postérieure, — de manière que l'une se tourne en avant et l'autre en arrière, et, s'il faut les dégager de force, de commencer *par la postérieure*.

Les épaules sorties, le reste vient seul. On saisit alors l'enfant avec les deux mains au niveau du thorax, *et non pas par les bras*, et on le couche, le ventre en l'air, sur l'aine gauche de la mère. Puis, quand il a poussé quelques forts vagissements et qu'on est sûr qu'il respire bien, on lie le cordon, comme nous le dirons bientôt, on le coupe, et on porte l'enfant sur les genoux de la garde.

Mais le fœtus ne vient pas toujours par le sommet dans l'accouchement naturel; il peut venir aussi par la face ou par le pelvis.

Quand il vient par la face, il faut, dès que le menton est dégagé sous l'arcade pubienne, soutenir le périnée *avec beaucoup de ménagement*, de peur de comprimer le cou sous la symphyse et de causer une congestion au cerveau. La tête dehors, les épaules et le tronc s'échappent comme dans la présentation du sommet.

Quand, enfin, l'enfant vient par le siége ou les pieds, on doit plus que jamais respecter la poche des eaux; on la laissera donc se crever d'elle-même, et le plus tard sera le mieux. Puis, la poche crevée, on ne s'empressera pas de tirer sur la partie qui apparaît à la vulve; ce serait une pratique *détestable*, suivant la propre expression de M. Pajot; loin de là, on abandonnera l'expulsion presque complétement à la nature; car, si l'on tirait sur le fœtus avec trop d'empressement, on courrait risque de défléchir les bras et la tête elle-même, accidents assez graves qu'on doit chercher à prévenir. On aura seulement l'attention,

dès que le siége aura franchi la vulve, de glisser
-le doigt sous le ventre jusqu'au niveau de l'ombilic, pour voir si le cordon est tiraillé ou non, et,
dans le premier cas, on en attirera une anse au
dehors. Et, si l'on ne pouvait pas amener cette
anse, parce que le cordon est naturellement trop
court, ou bien parce qu'il fait plusieurs tours autour du cou ou du tronc du fœtus, on couperait ce
cordon d'un coup de ciseaux le plus loin possible
de l'ombilic, on ferait pincer entre deux doigts le
bout ombilical, pour prévenir toute hémorrhagie,
et l'on tâcherait de terminer rapidement l'accouchement, pour ne pas laisser périr l'enfant d'asphyxie.'

Si le cordon, très-lâche, au contraire, était engagé entre les cuisses du fœtus, on chercherait à
le dégager par *derrière*, de manière à le placer sur
le périnée, et non sous l'arcade des pubis, où il
serait bien plus sûrement comprimé.

Mais, pour que toutes ces manœuvres soient faciles à exécuter, il faut avoir pris soin, — dès
qu'on a vu les fesses du fœtus s'approcher de la
vulve, — de faire mettre la femme *en travers*, sur
son lit, dans la position que nous indiquerons plus
loin, quand il sera question de la *version*. Et, alors,
si par hasard la poche des eaux n'est pas encore
crevée, et si l'on s'est assis en face de la vulve,
qu'on prenne bien ses précautions, pour ne pas
recevoir en pleine poitrine une douche des plus
désagréables. Nous avons reçu une douche de ce
genre une fois, et, depuis, nous n'avons jamais

oublié de nous tenir un peu à distance et, outre cela, de nous faire de la partie antérieure des jupons de la femme une sorte d'écran.

L'échappement d'un peu de méconium par l'anus n'est point ici, évidemment, d'un aussi fâcheux augure que dans le cas de présentation de la tête ou de l'épaule ; car il peut tenir tout simplement à la pression exercée sur le ventre du fœtus par l'orifice utérin ou le conduit vulvo-vaginal. Mais il n'en est pas de même de l'excrétion d'une grande quantité de la matière, à travers un anus lâche et comme paralysé ; elle prouve qu'il y a compression du cordon ou trouble notable dans la circulation utérine, et indique qu'il faut se hâter d'extraire l'enfant, si l'on veut qu'il ait chance de vivre.

Quand on reçonnaît par l'auscultation, ou tout simplement en interrogeant les pulsations de l'anse du cordon qu'on a attirée au dehors, que l'enfant est plein de vie, il n'y a nulle nécessité de hâter par des tractions le dégagement des épaules ni de la tête, et il est même préférable de laisser l'utérus faire seul l'expulsion de ces parties, parce qu'alors il y aura bien moins de risques de déflexion pour les bras ou la tête. Ce n'est donc que dans le cas où l'on sait le fœtus en danger, par suite de compression du cordon ou de trouble dans la circulation utéro-placentaire, qu'on doit venir en aide aux contractions de la matrice et des muscles abdominaux. Or, voici comment il faut s'y prendre pour tirer alors sur l'enfant : On enveloppe d'un linge fin et à demi usé la partie qui est déjà hors de la vulve, jambes ou pelvis, et on la saisit ensuite, non pas du bout des doigts, mais bien à *pleine main*. Quand la présentation est *complète*, c'est le pelvis qu'on saisit ainsi tout d'abord; mais si la présentation est *décomplétée*, ce sont les jambes qu'on saisit en premier lieu, puis les cuisses, et enfin le bassin; et dans tous les cas, on tire toujours *avec modération* et en ayant bien soin d'imprimer au fœtus, si c'est nécessaire, un mouvement de torsion qui amène son dos *en avant*, vers l'une ou l'autre des cavités cotyloïdes.

Jamais on ne doit tenir l'enfant, pour l'extraire, par une partie de son corps plus élevée que le pelvis; car une compression un peu forte exercée par les mains sur le ventre ou sur la poitrine ne serait certainement pas sans danger.

Enfin, lorsqu'il ne reste plus que la tête dans l'excavation et qu'elle est fléchie convenablement, il n'y a, pour faciliter son dégagement, qu'à relever le fœtus en entier, par un grand mouvement d'arc de cercle, vers le ventre de la mère; par là, on fait se dégager successivement, en avant du périnée, le menton, la face, le front et le bregma, et l'accouchement proprement dit est terminé; il ne reste plus dans l'utérus que le délivre qui sera expulsé, ou plutôt extrait, quelques minutes plus tard.

Hygiène de la femme en travail.

Pendant le travail, la femme n'a, en général, besoin d'aucun aliment; elle n'a pas besoin non plus de boissons excitantes, qui la disposeraient peut-être aux hémorrhagies et aux inflammations consécutives. Toutefois, si elle est faible et sans énergie, et si les douleurs ne sont pas soutenues, on peut lui donner un peu de bouillon et même un peu d'eau rougie; mais pas *de liqueur ni de vin pur*.

Il va sans dire qu'elle a dû être placée dans un appartement retiré, éloignée de tout bruit, peu éclairé et maintenu à une température modérée; — qu'on ne lui a laissé sur elle que des vêtements larges, ne gênant en rien sa circulation ni ses mouvements; — et qu'on a veillé à ce qu'il ne restât près d'elle aucune personne inutile, à plus forte raison antipathique.

Soins à donner au nouveau-né.

L'enfant naît bien portant ou à l'état de mort apparente.

1° L'enfant naît bien portant.

Dès qu'on est sûr que l'enfant respire bien, on doit s'occuper immédiatement de lier le cordon. A cet effet, on prend un des lacs de fil ciré qui ont été préparés d'avance, et on en étrangle *soli-*

dement le cordon à une distance de l'ombilic de 3 à 4 centimètres au plus, en ayant soin d'arrêter l'anse du fil par un double nœud. Il est bien entendu qu'avant d'appliquer la ligature, on s'est assuré qu'il n'y a pas de portion d'intestin engagée dans le cordon (hernie ombilicale congénitale).

Le double nœud terminé, on retranche l'excédant des deux extrémités du lacs, et, après cela, on coupe le cordon ombilical lui-même d'un coup de ciseaux à un centimètre au delà de la ligature.

Pour peu qu'on eût lieu de supposer la présence dans l'utérus d'un second enfant, il ne faudrait pas se contenter d'une seule ligature ; il faudrait en appliquer deux à quelques centimètres de distance l'une de l'autre et couper ensuite le cordon entre les deux. Comme cela, on ne s'exposerait pas à faire périr un second enfant d'hémorrhagie avant d'être né. Sans doute, dans le cas de grossesse gémellaire, les deux placentas sont bien souvent indépendants, quoique étroitement liés l'un à l'autre en apparence ; mais enfin il n'en est pas toujours ainsi : il arrive que les placentas communiquent ensemble par de larges anastomoses veineuses, et alors, évidemment, par la section du cordon en dehors d'une seule ligature, on compromettrait gravement la vie de l'enfant qui est encore à naître.

Nous pensons même qu'il serait bon, sans s'inquiéter de savoir s'il y a ou non un second enfant dans l'utérus, d'appliquer *toujours* sur le cordon deux ligatures entre lesquelles on donnerait le coup de ciseaux. On aurait ainsi le triple avantage de se délivrer d'une préoccupation, de ne pas souiller le lit de misère plus qu'il ne l'est déjà, et de faciliter le décollement ultérieur du placenta, s'il n'y en a qu'un, en lui conservant plus de volume et plus de poids.

Quand on a affaire à un cordon très-gras, il faut, par une forte pression entre deux doigts, réduire le plus possible le point qu'on veut lier avant d'appliquer le lacs; sans quoi, il arriverait que la ligature, qui paraissait d'abord assez serrée, n'étranglerait plus les vaisseaux après un certain degré de desséchement du cordon, et qu'il y aurait alors quelque danger d'hémorrhagie pour l'enfant.

Enfin, quand le cordon est trop gros pour être réduit suffisamment par la pression indiquée, on ferait bien, après une première ligature, de couper le cordon à 3 ou 4 centimètres au delà, de renverser le bout libre en arrière sur le bout adhérent à l'ombilic, et de reprendre le double dans une seconde ligature, faite avec les bouts du même lacs.

On a dit : A quoi bon toutes ces précautions? Est-ce que l'établissement parfait de la respiration ne suffit pas pour suspendre le cours du sang dans les artères ombilicales? Est-ce que les animaux lient le cordon de leurs petits? — Si l'on déchirait ou mâchait le cordon, comme le font les femelles des mammifères, sans doute il ne serait pas utile de placer un fil sur le bout ombilical;

mais on ne mâche ni ne déchire le cordon de l'enfant, on le coupe nettement avec des ciseaux qui coupent bien, et dès lors il faut une ligature solide, pour être sûrement à l'abri d'une hémorrhagie qui pourrait tuer le nouveau-né.

Il peut arriver qu'on trouve le cordon arraché à son insertion abdominale. Dans un cas pareil, on se gardera bien de porter une ligature sur le bourrelet cutané ombilical; car elle produirait inévitablement de la douleur, d'abord, puis de l'inflammation et une ulcération difficile à guérir. On se contentera de panser la petite plaie avec un morceau d'agaric, un peu de charpie, une compresse et un bandage de corps, et bien rarement, avec cela, il y aura perte de sang inquiétante.

Une fois le cordon lié, on saisit l'enfant, soit par le thorax avec les deux mains, soit, ce qui est mieux, en le tenant d'une main par-dessous les épaules et la nuque tout ensemble, et de l'autre par-dessous les fesses, — le pouce, glissé entre les cuisses, venant se placer sur les pubis, pour plus de solidité, — et on le porte sur les genoux de la garde, qui s'empresse de le nettoyer. Quand il n'est sali que de sang et de mucosités, il suffit d'une éponge imbibée d'eau tiède pour le rendre propre; mais il n'en est plus de même s'il est recouvert d'une couche épaisse de matière cérumineuse. Pour enlever facilement cet enduit, il faut frotter le corps de l'enfant d'huile, de beurre ou d'axonge, et l'essuyer ensuite avec un linge sec, et, mieux encore, avec un morceau de flanelle douce.

13.

Ce nettoiement achevé (et il doit être rapide), la garde couvre la tête et la poitrine du nouveau-né comme ils doivent l'être, et, après, on s'occupe du pansement du cordon. Pour cela, on prend le petit linge en T, dont nous conseillons de se servir de préférence; on le place au-dessus de l'ombilic, la face cératée en haut, et on en enveloppe le bout du cordon, qu'on a préalablement relevé et couché un peu à gauche de la ligne médiane. Un petit gâteau d'ouate, une compresse et un bandage de corps complètent le pansement.

On ne touchera à ce petit appareil que le 5e jour, époque à laquelle, d'ordinaire, le cordon sphacélé se détache tout naturellement; et alors un petit linge cératé, qu'on renouvellera pendant 5 ou 6 jours encore, suffira pour amener une cicatrisation complète.

Il serait sage, avant de laisser la garde achever d'habiller l'enfant, de visiter le méat urinaire et l'anus de celui-ci, pour voir s'il n'y aurait pas là quelque vice de conformation (imperforation, par exemple) auquel on pourrait remédier de suite.

Enfin, lorsque le nouveau-né est habillé ou emmailloté, on le fait tenir un instant la face en bas, pour qu'il rende plus facilement les glaires qu'il peut avoir dans la gorge, puis, on le fait coucher dans son berceau, — toujours dans le même but, — *sur l'un ou l'autre côté du corps, et non pas sur le dos.* On prescrit, d'ailleurs, de le préserver des courants d'air et d'une vive lumière.

Durant les trois ou quatre premiers jours qui suivent la naissance, il est bon de surveiller attentivement l'excrétion des urines et du méconium.

L'expulsion de ce dernier ne se fait pas attendre, en général, plus de 10 ou 12 heures, surtout si l'enfant est présenté de bonne heure au sein de sa mère et y puise un peu de ce *colostrum*, qu'on dit avec raison être laxatif. Mais, si cette excrétion tardait plus de 24 heures à se faire, après s'être assuré, au moyen de la sonde à femme, que le rectum est bien libre, on prescrirait un bain tiède, et, s'il restait sans effet, de 8 à 15 grammes de sirop de rhubarbe composé, dit *sirop de chicorée*. Il est rare que ce sirop ne donne pas lieu à l'évacuation désirée. Nous sommes dans l'habitude de faire prendre au nouveau-né, dès qu'on a fini de l'habiller, et après qu'on l'a tenu un instant la face en bas, quelques cuillerées à café d'eau tiède sucrée avec de la cassonade commune, et, grâce à ce moyen bien simple, nous n'avons pas encore eu à observer de retard de plus de 15 heures dans la première défécation.

Nous ne dirons rien des soins hygiéniques dont on doit entourer l'enfant qui vient de naître, ni des règles à suivre dans son alimentation, soit que la mère le nourrisse elle-même de son lait, soit qu'on le confie à une nourrice étrangère, soit enfin qu'on l'élève au biberon; nous renvoyons, pour ces détails, à l'excellent petit livre de M. Donné (*Conseils aux mères*, etc.), et nous abor-

dons de suite le chapitre des soins que réclame
l'enfant qui naît asphyxié ou faible.

2° L'enfant naît asphyxié.

Si, pendant le travail, le cordon s'est trouvé
comprimé un certain temps, ou si le placenta s'est
décollé prématurément, ou si, enfin, les eaux sorties, l'utérus s'est assez fortement rétracté pour
que sa circulation en ait été troublée, l'enfant naît
généralement à l'état de mort apparente ou d'asphyxie. Or, cet état se montre sous deux aspects
différents : ou l'enfant est d'un rouge violet, avec
turgescence de la face, de la partie supérieure du
tronc et même des extrémités; ou il est, au contraire, décoloré, avec les chairs flasques. Mais
peu importe : c'est toujours le même état, une
asphyxie, et non pas, comme le disent quelques
auteurs, une *apoplexie* dans le premier cas, et une
syncope dans l'autre.

Alors qu'on croyait à une communication *directe*
entre les vaisseaux de la matrice et ceux du placenta, on pouvait penser que, suivant que la veine
ombilicale transportait au fœtus plus de sang que
les artères de même nom n'en renvoyaient à la
mère, et réciproquement, l'enfant pouvait être
frappé d'apoplexie ou de syncope; mais aujour-
d'hui que M. Jacquemier (1) a si bien démontré

(1) Jacquemier, *Manuel des accouchements*, Paris,
1836.

qu'il n'existe entre les vaisseaux de l'utérus et ceux du placenta que des rapports seulement indirects ou médiats, cette explication et les dénominations pathologiques qu'elle entraînait avec elle tombent tout naturellement.

Il n'y a qu'une cause, la *suspension de la respiration placentaire*, et qu'un seul état maladif, l'*asphyxie*.

Mais, à quoi tient la différence de coloration signalée plus haut? Pourquoi, dans un cas, le fœtus est-il violacé, et, dans l'autre, pâle, décoloré? Suivant M. Jacquemier (et il a très-probablement raison), cela est dû à ce que, dans ce dernier cas, *quand l'enfant est pâle*, la suspension de la respiration placentaire a été brusque, très-rapide; tandis que, dans le premier, *quand l'enfant est violet*, elle a été lente et graduelle. Dans l'asphyxie des adultes, en effet, les mêmes différences s'observent, suivant la rapidité ou la lenteur de la suppression de l'air respirable. Ainsi, comme le fait observer M. Devergie, les ouvriers qui sont ensevelis subitement sous un éboulement considérable présentent une décoloration générale des tissus; tandis que les individus qui meurent de submersion, après s'être débattus quelques minutes sur l'eau, et, mieux encore, ceux qui périssent renfermés dans des espaces trop res-errés, où il y a de l'air, mais en quantité insuffisante, présentent une coloration violette. Quelquefois, pourtant, il ne faut pas l'oublier, on a vu la pâleur extérieure être la conséquence d'une asphyxie *très-lente;* mais' alors cette pâleur avait succédé très-probablement, sans qu'on s'en fût aperçu, à une coloration violacée des tissus.

Sous le rapport du *pronostic*, y a-t-il une différence entre la pâleur et la coloration violette du fœtus asphyxié? Oui, la pâleur est de plus mauvais augure; elle indique que le petit sujet est plus près de la mort réelle. Mais, quelle que soit la pâleur cependant, il est impossible de dire *à priori* que l'état est désespéré : il faut donc, par conséquent, agir toujours comme si le fœtus pouvait être ranimé. Une demi-heure, une heure même, écoulée depuis la terminaison de l'accouchement, n'est pas un motif suffisant pour l'abandonner, si toutefois il est chaud, sans roideur cadavérique, et si surtout la région précordiale fait entendre le moindre bruissement. Le silence prolongé du cœur est, en effet, le seul signe qui enlève toute espérance de rappeler l'enfant à la vie. Malheureusement, les faibles bruits du cœur d'un fœtus asphyxié ne sont pas toujours faciles à percevoir, et on peut très-bien rester dans le doute au sujet de leur cessation réelle. Mais, alors, raison de plus pour ne pas abandonner trop tôt un nouveau-né, par cela seul qu'on n'entend rien dans sa région précordiale. Tant qu'il est chaud, on doit insister dans l'emploi des moyens propres à le ranimer. Il est une foule d'observations authentiques qui prouvent que des enfants naissants ont pu résister à l'asphyxie une heure et plus, et être encore rappelés à la vie.

Traitement. — Lorsque l'enfant est violacé, à face turgescente, la première chose à faire est de couper de suite le cordon, avant de le lier, et de laisser les artères ombilicales donner de 30 à 40 grammes de sang. Cette petite *saignée* fait cesser l'engorgement veineux du cerveau, du bulbe rachidien et des poumons, et suffit très-souvent, à elle seule, à établir une respiration franche; mais, dans bien des cas, on n'arrive à ce résultat qu'en ajoutant à la déplétion sanguine l'action de *moyens excitants pour la surface cutanée ou pour la muqueuse pulmonaire.*

. On excite la surface cutanée de diverses manières : en balançant le fœtus tout nu devant une fenêtre ouverte; — en l'aspergeant d'eau froide; — en le plongeant dans un bain chaud; — en lui laissant tomber, d'un mètre de haut, un petit filet d'eau froide sur la région du cœur; — en le percutant avec la main sur les fesses et les épaules; — en le flagellant à l'aide d'un linge mouillé, qui n'expose pas, comme la main, à quelque contusion grave; — en le frictionnant un peu rudement, particulièrement sur la région précordiale, avec une flanelle imbibée d'eau-de-vie; — en lui lançant, avec la bouche, une douche d'eau-de-vie sur le devant du thorax; — ou en le présentant devant un feu de copeaux un peu vif.

. Quant à la muqueuse pulmonaire, on n'a qu'un seul moyen de l'exciter, mais il est puissant : c'est *l'insufflation d'air oxygéné.*

. Cette opération, pratiquée convenablement par

Chaussier, pour la première fois, était ensuite tombée en discrédit, quand MM. Depaul et Pajot sont venus, dans ces dernières années, la remettre en honneur. D'après ces deux habiles praticiens, elle est, sans contredit, le premier de tous les moyens capables de mettre fin à l'asphyxie dont il est question. Dès qu'on a insufflé un peu d'air oxygéné dans les poumons d'un fœtus asphyxié, on a arrêté sûrement les progrès de la mort réelle, si elle n'est pas encore rendue (Pajot).

Voici comment doit se pratiquer l'opération :

L'enfant étant placé sur un oreiller, la face tournée en haut, la poitrine et la tête élevées, presque comme dans la position assise, on saisit, de la main droite, le *tube laryngïen* de Chaussier, modifié par M. Depaul, c'est-à-dire ouvert à son extrémité et non sur le côté, et, avec le doigt indicateur gauche, introduit dans la bouche, on va à la recherche, non pas de l'épiglotte, qui est trop petite à cet âge pour être facilement distinguée au toucher, mais bien de l'extrémité supérieure même du larynx; et, quand on sent qu'on a cette partie sous le doigt, on glisse le tube, par son bec, sur le bord radial de l'index conducteur, jusqu'à ce que ce bec arrive au niveau de l'ouverture du larynx; alors on n'a plus qu'à *tourner court*, suivant l'expression de M. Pajot, en relevant le pavillon de l'instrument en haut et à gauche, par rapport au fœtus, pour entrer dans la glotte. On s'assure qu'on y est bien, par de petits mouvements de latéralité qui doivent, si l'on n'a pas fait fausse route, entraîner de côté et d'autre le larynx en totalité; et l'on s'apprête ensuite à souffler. Si le tube a son collet garni d'une bonne rondelle d'agaric épais, on peut souffler de suite, sans s'occuper de l'occlusion préalable de la bouche et des narines, puisque la rondelle d'agaric ferme exactement la glotte. Ce n'est que lorsqu'on se sert d'un tube sans garniture à son collet (par exemple, une sonde courbe ordinaire, faute de mieux), qu'on a besoin de tenir le nez et les lèvres pincés exactement. Pour cela, si l'on ne peut se faire aider de personne, on tient soi-même les lèvres rapprochées avec le pouce et l'indicateur de chaque main, et les narines avec les deux médius. Mais si l'on a près de soi un aide intelligent, on le charge d'obturer les narines d'une main, et la moitié gauche de la bouche de l'autre, et on n'a plus qu'à pincer soi-même la moitié droite de la bouche avec le pouce et l'index de la main gauche, — gardant ainsi sa main droite tout à fait libre pour tenir le tube à sa place. Mais M. Pajot fait observer avec raison qu'on a souvent beaucoup de difficulté à tenir la bouche du nouveau-né exactement fermée, si l'on agit sur elle à nu, parce que les lèvres sont rendues glissantes, ou par l'enduit cérumineux général, ou par les glaires qui s'échappent de la cavité buccale; et il conseille, pour lors, de recouvrir les lèvres d'un linge fin et sec, avant de les pincer. De cette façon, on ferme bien plus exactement la bouche, et l'on n'a pas la crainte que l'occlusion cesse tout à coup, juste au moment où on fait l'insufflation.

Maintenant, comment doit-on souffler ? — D'abord, il ne faut pas se contenter d'appliquer les lèvres, *pincées*, sur l'embouchure du tube laryngien, comme on le ferait sur l'embouchure d'un cor; nous avons remarqué qu'en s'y prenant ainsi, on ne lance dans l'instrument qu'un courant d'air insignifiant, incapable, par conséquent, de produire dans les poumons l'effet désiré; — si bien que nous serions tenté d'attribuer à cela seul le peu de succès obtenus par les praticiens peu exercés. — *Il faut saisir toute l'embouchure du tube entre les lèvres, exactement comme on saisirait un bec de clarinette*, et, par le moindre effort d'expiration, on réussit alors à faire passer dans l'instrument un courant d'air suffisant; — puis, *on doit souffler un peu fort, mais sans brusquerie* néanmoins. Car, si l'on soufflait brusquement, on pourrait produire de l'emphysème pulmonaire, avant même d'avoir rempli d'air la totalité de l'arbre bronchique. Il convient donc de souffler avec assez de force, mais en laissant aux vésicules pulmonaires le temps de se déplisser. Puis, il ne faut pas souffler d'une manière continue, mais bien par intervalles, puisqu'on imite la respiration naturelle, qui n'introduit jamais de l'air dans la poitrine que d'une manière *intermittente*. On fera donc une insufflation de 2 à 4 secondes de durée, ce qui constituera le *mouvement d'inspiration* du fœtus; après quoi, on pressera, ou fera presser avec la main sur l'épi-

gastre, pour renvoyer l'air introduit, ce qui constituera le *mouvement d'expiration.*

D'après le conseil de M. Depaul, on aurait tort
de répéter, d'abord, les insufflations plus de 8 ou
10 fois par minute ; mais, plus tard, on les rendra
un peu plus fréquentes.

Si l'opération doit réussir, on voit tout à coup
un mouvement suspirieux se produire convulsive-
ment, comme une sorte de hoquet, et l'abdomen
se soulever ; puis, plus rien pendant 20 à 30 secondes quelquefois ; après cela, une nouvelle inspiration convulsive suivie d'un repos moins long,
et enfin des inspirations simples, non convulsives,
tout ordinaires : la respiration est alors établie
comme on le désirait ; il n'y a plus rien à faire.

On se gardera bien de cesser les insufflations à
la première, ni même à la seconde inspiration
convulsive ; ce serait compromettre gravement le
succès de l'opération. On laissera donc le tube à
place, malgré ces premières inspirations, et on
attendra, pour ne plus souffler et retirer l'instrument, que les inspirations *spontanées* se renouvel-
lent au moins de 6 à 8 fois par minute. Par conséquent, on ne devra point s'empresser d'annoncer
aux assistants, dès les premières inspirations convulsives, que l'enfant est sauvé, attendu qu'il peut
fort bien arriver que, malgré cette introduction
spontanée d'une certaine quantité d'air dans le
thorax, il succombe bientôt. On a vu la lutte durer
2 heures et plus, et, en fin de compte, avec la
mort pour résultat. Cette fâcheuse terminaison

sera à redouter, si on voit les mouvements du thorax et du cœur s'affaiblir peu à peu, puis disparaître. Cependant, avant d'abandonner complétement le petit sujet, on attendra, en continuant les insufflations, qu'il se soit écoulé encore 10 minutes après la suspension de la respiration et de la circulation ; mais, après ces 10 minutes de repos absolu du cœur et du thorax, on regardera la mort comme réelle (Jacquemier) (1).

On dit avoir réussi par le *galvanisme* à rappeler à la vie des enfants asphyxiés, quand tous les autres moyens avaient échoué. Si donc on avait sous la main un appareil à faradisation convenable, on ferait bien d'en essayer et de faire passer quelques courants électriques à travers les muscles inspirateurs. On placerait, pour cela, un rhéophore sur le trajet du nerf phrénique, au cou, à l'endroit où le muscle omo-hyoïdien croise le bord antérieur du sterno-mastoïdien, et l'autre rhéophore dans le 7e espace intercostal ; on donnerait, au contact de ce dernier avec les tissus, la durée d'une forte inspiration ordinaire ; après quoi on comprimerait l'épigastre pour produire l'expiration ; on changerait de côté trois ou quatre fois, pour bien faire, et, sitôt que la respiration paraîtrait normalement établie, ou l'aiderait à se continuer par quelques pressions sur le ventre, à la fin des inspirations.

Lorsque l'enfant asphyxié est pâle au lieu d'être

(1) Jacquemier, *Manuel des accouchements*, Paris, 1846.

violet, c'est par les mêmes moyens, *moins la saignée par le cordon*, qu'on cherche à le ranimer.

3ª L'enfant naît seulement faible.

Si l'enfant naissant n'est que faible, sans être asphyxié, — soit qu'il arrive avant terme, soit qu'il ait souffert par suite de décollement prématuré du placenta ou du mauvais état de santé de la mère durant la grossesse, — il faut bien se garder de couper le cordon avant de l'avoir lié, car la perte d'une seule cuillerée de sang pourrait être mortelle. Puis, on plongera l'enfant dans un bain chaud rendu excitant par une certaine quantité de vin; on le frictionnera devant un bon feu avec une flanelle imbibée d'eau-de-vie ou chargée d'une vapeur aromatique (benjoin, genièvre, etc.); après, on le couvrira de vêtements très-chauds, et, dans son berceau, on l'entourera de bouteilles remplies d'eau chaude ou de sachets de sable chaud. On soumettra, en un mot, le pauvre petit être à une véritable incubation (car la chaleur vaut alors tous les toniques du monde); et si par hasard il n'avait pas la force de téter, il conviendrait que la mère ou une nourrice lui fît jaillir de temps en temps un peu de son lait dans la bouche. Ce qui vaudrait encore mieux, ce serait de lui verser sur la langue du lait de femme préalablement recueilli dans une cuiller chauffée; on saurait au moins, comme cela, quelle quantité de nourriture il prend.

Du reste, on ne lui donnerait absolument rien

que du lait pour tout aliment, pendant les 12 ou 15 premiers jours ; une nourriture plus substantielle le tuerait.

Conduite de l'accoucheur après le travail, dans les cas simples.

Après l'expulsion du fœtus, il faut, à moins de circonstances particulières que nous indiquerons, attendre de 10 à 15 minutes, avant de tenter ce qu'on appelle communément la *délivrance*, c'est-à-dire l'extraction des annexes du fœtus (*arrière-faix* ou *délivre*). Pendant ce temps, qui est nécessaire pour que l'utérus revienne sur lui-même et décolle le placenta, l'accoucheur s'occupe de l'enfant, tout en revenant par moments juger de l'état de la mère. *Extraire immédiatement le délivre en l'arrachant de force, est d'une très-mauvaise pratique.* Il vaut bien mieux attendre son décollement spontané, effet presque obligé de la rétractilité de l'utérus ; car, de cette façon, on a bien moins à redouter l'hémorrhagie.

Quand donc, après dix minutes ou un quart d'heure, on sent la matrice revenue sur elle-même et formant une boule dure de la grosseur d'une tête d'enfant, au-dessus du détroit supérieur, c'est le moment de procéder à l'extraction du placenta. A cet effet, on saisit le cordon de la main droite, en le couchant d'abord sur la face palmaire, où le retiennent déjà les deux derniers doigts fléchis, —

puis, en l'entortillant autour de l'index et du médius accolés et le pinçant, enfin, entre l'index et le pouce. Tenu ainsi, il n'a garde de glisser, si surtout on a pris soin de l'envelopper préalablement d'un linge sec, et l'on peut alors tirer franchement sur lui. Mais la direction à donner aux tractions n'est pas indifférente ; il faut *tirer le plus par en bas possible, doucement et d'une manière continue,* — d'abord en ligne directe, puis en portant le cordon alternativement de droite à gauche et de gauche à droite ; — et, pour être plus sûr encore de prévenir l'arrêt du placenta au-dessus de la lèvre antérieure de l'orifice utérin, porter l'index et le médius de la main gauche jusque sur cet orifice, et se servir de l'encochure qui résulte du rapprochement des extrémités de ces deux doigts comme d'une *poulie de renvoi,* pour amener les tractions sur le cordon à se faire juste suivant l'axe du détroit supérieur. Avec de telles précautions, il est bien rare qu'on ne réussisse pas à entraîner de suite le délivre. Cela se voit quelquefois, cependant, bien qu'on ait attendu un quart d'heure et plus ; le délivre résiste et ne se laisse pas entraîner. *Il ne faut pas essayer de forcer cette résistance ;* autrement, on s'exposerait à rompre le cordon, ou, ce qui est bien pire, à produire une hémorrhagie ou à introverser l'utérus, deux accidents toujours fâcheux. *Devant une résistance sensible, on suspendra donc les tractions,* et, se bornant à frictionner un peu rudement l'hypogastre, au niveau du fond de la matrice, on attendra, pour tirer de nouveau, que cet organe, agacé, se contracte plus franchement.

M. Depaul fait plus qu'agacer seulement le fond de l'utérus par des frictions; il pèse sur lui assez fortement *de la main gauche*, pendant que, *de la droite*, qui tient le cordon saisi *solidement* et *le plus près possible de la vulve*, il tire *par en bas*, c'est-à-dire suivant l'axe du détroit supérieur, — à moins que le placenta ne soit déjà engagé dans le vagin, auquel cas il tire *droit*, c'est-à-dire suivant l'axe du détroit inférieur. Il trouve inutile de faire la *poulie de renvoi*, dont on a, dit-il, beaucoup exagéré l'importance, et qui a, selon lui, le double inconvénient : — de produire de la douleur en froissant des parties qui viennent d'être si violemment distendues, — et d'occuper les deux mains vers un seul point, quand l'une d'elles serait si nécessaire sur l'hypogastre, pour surveiller et presser tout à la fois le fond de l'utérus.

Enfin, M. le docteur Saussier, de Troyes, fait plus encore que presser le fond de l'utérus. Profitant de l'état de flaccidité de la paroi abdominale, après la sortie de l'enfant, il plonge *sa main gauche, de champ*, par-dessus le globe utérin et l'empoigne en plein par son sommet, avec les doigts écartés et de manière à le coiffer complétement; et, pendant que, de cette main ainsi disposée, il comprime le fond de la matrice, — de la main *droite* il tire doucement sur le cordon saisi comme d'ordinaire.

L'auteur de ce procédé dit avoir eu, depuis plusieurs années, de fréquentes occasions de le mettre en pratique, et ne l'avoir jamais vu manquer son but, dans des cas où l'ancien procédé (celui de Dubois, décrit en premier lieu), était resté inefficace, — où la résistance du placenta ne permettait pas des tractions, sur le cordon, plus fortes que celles qui avaient été opérées déjà, — et même où le cordon avait été rompu.

Depuis la publication de notre dernière édition, nous avons essayé du procédé, et il nous a si bien réussi, que, depuis plusieurs années, nous n'employons plus guère que lui ; parce qu'il dispense de toucher à la vulve qui est douloureuse, toute froissée qu'elle est, et sur laquelle on ne reporte pas toujours impunément les doigts.

Du reste, à quelque procédé qu'on ait recours, dans le but d'extraire un délivre un peu résistant, pour ne pas s'exposer à tirer sur le cordon dans une fausse direction, il est bon d'explorer préalablement avec le doigt le vagin et l'orifice même de la matrice, afin de savoir au juste où se trouve le placenta et de quelle façon il se présente. S'il est déjà dans le vagin, rien de plus simple que son extraction ; il n'y a qu'à tirer un peu sur le cordon et *tout droit.* Mais quand le placenta est encore au-dessus de l'orifice utérin, la manœuvre n'est pas tout à fait aussi simple : s'il est engagé dans cet orifice par son centre, il n'y a qu'à tirer *par en bas,* comme nous l'avons dit ; — mais, s'il se présente par un des points de sa circonférence, détaché avant le reste, il faut suivre le conseil donné par

M. Guillemot : *de ne point tirer sur le cordon*, ce qui ne ferait qu'ajouter à la partie du placenta déjà engagée le centre même de cet organe, précisément ce qu'il y a en lui de plus épais, — et *d'aller*, au lieu de cela, *saisir avec la main le bord qui se présente dans le col*, pour tirer sur lui, en lui imprimant un léger mouvement de torsion.

S'il arrivait qu'on sentît le cordon craquer et se rompre au moment où l'on tire sur lui, il serait bon de cacher ce petit malheur aux assistants qui pourraient peut-être l'imputer à de la maladresse. Pour cela, on laisserait le cordon rompu dans le vagin, et, avec la main, introduite vivement, on irait chercher de suite placenta et cordon tout ensemble. (Pajot.)

Quoi qu'il en soit, lorsque le délivre est à la vulve, on le saisit avec les deux mains et on l'extrait *lentement et en le roulant plusieurs fois sur lui-même*, pour achever son décollement, s'il tient encore par hasard à quelque point de la paroi utérine, et n'en rien laisser derrière. Et si, malgré cette précaution, il restait dans la matrice quelques fragments du placenta ou seulement des membranes, il conviendrait de porter de suite la main à leur recherche ; car, abandonner leur expulsion à la nature serait peut-être exposer la femme aux dangers d'une infection putride.

Enfin, après l'extraction du délivre, il suffit de quelques frictions hypogastriques pour dégager la matrice des caillots qu'elle peut contenir et la faire se rétracter complétement sur elle-même.

Cela fait, on laisse la femme en repos sur son *lit de misère* pendant quelques instants, pour donner le temps à l'utérus d'opérer son premier dégorgement, et prendre celui de la nettoyer et de la changer de linge, et on la fait ensuite *transporter* sur le lit où elle doit rester couchée, jusqu'à son rétablissement. Il ne faut jamais permettre à une nouvelle accouchée de se rendre d'elle-même, *en marchant*, de son lit *de misère* à l'autre.

Quand nous sommes appelé à temps, nous avons pour habitude de demander si la chemise de la femme est propre ; — si elle l'est, nous nous contentons de la faire *relever* immédiatement, sous les autres vêtements, *jusqu'aux reins*, pour la préserver de toute souillure pendant l'accouchement ; — si elle ne l'est pas, nous en faisons changer de suite, pour la retrousser après, comme nous venons de le dire ; — et, par là, non-seulement nous épargnons à la femme, pour plus tard, une fois la délivrance opérée, la fatigue inséparable de cette partie délicate de sa toilette ; — mais encore nous la mettons plus sûrement à l'abri (c'est du moins notre conviction) d'une hémorrhagie consécutive, à laquelle doivent disposer évidemment et la position assise, et le mouvement des bras, et un certain refroidissement du tronc. — Nous conseillerions donc volontiers d'imiter toujours cette sage pratique, qui, du reste, est aussi celle de M. Depaul, depuis longtemps déjà.

La plupart des femmes qui viennent d'accoucher demandent qu'on leur serre le ventre par un ban-

·dage, et elles ont raison ; non pas qu'elles aient à en retirer un grand avantage pour la finesse ultérieure de leur taille ; mais parce que la pression du *ceintre*, supplée au défaut d'action d'une peau sans élasticité et de muscles très-affaiblis, — prévient la stase du sang dans la veine cave inférieure et, par suite, la syncope, — diminue les chances de congestion dans les viscères abdominaux, — et accélère, sans aucun doute, le dégorgement final de l'utérus, tout en abrégeant la durée des tranchées utérines de la multipare.

Si la femme, une fois couchée et *ceintrée*, sent le besoin de se livrer au sommeil, il faut, en dépit de l'absurde préjugé qui règne encore dans une certaine classe de la société, respecter ce besoin, et surveiller seulement l'état du facies et du pouls, de peur d'hémorrhagie qui, sans cela, pourrait rester inaperçue.

Après une heure ou deux, qu'elle ait dormi ou non, on fait asseoir la femme sur son lit, pour que le vagin se vide plus facilement du sang qu'il contient, et on profite du moment pour lui faire prendre un bouillon et changer le linge dont elle s'était garni la vulve ; puis, on la laisse de nouveau en repos, à moins qu'on ne l'engage à présenter le sein au nouveau-né.

Enfin, plus tard, mais avant qu'il se soit écoulé 24 heures depuis la délivrance, *on ne doit point oublier de s'informer s'il y a eu émission des urines*, parce que, si la vessie était distendue par ce liquide et devenait douloureuse, il serait urgent, sous peine de voir se développer une péritonite, de provoquer la miction, dût-on, pour cela, recourir de suite au cathétérisme. Quant aux déjections fécales, elles peuvent tarder davantage à se faire, sans que la femme coure le même danger. Cependant, il est toujours avantageux de vider le rectum avant l'époque de la *fièvre de lait*. Si les lavements ne suffisent pas à amener cette évacuation, on fera prendre dans un bouillon de 10 à 15 grammes d'huile de ricin, et l'on sera sûr avec cela d'arriver au but. Nous sommes dans l'habitude d'administrer ce laxatif 36 ou 48 heures après l'accouchement, s'il n'y a pas eu de selles spontanées, et nous n'avons qu'à nous féliciter de cette pratique.

Aux *tranchées* assez vives qui se montrent, chez les multipares particulièrement, dans les premières heures qui suivent la délivrance, on n'a rien à opposer; elles sont, du reste, nécessaires au dégorgement de l'utérus. Mais à celles qui tourmentent, pendant deux ou trois jours de suite, la plupart des femmes ayant eu déjà plusieurs enfants (et les tranchées sont généralement en rapport direct avec le chiffre des couches antérieures), il faut opposer les moyens suivants : des cataplasmes chauds et laudanisés sur l'hypogastre, des onctions avec de l'huile laudanisée sur la même région, la potion de Dewees (4 grammes de camphre dans 180 grammes de liquide sucré) à prendre par cuillerée d'heure en heure, et surtout (P. Dubois) des quarts de lavements laudanisés.

14.

Mais le mieux serait encore de prévenir le développement de ces contractions consécutives si pénibles. Or, Cazeaux conseille, dans ce but, de donner aux femmes qui en ont souffert après leurs accouchements antérieurs, un peu de seigle ergoté (1 gramme, par exemple) aussitôt la délivrance opérée; — et si, avec cela, dit-il, on a soin de comprimer assez fortement le globe utérin, au moyen d'une ou deux serviettes non dépliées et d'un bandage de corps, on est à peu près certain de ne pas voir se développer dans cet organe de coliques bien vives ni de bien longue durée. Ces coliques, d'ailleurs, il faut bien le savoir, ne dépassent guère la *fièvre de lait.*

On appelle du nom de *fièvre de lait* un état fébrile qui se déclare habituellement de la 40e à la 60e heure après l'accouchement, et qui est caractérisé par une peau chaude et halitueuse, un pouls large et souple, un gonflement douloureux des mamelles, et une céphalalgie plus ou moins intense. Ce malaise ne demande pas de soins particuliers autres que la diète, une boisson délayante et du repos : après 24 ou 36 heures au plus de durée, il cède de lui-même. S'il durait davantage, sans sueurs surtout, et après avoir débuté par un frisson assez prolongé, on devrait le prendre, au contraire, très au sérieux, et craindre qu'il ne soit le premier symptôme d'une phlegmasie grave à combattre de suite vigoureusement.

Mais si l'enfant tète bien dès le début, sa mère a bien des chances de ne pas avoir de fièvre de

lait, et, bien mieux, dit P. Dubois, une presque
assurance d'éviter les inflammations puerpérales.

Pendant les 5 ou 6 premiers jours qui suivent le
travail, il faut interroger attentivement le ventre
par le palper, et, à l'apparition de la moindre douleur au niveau des fosses iliaques, songer à la
possibilité d'une péritonite, et agir en conséquence.

L'écoulement utérin, qui s'établit après la délivrance et qui porte le nom de *lochies*, dure ordinairement 6 semaines chez la femme qui n'allaite
pas ; c'est là le temps que demande alors l'utérus,
pour se dégorger et revenir à son état normal.
Mais, chez la femme qui nourrit, l'écoulement lochial dure moins longtemps. — Il se compose, du
reste, de sang pur, jusqu'à l'apparition de la fièvre
de lait; — de pus et de sang mélangés, durant les
4 ou 5 jours qui suivent la fin de cette fièvre ; —
et de pus blanc et crémeux, jusqu'au retour de la
matrice à son état normal. Pendant la fièvre de
lait, il y a suppression presque totale des lochies ;
mais à cette suppression d'un moment on n'a rien
à opposer.

Il n'en est pas de même de la suppression avant
ou après la fièvre de lait; elle mérite qu'on s'en
occupe sérieusement. Comme elle tient, généralement, à l'apparition d'une inflammation plus ou
moins grave, le plus sûr moyen de rappeler l'écoulement est de combattre cette inflammation dès
qu'elle est reconnue. Les cataplasmes émollients
et bien chauds sur la vulve, et les injections mu-

cilagineuses et tièdes poussées dans le vagin, ne peuvent pas grand'chose à eux seuls.

On fera bien de tenir à ce que la femme reste couchée pendant les 9 premiers jours. Son lit n'en est pas moins fait chaque jour, si elle le désire; mais alors on la fait transporter, pour le temps nécessaire, sur un autre lit ou sur un canapé, et on ne la laisse pas s'y rendre seule. C'est surtout dans l'intérêt de l'utérus et de ses ligaments qu'on prescrit autant de précautions.

Mais, passé le 9ᵉ jour, la femme peut se lever, pour se tenir assise sur un fauteuil à dos incliné, pendant une heure d'abord, puis pendant deux, puis pour plus longtemps, et cela graduellement.

Enfin, vers le 15ᵉ jour, on lui permet de marcher dans la maison, et, vers le 25ᵉ seulement, de sortir au grand air.

On comprend bien, d'ailleurs, qu'il ne peut y avoir à ce sujet de règle absolue, et qu'il est des femmes auxquelles on peut permettre de vaquer à leurs occupations dès le 5ᵉ ou 6ᵉ jour, tandis qu'il en est d'autres qu'il faut retenir à la chambre, couchées ou tout au moins assises, durant 40 jours et plus, même en dehors de tout accident consécutif.

L'alimentation de la nouvelle accouchée doit être très-surveillée. Pendant les deux premiers jours, il convient de ne permettre que deux potages et trois bouillons par 24 heures. Tant que dure la fièvre de lait, s'il en survient, on prescrit la diète et une boisson délayante; mais, après, on en vient à une nourriture de plus en plus abondante, en allant, bien entendu, par gradation, si bien qu'on ne rend la femme à son régime ordinaire que vers le 15e jour. On est moins sévère, du reste, avec les femmes qui nourrissent leur enfant qu'avec celles qui ne le nourrissent pas.

Quant à ce qui est des tisanes à prescrire durant le temps des couches, on peut laisser le choix entre les infusions de fleurs de mauve, de violette, de tilleul, etc., pourvu que celle qui sera adoptée soit prise *tiède*, pendant au moins les quatre ou cinq premiers jours.

Il est à peine nécessaire d'ajouter que la femme qui vient d'accoucher, a plus besoin qu'aucune autre d'être tenue dans de bonnes conditions hygiéniques.

Pour *faire passer le lait*, chez la femme qui ne nourrit pas ou chez celle qui cesse de nourrir, il suffit, en général, de deux ou trois doses modérées de sel purgatif dans une semaine. C'est là, assurément, le meilleur moyen de préserver la femme des *ravages* causés par les prétendues migrations du lait. Cependant, les femmes d'un certain monde et presque toutes les femmes du peuple réclameront encore, à cet effet, outre les purgatifs, et même avant eux, de la tisane de *pervenche* ou de *racine de canne*, en laquelle elles ont grande confiance. Eh bien, on doit se garder de la refuser, sous peine d'encourir plus tard de graves reproches, s'il survient le moindre engorgement viscéral ou la moindre névrose. Ces deux tisanes n'ont aucune propriété ; elles agissent comme agirait de l'eau chaude, ni plus ni moins; mais, raison de plus pour en permettre l'usage; seulement, on a soin de leur adjoindre un moyen plus efficace : par exemple, 60 grammes de sulfate de magnésie à prendre en 2 ou 3 fois, à 3 ou 4 jours de distance.

Là se bornent les soins à donner à la femme nouvelle accouchée, dans les cas où il ne survient rien d'extraordinaire.

Passons maintenant en revue les accidents qui peuvent se montrer à cette époque et nécessiter l'intervention active de l'accoucheur; mais, auparavant, disons un mot de la conduite à tenir, pendant et après le travail, dans le cas de grossesse *gémellaire*.

Conduite de l'accoucheur, pendant et après le travail, dans le cas de grossesse gémellaire.

Que la grossesse gémellaire ait été ou non soupçonnée d'avance, du moment que, après l'expulsion d'un fœtus, on a la certitude ou seulement la croyance qu'il peut en exister un second dans l'utérus, *il faut s'empresser de lier le bout placentaire du cordon*, si on ne l'a déjà fait, et se bien garder de tirer sur ce cordon, de peur que les deux placentas, réunis et comme fondus en un seul, n'aient entre eux de larges communications vasculaires.

L'extrémité placentaire du cordon étant liée, on

doit donc attendre l'expulsion du second fœtus, avant de chercher à avoir le délivre. Cependant, si le placenta déjà décollé venait s'offrir à l'orifice utérin, il serait permis d'essayer de l'extraire, pour dégager le passage; mais ce ne serait que par des tractions excessivement ménagées, à cause de l'adhérence possible entre les deux placentas. Du reste, à la moindre hémorrhagie inquiétante, cette adhérence étant plus que probable, il faudrait aller chercher *immédiatement* avec la main le second enfant, puis les placentas réunis, — quitte à tout employer, après cela, pour amener la matrice à se rétracter le plus rapidement possible (Voir, plus loin, l'article *Hémorrhagie consécutive*); car il est reconnu que, dans les grossesses multiples, l'utérus a perdu, par excès de distension, beaucoup de sa contractilité de tissu, et qu'il est dès lors rationnel, quand rien ne presse, de ne pas délivrer trop vite et de laisser aux parois utérines le temps de revenir sur elles-mêmes, au fur et à mesure que s'échappent les arrière-faix.

Dans tous les cas, après la naissance des deux enfants, on se gardera bien de réunir les cordons en un seul faisceau, pour tirer sur tous deux à la fois; au lieu de cela, on les fera avancer l'un après l'autre, en tirant d'abord sur celui qui est venu le premier et qu'on reconnaît à la ligature qu'il porte, puis saisissant l'autre pour tirer sur lui également.

Enfin, la délivrance achevée, il est bon de surveiller l'état de la femme d'une façon toute particulière, parce qu'elle est, nous le répétons, très-disposée à une inertie utérine consécutive et à l'hémorrhagie grave qui est la conséquence habituelle de cette inertie.

Qu'on ne croie pas, pourtant, qu'au total l'accouchement gémellaire expose plus la femme que l'accouchement simple; il n'en est rien. Les jumeaux, lors même qu'ils arrivent à terme, sont toujours plus petits chacun que les enfants uniques, et passent dès lors plus aisément dans le canal pelvien. En général, le premier vient par la tête, et le second par le siége; et, comme le premier est ordinairement un peu plus volumineux que le second, il s'ensuit que celui-ci, par une double raison, est expulsé sans presque causer de douleurs à la mère. Il est vrai que, par contre, le travail se prolonge souvent bien plus que dans l'accouchement simple, puisque le second enfant ne suit pas immédiatement le premier, et qu'il y a parfois jusqu'à 24 heures et plus d'intervalle entre l'expulsion de l'un et celle de l'autre.

Conduite de l'accoucheur dans le cas d'accidents après le travail.

Les accidents qui peuvent suivre le travail, c'est-à-dire apparaître quand l'enfant est dehors, et qu'on croit avoir eu sous les yeux un exemple d'accouchement exempt de toute complication, sont :

L'adhérence anormale du placenta;

L'enchatonnement du placenta;

L'inertie utérine consécutive;

L'éclampsie;

Et le thrombus, soit de la vulve, soit du vagin.

Adhérence du placenta.

Il arrive assez souvent que le placenta, au lieu de se décoller de lui-même aux premières contractions qui surviennent après la sortie du fœtus, reste adhérent à l'utérus. On a beau faire des tractions assez fortes sur le cordon et dans une bonne direction, on n'amène rien; on sent que, pendant qu'on tire, on entraîne le fond de la matrice, mais on ne réussit pas à détacher le placenta.

A quoi sont dues les adhérences de cet organe? Est-ce à du sang dont la fibrine s'est organisée, ou à de la lymphe plastique déposée après inflammation? Peu importe : ce qui intéresse le praticien, c'est de savoir qu'elles accompagnent assez souvent les accouchements *tardifs*, et qu'elles sont parfois si solides, que, sur le cadavre même, on a de la peine à les rompre.

La conduite à tenir, en présence d'un placenta adhérent, est un peu différente suivant que l'adhérence est totale ou seulement partielle, et suivant qu'il y a ou non inertie de la matrice.

Si l'adhérence est *totale*, comme il n'y a pas d'hémorrhagie, on peut se livrer à l'expectation pendant une ou deux heures, avant de porter la main dans l'utérus. Quand cet organe se contracte

franchement, on attend patiemment, sans rien faire ; quand, au contraire, il est pris d'inertie, on attend encore, mais en employant les moyens les plus propres à exciter la contractilité utérine, savoir : frictions hypogastriques, titillations du col, et un peu de poudre de cannelle; mais *pas de seigle ergoté*. « Ce médicament, que l'on est excu-
« sable de donner dans le cas de rétention du pla-
« centa, après *avortement*, — parce qu'alors l'intro-
« duction de la main dans la cavité utérine n'est
« pas praticable, et que mieux vaut, dans ce cas,
« une ressource infidèle que rien, — produirait ici
« un effet probablement opposé à celui que l'on
« en attendait. Sous son influence, l'utérus se con-
« tracterait, et, au lieu de chasser le délivre, l'em-
« prisonnerait dans sa cavité (Pajot). » La seule chose à faire, c'est d'aller sans hésitation chercher le placenta adhérent, *avec la main*, comme nous le verrons tout à l'heure.

Si l'adhérence est *partielle*, comme il y a hémorrhagie, il n'y a plus à attendre un temps déterminé. Dès qu'on juge la vie ou seulement la santé de la femme compromise, il faut procéder bien vite à l'extraction du placenta, en n'oubliant pas, s'il y a inertie utérine, de faire procéder ou au moins accompagner l'introduction de la main, de l'administration d'un gramme à un gramme et demi de seigle ergoté en une seule dose. Car, après l'extraction du délivre, si la perte devait continuer, le seigle serait là, contre elle, la première des ressources.

Quand un placenta n'est qu'à moitié adhérent et donne lieu de suite à une perte de sang inquiétante, est-ce le cas de songer au tamponnement vaginal avant d'en venir à l'extraction? P. Dubois ne le pense pas. On ne ferait, dit-il, en pratiquant le tamponnement, que perdre un temps précieux, sans avoir l'avantage de se mettre sûrement à l'abri d'une hémorrhagie, soit *interne*, se faisant immédiatement, soit *externe*, ayant lieu plus tard, au moment de l'expulsion ou de l'extraction du placenta. Il vaut donc bien mieux, ajoute cet illustre accoucheur, *porter la main sans délai dans la matrice, pour détacher et entraîner rapidement le délivre :* on est en présence d'un accident qui menace la vie ou tout au moins la santé de la femme ; perdre un seul instant à essayer du tampon, serait commettre une faute très-grave.

Voici, du reste, comment doit se faire l'extraction du placenta :

La femme étant placée comme pour la version (Voir plus loin), on tend le cordon de la main gauche, et l'on introduit la main droite, dont les doigts sont disposés en cône et graissés d'axonge ou de cérat sur leur face dorsale seulement, jusque dans la cavité utérine, pendant qu'un aide, *ce qui est indispensable*, soutient le fond de l'utérus avec la main pour l'empêcher de fuir. Le cordon est un guide sûr pour conduire la main droite sur la face fœtale du placenta. Arrivée là, cette main cherche à reconnaître si le placenta est adhérent dans la totalité ou dans une partie seulement de sa circonférence. Dans ce dernier cas, on glisse l'extrémité des quatre derniers doigts entre le bord décollé et la face interne de la matrice, et, s'aidant du pouce appliqué sur la face fœtale du placenta, on détache le reste de cet organe *par de simples tractions* et non par un mouvement de scie du bout des doigts, mouvement de scie qui conduirait peut-être les ongles dans le tissu même de l'utérus.

Si, au contraire, le placenta est adhérent dans toute sa circonférence, il faudra, comme le faisait P. Dubois, attaquer ce placenta par son centre avec le doigt indicateur, et, après l'avoir perforé de part en part, le décoller *de dedans en dehors* dans tous les sens, toujours *par de simples tractions*. On n'aura plus, après cela, pour terminer l'opération, qu'à entraîner au dehors l'organe saisi à pleine main.

Mais, précepte important, *on ne devra jamais s'achorner à détacher à tout prix les parties du placenta solidement adhérentes;* ces parties, on les laissera derrière, et elles se détacheront petit à petit d'elles-mêmes pour sortir avec les lochies; seulement, ces lochies acquérant alors une extrême fétidité, on aura soin de pratiquer des injections utérines avec une infusion légère de camomille ou de fleurs de guimauve tiède, additionnée même, au besoin, de quelques gouttes d'hypochlorite sodique, et l'on songera à combattre vigoureusement, dès leur apparition, les accidents de résorption putride qui pourraient survenir. Nous avons réussi, dans un cas de résorption de ce genre presque désespéré, par les moyens suivants : *purgatifs salins répétés, — décoction de quinquina, — eau vineuse, — alcoolature d'aconit, — injections utérines, — grands soins de propreté, — renouvellement fréquent de l'air dans l'appartement, — et quelques aliments réparateurs sous un petit volume (potages, gelées, bouillon, etc.).*

Enchatonnement du placenta.

La matrice, après l'expulsion du fœtus, est quelquefois prise de contractions irrégulières. Or, si elle se contracte plus en dessous du délivre qu'en dessus, elle arrête celui-ci, et si bien qu'on ne peut réussir à l'extraire par de simples tractions sur le cordon, aidées même d'une forte pression sur le fond de l'utérus. Dans certains cas, c'est l'orifice interne du col qui, contracturé, retient le placenta dans la cavité utérine proprement dite. D'autres fois, c'est une portion plus élevée du corps même de la matrice qui se contracte spasmodiquement, quand ce qui est au-dessus reste presque inerte, et alors le placenta est réellement *enchatonné*, c'est-à-dire *emprisonné* dans une arrière-cavité, qui n'est qu'une partie de la cavité utérine ; c'est là l'*hourglass* des accoucheurs anglais.

On peut soupçonner l'*enchatonnement* du placenta, quand le palper fait reconnaître que le corps de l'utérus est irrégulier et disposé en forme de gourde, — quand il y a perte sanguine, indiquant que le délivre n'est plus adhérent, — et quand, cependant, celui-ci résiste à des tractions assez

fortes, opérées, dans une bonne direction, et aidées d'une compression suffisante du fond de la
matrice. Mais on ne peut asseoir sûrement son
diagnostic qu'en portant la main dans l'utérus.
Tant qu'on n'a pas eu recours à ce seul moyen
d'éclairer nettement la question, on peut tout aussi
bien croire à une adhérence partielle, mais très-
solide, du placenta, qu'à un enchatonnement de
cet organe. Et, du reste, aurait-on une presque
certitude, d'après le palper, qu'on a affaire à un
placenta enchatonné, qu'il faudrait encore porter
la main dans l'utérus pour déterminer le siége
précis de la contraction. Or, quand la main aura
été introduite pour faire cette reconnaissance, on
se donnera bien garde de la retirer avant d'avoir
saisi le corps enchatonné. Arrivé sur l'obstacle, on
s'apprêtera donc à le vaincre ; mais, auparavant,
on aura bien soin de *soutenir parfaitement le fond
de la matrice avec l'autre main*. C'est ici une précaution *essentielle*, si l'on ne veut courir le risque de
déchirer transversalement le haut du vagin.

Le fond de l'utérus étant soutenu, si c'est l'orifice interne lui-même qui est contracturé, on y
engage tous les doigts *avec douceur et patience*,
jusqu'à ce qu'on soit arrivé à saisir solidement le
placenta pour l'entraîner. Mais si c'est un point
plus élevé de la matrice qui, revenu tétanique-
ment sur lui-même, emprisonne le délivre, on
pousse la main jusqu'à la contracture, et, avec un
ou deux doigts seulement, on cherche à dégager
le placenta, pour l'amener ensuite au dehors en

tirant sur le cordon. On n'engagerait toute la main dans l'arrière-cavité que si l'on s'apercevait que le placenta y est non-seulement enchatonné, mais encore plus ou moins adhérent. Alors la main entière serait nécessaire pour achever de le décoller, comme nous l'avons dit plus haut. Essayer de faire cesser la contraction irrégulière et spasmodique de l'utérus par de l'opium en lavement ou en potion, ou par de l'extrait de belladone porté directement sur le point contracturé, serait perdre un temps précieux, pour n'avoir peut-être, d'ailleurs, aucun résultat.

Dans un cas de *rétention du placenta sous la double influence d'adhérences anormales de cet organe et de contracture de l'utérus,* — comme celui si intéressant que Mlle A. Puéjac, professeur du cours départemental d'accouchements à Alger, a publié (1), — il n'y aurait rien de mieux à faire que d'imiter la conduite de cette habile sage-femme. L'adhérence du placenta étant intime, il y avait absence complète d'hémorrhagie; nulle indication, par conséquent, de recourir de suite à l'extraction. Sachant, d'autre part, que le placenta, par cela même qu'il est aussi adhérent, vit très-bien et peut rester où il est, un certain temps, tout à fait inoffensif, Mlle Puéjac prit le parti d'attendre, en n'usant que de moyens antispasmodiques simples. Peu à peu le spasme s'affaiblit, disparut, et le délivre finit par être chassé en entier.

(1) *Gazette médicale de l'Algérie* (avril 1865).

Inertie utérine consécutive.

Nous parlerons ailleurs de l'inertie utérine *primitive;* ici, il s'agit de celle qui suit immédiatement l'accouchement.

Ordinairement, après la sortie du fœtus, la matrice continue à se contracter, d'abord pour opérer le décollement des annexes, puis pour chasser le sang qui s'exhale de sa surface interne: Eh bien, si, ce qui n'est pas très-rare, ces contractions viennent à manquer, c'est l'accident appelé *inertie utérine consécutive.*

On le reconnaît, d'une part,.à ce que l'utérus, au lieu de se retirer vers le haut de l'excavation. sous la forme d'une grosse boule dure, reste flasque et presque aussi volumineux qu'avant l'accouchement; et, d'autre part, à ce que, si le placenta est décollé, ne serait-ce qu'en partie, il y a perte sanguine plus ou moins abondante. Dans certains cas, cependant, le délivre, détaché et tombé sur le col, obture exactement. celui-ci, et alors il n'y a pas d'hémorrhagie *externe;* mais il y a hémor- -rhagie *interne.* Le sang, que versent à grands flots les orifices béants des sinus déchirés, s'accumule dans la cavité de la matrice et redonne à cet organe un volume parfois égal à celui qu'il avait au moment de l'accouchement. La perte ne se voit pas, et pourtant elle n'en est pas moins terrible; elle peut être foudroyante, si l'accoucheur n'est pas là pour y porter remède à l'instant même. De là, le sage précepte, donné dans les Traités d'accouchements, de *ne jamais quitter la nouvelle accouchée immédiatement après l'expulsion du fœtus, de la délivrer soi-même, et de rester dans l'appartement au moins une heure*, lui tâtant le pouls et la région hypogastrique de temps en temps, interrogeant sa physionomie, s'informant de la quantité de sang qui s'échappe de la vulve, et, pour peu que les réponses laissent de doute à cet égard examinant soi-même le linge dont elle s'est garnie. Mais, nous l'avons dit, dans l'hémorrhagie *interne* la perte n'est pas visible. A quels signes, donc, la reconnaîtra-t-on? Si elle est abondante, il y aura, outre le retour du ventre à un volume anormal, les symptômes caractéristiques de toute hémorrhagie grave : de la faiblesse dans le pouls, une pâleur extrême de la face, du refroidissement aux extrémités, des vertiges, des tintements d'oreille, des défaillances, de l'anxiété et quelquefois des mouvements convulsifs.

L'inertie utérine *consécutive*, s'accompagnant presque inévitablement d'hémorrhagie abondante et rapide, est peut-être l'accident le plus redoutable qui puisse survenir après le travail ; il peut tuer la femme en quelques minutes, si le décollement du placenta est avancé ; au contraire, c'est un accident peu grave, si le placenta reste complétement adhérent jusqu'au rappel de la matrice à des contractions franches.

Traitement. — Si le placenta n'est pas décollé, quand on s'aperçoit qu'il y a inertie utérine, il faut s'empresser de réveiller bien vite là contractilité de la matrice par une assez forte dose de seigle ergoté (2 grammes en deux prises, à 10 minutes d'intervalle), des frictions hypogastriques et la titillation du col, et ne songer à l'extraction du délivre que lorsqu'on est bien sûr que l'utérus n'est plus inerte. Si l'on opérait cette extraction avant le retour des contractions utérines, on produirait précisément ce qu'on redoute, ce qui constitue tout le danger de l'inertie, l'*hémorrhagie*.

Si le placenta est décollé, au contraire, et si l'inertie se complique d'hémorrhagie, il faut chercher à apprécier la quantité de sang qui s'échappe; car si elle est peu considérable, parce que le placenta n'est décollé que dans un point très-restreint de son étendue, on se garde bien d'achever ce décollement avant que le seigle ergoté ou les frictions aient réveillé l'utérus; tandis que, si la perte est assez abondante pour compromettre la vie de la femme, on se hâte, après avoir donné du seigle ergoté (1 gramme au moins à la fois), de porter la main *entière* dans la matrice pour l'exciter à se contracter et la vider, par la même occasion, du placenta ou seulement des caillots qu'elle peut contenir. Il est bien entendu que de la main gauche, qui soutient le fond de l'utérus, on cherche en même temps à agacer cet organe, pour qu'il entre plus rapidement en contraction. Du reste, le seigle qui a été administré vient bientôt en aide à l'irritation mécanique.

Cette manœuvre des deux mains, agaçant là

matrice chacune de son côté, — si surtout elle est
appuyée de l'administration d'une bonne dose de
seigle ergoté, — manque rarement son effet. Cela
se voit cependant. Alors, il faut porter bien vite
dans la cavite utérine un citron écorcé ou une
éponge imbibée de vinaigre de table pur, que l'on
exprime vigoureusement sur la face interne de
l'organe; et, si cela ne suffit pas encore, il faut recourir à l'action du froid, dont quelques praticiens
disent avoir eu à se louer, en pareille circonstance.
Avec de l'eau sortant du puits, on fera donc des
injections dans la matrice même, ou au moins des
affusions sur l'hypogastre et le haut des cuisses.
Sans doute, ces deux derniers moyens pourront
exposer la femme à une péritonite; mais n'est-on
pas en présence d'un danger plus grand encore,
et ne faut-il pas à tout prix empêcher la vie de
s'éteindre?

Enfin, quand tout cela reste inefficace, il ne faut
pas hésiter un seul instant *à faire le tamponnement
vaginal,* — ou *la compression du globe utérin,* — ou,
enfin, *la compression de l'aorte elle-même.*

Tamponnement vaginal. — Dans la circonstance
présente, on n'a besoin, pour tamponner le vagin,
ni de speculum ni de pinces. De la charpie, de
l'étoupe, de vieux morceaux de linge, un mouchoir de toile usé, ou une grosse éponge, et la
main comme instrument, suffisent pour faire convenablement l'opération. Il n'est pas nécessaire,
non plus, de placer la femme comme pour l'application du speculum; on l'attire seulement un

peu sur le bord du lit, ne serait-ce que pour la
sortir du sang dans lequel elle baigne ; on lui
élève le siége au moyen d'un coussin ou d'un drap
replié en plusieurs doubles ; et, alors, avec les
mains, sans l'aide d'aucun instrument, on arrive
aisément à bourrer le conduit vaginal de l'une des
substances qu'on a préparées : charpie, étoupe,
morceaux de vieux linge, etc. Si l'on se sert d'un
mouchoir entier, il faut commencer par introduire
un de ses coins, puis pousser successivement tout
le reste, jusqu'à ce qu'on sente le vagin exactement rempli ; — si l'on fait choix d'une éponge,
on l'imbibe d'un peu de vinaigre de table *pur* avant
de l'introduire. Ce dernier moyen était celui qu'em-
ployait Dewees de préférence : « Le sang, dit-il, en
« s'infiltrant dans les cellules de l'éponge, préala-
« blement imbibée d'un peu de vinaigre, s'y coa-
« gule rapidement et constitue bientôt un caillot
« volumineux et solide qui obture complétement
« le vagin. » Mais, quelle que soit la substance
employée comme tampon, on n'oubliera pas de la
maintenir en place au moyen d'un bandage de
corps, muni d'une longue compresse destinée à
être ramenée de bas en haut par-dessus la vulve.
Quand ce bandage en T est bien appliqué, non-
seulement il retient le tampon dans le vagin, mais
il exerce encore une certaine compression sur
l'hypogastre et, par conséquent, sur l'utérus, et
tend ainsi à prévenir le développement d'une hémorrhagie interne qui ne serait pas moins grave
que la première.

Compression de la matrice. — Dans un cas d'inertie utérine, M. Deneux dit avoir réussi à arrêter l'écoulement sanguin, en comprimant la matrice d'avant en arrière, au moyen de 3 ou 4 serviettes non dépliées, disposées sur l'hypogastre en guise de pelote, et d'un bandage circulaire passant par-dessus et tenu fortement serré. Si donc le tamponnement vaginal, pratiqué comme nous l'avons dit, ne produisait pas l'effet désiré, on devrait essayer de l'aplatissement de l'utérus par le procédé Deneux ; car, en agissant ainsi, on pourrait très-bien non-seulement gêner le cours du sang dans les parois de l'organe , mais encore agacer ces parois et les faire se contracter franchement.

Cependant, il vaudrait bien mieux encore avoir recours à la compression du globe utérin, suivant le procédé du docteur Saussier, de Troyes (Voy. l'article *Délivrance*), c'est-à-dire *avec les mains*, allant, à travers la paroi abdominale, embrasser et comprimer le corps de la matrice. Mais il faut évidemment, pour que cela soit exécutable, que la paroi antérieure du ventre soit suffisamment flasque et dépressible, ce qui a souvent lieu, du reste. Mademoiselle A. Puéjac — l'une des sages-femmes les plus instruites qui soient sorties de l'École de Paris et qui exerce et professe son art avec distinction à Alger — vient de réussir tout récemment à arrêter ainsi une grave hémorrhagie utérine, *consécutive* à la délivrance (1). Il ne fallut pas

(1) Voy. *Journal de méd. et de chirurgie pratiques,* octobre 1864.

plus de 35 à 40 minutes de compression soutenue du globe utérin, exercée tantôt par mademoiselle Puéjac elle-même, tantôt par le mari de la patiente, pour mettre fin à ce formidable accident.

Compression de l'aorte ventrale. — Cette compression se fait avec l'extrémité des doigts ; et comme elle a besoin d'être continuée un certain temps, quelquefois plusieurs heures de suite, il faut que l'accoucheur ait avec lui un ou deux aides intelligents, qui puissent peser sur ses mains dès qu'il les sent fatiguées, ou même le remplacer tout à fait s'il est forcé de lâcher prise.

On comprime plus facilement l'aorte, naturellement, sur une femme maigre que sur une femme grasse ; cependant, en pressant d'une manière continue, avec force, mais sans brusquerie néanmoins, on peut toujours arriver, dit Baudelocque, l'inventeur de la méthode, à sentir la colonne lombaire, quelle que soit l'épaisseur de la paroi abdominale antérieure, et à pouvoir, dès lors, intercepter le cours du sang dans l'aorte.

Du reste, si l'on ne trouvait pas facilement cette artère, — parce qu'on a affaire à un ventre gras et peu dépressible, — qui empêcherait de mettre en pratique le procédé de notre ami, M. le docteur Guillon, de Cozes (1) ?.. Pourquoi — comme l'a fait ce praticien distingué, dans plusieurs circonstances, et avec un succès complet presque toujours — ne porterait-on pas la main entière dans

(1) Guillon, *Presse médicale*, 1842.

la cavité utérine, pour, de là, exercer une compression plus immédiate et plus efficace, par conséquent, sur l'aorte, en l'aplatissant entre la paroi
postérieure de l'utérus et la colonne lombaire ?...
Nous n'avons pas encore essayé du procédé; et,
néanmoins, nous serions porté à le recommander,
vu qu'il doit être d'une application facile, et que,
de plus, il remplit d'un même coup deux indications importantes : intercepter le cours du sang
dans les artères utérines, qui naissent des hypogastriques, — et exciter les parois de la matrice à
revenir sur elles-mêmes.

Pour que la compression de l'aorte fût sûrement
efficace, il faudrait, d'une part, qu'elle portât sur
un point supérieur à l'origine des artères utéro-
ovariennes, et, d'autre part, qu'elle n'atteignît pas
la veine cave inférieure en même temps que l'aorte;
mais elle n'en offre pas moins l'immense avantage,
de quelque façon qu'elle soit faite, d'entraver d'a-
bord plus ou moins la circulation utérine, puis, en
diminuant l'étendue du grand cercle circulatoire,
de forcer le sang à se porter au cerveau en quantité suffisante pour prévenir la syncope. Aussi,
rien qu'à ce dernier titre, la compression de l'aorte
abdominale serait-elle, suivant nous, parfaitement
indiquée, non-seulement dans le cas de métrorrhagie, mais encore dans le cas de toute hémorrhagie menaçante.

Mais, qu'on ne se fasse pas illusion sur la valeur
du tamponnement, de la compression du globe
utérin et de la compression de l'aorte, appliqués

en vue d'arrêter une perte par inertie utérine. Ce ne sont que des moyens mécaniques, — très-propres sans doute à suspendre rapidement l'écoulement sanguin, — mais évidemment sans action sur la contractilité de la matrice. Très-puissants contre l'hémorrhagie, ils ne peuvent rien contre l'inertie, cause première de l'hémorrhagie. Et cependant, ils n'en sont pas moins d'une utilité capitale, puisqu'ils posent une digue au torrent destructeur, en attendant que le seigle ergoté, *qu'on a dû ne pas oublier d'administrer tout d'abord*, vienne réveiller la fibre utérine, la faire entrer en contraction, et, par suite, obturer les bouches vasculaires par lesquelles la vie allait sûrement s'échapper. Les frictions hypogastriques, les titillations du col et l'introduction de la main dans l'utérus suffisent assez souvent à combattre l'inertie de cet organe; mais rien ne vaut encore le *seigle-ergoté :* c'est réellement le premier de tous les moyens à employer en pareille circonstance. Nous avons donc eu raison d'enjoindre au médecin-accoucheur de ne jamais se rendre auprès d'une femme en mal d'enfant, sans avoir sur lui quelques grammes de ce remède. La métrorrhagie par inertie est, nous ne saurions trop le répéter, un terrible accident, d'autant plus terrible qu'il survient juste au moment où il semblait qu'on n'eût plus rien à craindre : dans bien des cas, on l'a vu réellement foudroyant. Aussi, l'accoucheur doit-il surveiller attentivement la femme, ainsi que nous l'avons dit ailleurs, pendant une heure au moins après la naissance de l'enfant; — et, dès que l'accident redouté apparaît, déployer contre lui toute l'activité, tout le sang-froid, toute l'énergie et toute l'adresse dont il est capable. Un seul moment d'hésitation dans le choix ou dans l'application des moyens indiqués pourrait causer la mort.

Mais, en supposant qu'on ait réussi à arrêter l'écoulement sanguin et à faire cesser l'inertie utérine, tout danger n'a pas disparu pour cela, si l'écoulement a été très-considérable. La femme ne perd plus, et cependant elle n'en est pas moins en péril, parce que la quantité du liquide vivifiant, restée dans l'organisme, ne suffît pas à donner au cerveau, au bulbe rachidien et au cœur l'excitation dont ils ont besoin pour fonctionner ; et bien souvent la femme s'éteindrait deux ou trois heures après la suspension de l'hémorrhagie, si l'on ne venait à son secours, — soit en continuant la compression de l'aorte ventrale, — soit en comprimant les artères crurales et brachiales, en même temps qu'on tient le sujet horizontalement étendu sur son lit, et de manière même à rendre la tête le point le plus déclive de tout le corps ; — soit enfin, si l'on se trouve dans des conditions favorables, en pratiquant l'opération dite de la *transfusion sanguine*, qui a déjà réussi nombre de fois dans des cas vraiment désespérés.

Pour donner une idée de cette opération délicate, nous nous contenterons de dire en peu de mots comment M. Nélaton l'a faite, dans une circonstance où elle a été suivie de succès.

Il a disséqué et mis à découvert la veine médiane basilique, et a passé un fil sous cette veine pour la faire soulever par un aide. Cela fait, il a saisi, avec une pince à dissection, la paroi antérieure du vaisseau, *au-dessous* du fil, pour éviter l'introduction de l'air dans le torrent circulatoire, et, d'un coup de ciseaux fins, y a tracé un V la pointe en bas ; puis, il a soulevé ce lambeau et a engagé dans la veine, en le dirigeant vers le cœur, le bec d'une seringue préalablement chauffée à 35° centig., et chargée de quelques onces de sang qu'on venait de tirer, à l'instant même, du bras d'une personne complaisante. Enfin, la canule de la seringue en place, il a ordonné de cesser le soulèvement de la veine, et a poussé le piston de l'instrument *avec lenteur et par un mouvement bien égal.* Il va sans dire qu'il avait pris grand soin, avant de commencer l'injection, d'expulser tout l'air contenu dans la seringue. — Il a injecté d'abord 200 grammes de sang ; puis, cinq minutes plus tard, 250 autres grammes ; après quoi, il a fermé exactement la plaie au moyen d'une petite bandelette de linge enduite de collodion...

Quelques auteurs font figurer parmi les accidents qui peuvent suivre le travail : la métro-péritonite, la fièvre puerpérale proprement dite, la phlegmasia alba dolens, l'inflammation des symphyses du bassin, la gangrène du bas-fond ou du col de la vessie, les engorgements et abcès laiteux des mamelles et les gerçures du mamelon ; — mais, nous ne trouvons pas que ces états pathologiques méritent le nom d'*accidents*; ils n'ont pas ce caractère de *brusquerie d'apparition* qui nécessite que l'homme de l'art soit tout prêt à y remédier à l'instant même; et ils laissent, au contraire, tout le temps de la réflexion et des recherches pour leur traitement. Nous n'en dirons donc rien dans ce Manuel; nous renverrons, pour ce qui les concerne, au *Traité des maladies des femmes* de Fleetwood Churchill (1), et nous aborderons de suite le chapitre des accouchements difficiles, autrement dit la *dystocie*, avec les opérations qu'elle comporte.

(1) Traduit de l'anglais, par les docteurs Wieland, Dubrisay et A. Leblond; 2ᵉ édition, 1874.

TROISIÈME PARTIE.

DES ACCOUCHEMENTS VICIEUX OU DIFFICILES
(DYSTOCIE).

Les accouchements vicieux sont ceux qui ne peuvent se terminer par les seules forces de la nature, sans préjudice du moins pour la mère ou l'enfant.

Or, les accouchements peuvent être vicieux de deux manières : ou parce que la marche du travail est réellement entravée et nécessite l'intervention de l'accoucheur; ou parce que, quoique la marche du travail soit naturelle, il survient inopinément des accidents de nature à compromettre la vie de la mère ou celle du fœtus.

Les causes des accouchements vicieux de la première catégorie sont nombreuses; ce sont :

L'inertie primitive de l'utérus;

Les contractions utérines irrégulières ou fausses;

La rigidité du col;

La contracture spasmodique du col;

La résistance du périnée;

L'obliquité antérieure et extrême de la matrice;

La brièveté du cordon, soit naturelle, soit accidentelle;

Les irrégularités de présentation de fœtus multiples et isolés;

Les adhérences de fœtus multiples;

La rupture de l'utérus ou du vagin;

Les maladies du fœtus avec augmentation de volume;

Les mauvaises présentations du fœtus;

Les vices de conformation, naturels ou acquis, de l'utérus, du vagin ou de la vulve;

Et, surtout, les vices de conformation du bassin avec étroitesse.

Les causes des accouchements vicieux de la deuxième catégorie, moins nombreuses, sont :

Une trop grande ampleur du bassin;

L'excès d'énergie de l'utérus;

Le thrombus de la vulve;

La procidence du cordon;

L'hémorrhagie par décollement prématuré du placenta;

Le renversement de la matrice;

La déchirure du périnée;

Et l'éclampsie.

Reprenons successivement chacune de ces causes en particulier.

A. Causes des accouchements vicieux de la première catégorie.

Inertie utérine primitive.

Le fœtus n'est pas trop gros, sa position est bonne, les organes de la mère sont régulièrement conformés, et, cependant, au bout d'un certain temps, le travail cesse de marcher. Les douleurs, fortes au début, et qui semblaient annoncer une prompte délivrance, sont devenues peu à peu de plus en plus faibles, courtes et éloignées. Que se passe-t-il donc? Il y a que les contractions de l'utérus, d'abord énergiques, sont à présent insuffisantes, — que l'agent principal de la parturition est, en un mot, frappé d'inertie.

Les causes de cet arrêt des contractions utérines sont assez nombreuses : quelquefois il est dû à une faiblesse générale du sujet; d'autres fois à une faiblesse spéciale de la matrice, que rien ne pouvait faire soupçonner; ailleurs, à un état de pléthore générale, à une excessive irritabilité nerveuse, à une trop grande distension de l'utérus, à des crampes, à une rétention des urines, etc., etc. Mais, quelle que soit la cause, le résultat est le même : *lenteur excessive du travail*, d'où danger pour la mère et pour l'enfant.

Au point de vue du *pronostic*, il est de la plus haute importance pour le praticien de bien distinguer à quelle période du travail survient l'inaction utérine : si c'est pendant la période de dilatation du col; si c'est, au contraire, pendant la période d'expulsion. Puis, il n'est pas indifférent, non plus, de tenir compte de l'état d'intégrité ou de rupture des membranes. En effet, la *période de dilatation* peut se prolonger jusqu'à quarante-huit heures et plus sans grand danger pour le fœtus, pourvu toutefois que la poche des eaux reste intacte, et sans grand préjudice même pour la mère, qui, pourtant, se fatigue et s'inquiète, ce qui peut la disposer à quelque accident consécutif. La *période d'expulsion*, au contraire, ne peut guère se prolonger au delà de six ou huit heures, sans faire courir d'assez grands risques à la mère et à l'enfant : à la mère, en l'exposant à l'inflammation ou même à la gangrène de quelque point du conduit vaginal ; à l'enfant, en l'exposant à mourir asphyxié, par suite de compression du cordon ou de trouble dans la circulation utéro-placentaire. Mais, pour cela, il faut évidemment que les membranes se soient rompues dès le début de l'expulsion ; car si, par hasard, elles restaient intactes, il n'y aurait danger que pour la mère. Tant que le fœtus nage librement dans le liquide amniotique, il n'est, effectivement, exposé à rien de grave.

Voici, du reste, ce que l'expérience démontre :

La période d'expulsion durant plus de six ou huit heures, la poche des eaux étant rompue, il y a une chance sur quatre pour que l'enfant naisse mort. La même période durant plus de douze heures, avec rupture des membranes toujours, il y a neuf chances sur dix pour que l'enfant succombe avant de naître, et trois chances sur cinq pour que la mère succombe aussi, soit presque immédiatement par épuisement nerveux, soit, un peu plus tard, d'une métro-péritonite qui ne peut guère manquer de se développer.

Quels sont les moyens à employer pour rendre à la matrice la force qui lui manque? Ils varient nécessairement suivant la cause de l'inertie. S'il y a faiblesse générale du sujet, on prescrira du bouillon et un peu de vin d'Espagne jusqu'à dilatation presque complète du col; après quoi, si l'on a affaire à une présentation céphaliqne, on rompra la poche des eaux, si elle ne l'est déjà, pour donner du ressort à l'utérus; — si cela ne suffit pas, on administrera quelques doses de seigle ergoté ou de poudre de cannelle; et, enfin, l'expulsion tardant encore trop à se faire, on n'hésitera pas à appliquer le forceps ou à faire la version, suivant le cas.

Si l'on soupçonne une faiblesse spéciale de l'utérus, au milieu d'un état général satisfaisant, on n'attendra pas que la dilatation du col soit presque complète pour crever les membranes et donner du seigle ergoté, si toutefois la tête se présente bien et ne paraît pas trop grosse; et, en attendant que ce médicament produise son effet, on usera des frictions hypogastriques et des titillations du col, qui quelquefois suffisent à réveiller la contractilité utérine. Nous avons vu, dans certains cas, une petite promenade dans l'appartement donner le même résultat. La femme, que nous supposons ici bien portante, ayant la force de *pousser*, il est rare qu'on ait besoin de se servir du forceps. Du reste, si l'on pensait devoir y recourir, il serait toujours bon de faire prendre préalablement un peu de seigle ergoté, de façon à se trouver à l'abri d'une continuation de l'inertie, une fois l'enfant dehors.

Si l'on reconnaissait comme cause un certain degré d'hydramnios, il suffirait de ponctionner l'œuf; l'utérus désempli reprendrait du ressort, et le travail se régulariserait.

Si l'inertie était supposée tenir à un état de pléthore générale, ou à une pléthore locale, n'affectant que la matrice seule, la saignée du bras serait assurément le meilleur moyen à employer.

Enfin, si l'inertie tenait à l'apparition de crampes assez fortes et assez persistantes pour distraire l'utérus de son travail, il n'y aurait rien de mieux à faire que d'appliquer le forceps, sitôt que la dilatation du col le permettrait. La tête du fœtus extraite, les crampes cesseraient d'elles-mêmes et, avec elles, l'inertie utérine. Du reste, il est bon de savoir qu'en pareille circonstance, la femme est la première, tant elle souffre, à demander qu'on la délivre, n'importe comment.

On a vu des femmes prises d'inaction utérine, uniquement parce qu'elles n'urinaient pas et que leur vessie, trop distendue et douloureuse, distrayait la matrice de sa fonction du moment. Il va sans dire qu'alors le cathétérisme est le premier remède à appliquer, et que le seigle ergoté doit

être rejeté bien loin ; en effet, il augmenterait
d'abord les angoisses, puis, ce qui serait bien plus
fâcheux, il amènerait presque infailliblement la
rupture de la vessie et, par suite, une péritonite
mortelle.

Bien que la contraction utérine suffise seule,
généralement, pour l'expulsion du fœtus, il n'en
est pas moins vrai que la contraction des parois
abdominales a son utilité, et qu'il n'est pas rare de
voir le travail s'arrêter, uniquement parce que les
muscles de ces parois, affaiblis par une hydropisie
antérieure ou un grand nombre de grossesses, ne
peuvent pas venir en aide à l'utérus, lui-même un
peu faible. Eh bien, dans ce cas, on peut retirer
un certain avantage d'un *ceintre* appliqué serré,
qui fournira un point d'appui à la paroi ventrale et
à la matrice en même temps. Toutefois, cela n'empêcherait pas, dès l'instant que ce dernier organe
manque d'énergie, de faire prendre un peu de seigle ergoté, puisque c'est là, nous le verrons plus
loin, le plus sûr moyen de réveiller la contractilité utérine.

Contractions irrégulières.

Dans certains cas, les contractions de l'utérus
sont *irrégulières*, en ce sens qu'elles ne sont pas
séparées par un calme bien franc, et que, dans
les paroxysmes, elles sont d'une violence extrême. D'autres fois, elles ne sont que *partielles*,
c'est-à-dire qu'un seul point de l'organe entre en

action, quand tout le reste demeure inerte; et, cependant, elles ne sont pas moins douloureuses et agaçantes que si elles étaient générales. La femme est mise par elles dans une agitation extrême; elle pleure, se désespère, est prise de délire et de convulsions; et, pendant ce temps, le travail ne marche pas.

Les meilleurs moyens à opposer à un pareil état, sont : s'il y a pléthore, la saignée du bras, puis, un peu de laudanum en potion ou mieux en lavement; — s'il y a tempérament nerveux, *pas de saignée*, mais un grand bain prolongé et encore de l'opium. Sous l'influence de 20 à 30 gouttes de laudanum, prises en un court espace de temps, les douleurs se calment, le sommeil arrive, et la femme se repose; puis, surviennent des douleurs franches, régulières, générales, et l'accouchement reprend sa marche, pour se terminer heureusement.

Rigidité du col.

Chez les très-jeunes femmes vigoureuses et, plus particulièrement encore, chez les primipares âgées, le col de l'utérus, quoique sain, peut offrir une trop grande résistance à se laisser dilater. Si on le touche, on trouve son rebord *mince, sans chaleur* et *insensible*, et l'on ne tarde pas à s'apercevoir que, malgré de violentes contractions du corps de l'organe, la dilatation s'arrête avant d'être complète et ne fait plus de progrès.

Mais, bien souvent aussi, cette rigidité du col tient à de vieilles cicatrices qui ont succédé à des ulcérations d'une nature quelconque. Il arrive même qu'on trouve, alors, le col plus ou moins oblitéré par agglutination de ses bords.

Traitement. — Comment combattre cette rigidité?

Dès qu'on voit la dilatation du col s'arrêter à un certain degré, insuffisant pour l'engagement de la partie fœtale qui se présente, il faut bien s'assurer qu'il y a inextensibilité et non contracture spasmodique (car le traitement n'est pas le même dans les deux cas); et, s'il s'agit réellement d'une rigidité, essayer d'abord d'un bain tiède prolongé, le vagin étant tenu béant par une grosse canule élastique; — puis, si ce bain ne produit pas l'effet désiré, s'armer d'un bistouri boutonné, long et étroit, le conduire jusque sur l'orifice rigide, et, avec lui, débrider cet orifice dans diverses directions, surtout sur les côtés et en arrière. On ne donne guère à chaque incision qu'une étendue de 4 à 5 millimètres; et, cependant, cela suffit largement pour compléter presque à l'instant même la dilatation. Dans bien des cas, l'accouchement se terminera ensuite spontanément; mais, assez souvent aussi, les forces de la femme étant épuisées quand on en vient au débridement, il faut terminer l'accouchement par le forceps. (P. Dubois, Depaul, Pajot.)

Comme il s'agit ici d'un défaut d'élasticité et non d'une rétraction spasmodique, on n'a à recou-

rir évidemment, ni à la saignée ni à l'extrait de
belladone, qui, dans le cas suivant, vont être, au
contraire, les premiers moyens à employer.

Contracture du col.

Il arrive que le col, après être entré dans une
voie de dilatation régulière, soit pris tout à coup
d'un resserrement spasmodique qui ralentit le
travail d'une manière fâcheuse. On distingue cette
contracture de la rigidité simple, à ce que les
bords de l'orifice, au lieu d'être minces, sans chaleur et insensibles au toucher, sont, au contraire,
assez épais, chauds et *très-sensibles* à la pression du
doigt. Ce dernier caractère, l'*excessive sensibilité*,
suffirait même, seul, disent quelques auteurs, à
faire distinguer sûrement la contracture spasmodique du col utérin de sa simple inextensibilité,
si l'on ne savait encore (Nægelé) qu'elle s'observe
de préférence chez les femmes fortes et pléthori-
ques, ou très-nerveuses et très-irritables bien que
lymphatiques; et qu'elle s'accompagne généralement de *douleurs lombaires continues et violentes* qui
n'existent pas dans le cas de rigidité simple.

Qu'opposer à cet accident?

Si la femme est forte et pléthorique, on la sai-
gnera, et, si cela ne suffit pas, on lui portera, sur
le pourtour de l'orifice utérin, un peu d'extrait de
belladone. Chaussier se servait, à cet effet, de
la pommade suivante : axonge 30 grammes, extrait de belladone 8 grammes. Mais P. Dubois

et Cazeaux aiment mieux se servir de l'extrait
de belladone pur. Si cet extrait est consistant,
P. Dubois en fait une petite boulette, de la grosseur d'un pois, qu'il fixe sous l'ongle de l'index
et dont il va graisser le pourtour du col; l'hu-
midité et la chaleur du vagin suffisent à liquéfier
la boulette médicamenteuse. — Si, au contraire,
l'extrait est presque liquide, Cazeaux (1) conseille
d'en enduire un petit bourdonnet de charpie, qu'on
saisit entre les extrémités de l'index et du médius, et avec lequel on va badigeonner toute la
circonférence du col. Or, nous donnerions volontiers la préférence à ce dernier procédé, comme
permettant de porter plus sûrement où il le faut,
et de maintenir plus longtemps en place, une suffisante quantité du médicament.

Si la femme est nerveuse et irritable, sans rien
qui rappelle la pléthore, soit générale, soit utérine, la saignée n'est plus indiquée; c'est aux
grands bains prolongés et aux onctions bellado-
nées sur le col qu'il faut avoir recours.

Mais il peut arriver que ces moyens échouent;
alors, si l'on a lieu de craindre pour la vie de l'enfant ou par la santé de la mère, il faut débrider
l'orifice contracturé, comme on l'a fait dans le cas
de rigidité, et terminer bien vite l'accouchement
par le forceps, si toutefois c'est la tête qui se présente.

Il arrive assez fréquemment que la tête ou le

(1) Cazeaux, *Traité des accouchements.*

tronc de l'enfant (suivant que celui-ci naît par la tête ou par le siége) franchisse le col de l'utérus et que ce col se rétracte ensuite, juste pour saisir étroitement le cou de l'enfant et arrêter son expulsion. Si l'enfant vient par la tête, le cordon n'étant pas comprimé, on a du temps devant soi, et alors on peut essayer de l'opium à l'intérieur avant d'en venir au débridement multiple qui est, ici, très-difficile à pratiquer. Mais, si l'enfant vient par les pieds, c'est un cas tout différent ; *comme le cordon est nécessairement comprimé et que l'asphyxie est imminente*, il n'y a pas un seul instant à perdre ; il faut porter de suite le bistouri boutonné sur le point le plus accessible de l'orifice rétracté et achever ensuite l'extraction du fœtus le plus rapidement possible avec les mains seules ; car le forceps, ici, n'est pas applicable : les cuillers pinceraient infailliblement le segment inférieur de l'utérus avec la tête et le déchireraient.

Le chloroforme n'ayant pas d'action sur la contractilité de la matrice, à moins que d'être administré à dose dangereuse, on ne peut pas songer à lui, en pareil cas.

Résistance du périnée.

« Le périnée doit, au moment de l'accouchement,
« se convertir en une gouttière allant se terminer
« à la vulve ; les plans nombreux et résistants qui
« composent le plancher du bassin doivent céder
« peu à peu devant la tête du fœtus qui les refoule

« progressivement, jusqu'à ce que les voies soient
« suffisamment élargies. Mais, dans certains cas,
« le périnée semble doué d'une résistance si
« grande que la descente de la tête ne fait aucun
« progrès ; l'utérus s'épuise en contractions inu-
« tiles, et il faut que le médecin termine l'accou-
« chement par une application du forceps. *De tous
« les cas de dystocie, c'est sans contredit le plus fré-
« quent, mais aussi le moins grave.* Le maniement du
« forceps demande alors, cependant, certaines
« précautions : ainsi, les tractions, loin d'être ra-
« pides, doivent être faites avec une grande len-
« teur, de manière à laisser aux tissus le temps de
« se dilater ; une traction trop brusque exposerait
« presque certainement à la rupture du péri-
« née (1). » (Tarnier.)

Les grandes et petites lèvres, nous l'avons déjà
dit, ne fournissent rien à l'ampliation de la vulve
au moment du passage du fœtus ; c'est uniquement
la partie antérieure du périnée, dont le rebord
constitue, il est vrai, le tiers postérieur de la vulve,
qui concourt à cette dilatation, et, par contre, s'il
y a résistance, c'est de lui seul qu'elle vient. Quoi
qu'il en soit, quand le périnée arrête la tête du
fœtus et retarde la terminaison de l'accouchement,
il ne faut pas être trop lent à intervenir. Car, la
tête séjournant trop longtemps dans l'excavation,
après avoir franchi le col utérin, il y a danger pour

____

(1) Tarnier, *Des cas dans lesquels l'extraction du
fœtus est nécessaire et des procédés opératoires relatifs
à cette extraction.* Paris, 1860.

la mère et pour l'enfant, — pour la mère, danger
d'épuisement et de lésions traumatiques graves
des parties molles intra-pelviennes, — pour l'enfant, danger d'asphyxie. Règle générale : il y a nécessité d'intervenir par le forceps, — 1° *quand*, —
les membranes étant rompues, bien entendu, —
*la tête se présente à la vulve depuis plus d'une heure,
sans pouvoir la franchir;* — 2° *quand*, — les membranes étant rompues toujours, — *la tête, bien que
ne se présentant pas encore à la vulve, est tout entière
dans l'excavation, depuis plus de 4 ou 5 heures.* Mais,
l'instrument en place, on ne perd pas de vue le
danger d'une rupture pour le périnée.; on surveille
très-attentivement le degré de distension de cette
cloison importante, *pendant qu'on tire sur la tête avec
une excessive lenteur et en prenant bien garde de faire
porter le bord des cuillers du forceps sur le segment postérieur de l'anneau vulvaire;* — on regarde et on
touche ce segment à chaque instant pour voir s'il
n'est pas sur le point de se déchirer ; — et, dès
qu'il paraît fortement tendu et luisant, on n'hésite
pas à pratiquer, à l'aide de bons ciseaux, les deux
incisions *postéro-latérales* conseillées par P. Dubois et qui permettent bientôt à la tête de franchir
la vulve.

Nous supposons que l'utérus se contracte franchement ; ce n'est donc pas le cas de prescrire du
seigle ergoté qui, amenant des contractions tétaniques, ne manquerait pas de produire précisément ce que l'on a tant à cœur d'éviter, une vaste
déchirure du périnée.

Les partisans fanatiques du chloroforme avaient
pensé qu'il pourrait relâcher le périnée et par suite
la vulve; mais ils étaient dans l'erreur. Ce qui fait
la résistance du périnée, ce ne sont pas tant les
muscles qui entrent dans sa composition, que les
trois plans aponévrotiques qui sont interposés entre ces muscles. Or, le chloroforme ne peut évidemment rien sur les aponévroses.

Obliquité antérieure et extrême de l'utérus.

Dans certains cas d'affaiblissement extrême de
la paroi abdominale, ou, de vice de conformation
du bassin (étroitesse avec renversement en arrière), l'utérus devient, à la fin de la grossesse,
tellement oblique en avant et en même temps à
droite, qu'il est impossible de le redresser assez
pour pouvoir atteindre le col du doigt. La tête du
fœtus ne s'en engage pas moins, toutefois, dans
l'excavation, dès le début du travail; mais, au lieu
de porter sur l'orifice interne du col, elle refoule
devant elle la portion de la matrice antérieure à
cet orifice et l'amène quelquefois jusqu'à la vulve.

Que faire alors? Avec la main gauche, portée à
plat sur l'hypogastre, redresser de son mieux le
fond de la matrice, pendant qu'avec la pulpe de
l'index droit, agissant sur le segment inférieur du
même organe, on cherche à attirer l'orifice utérin
le plus possible vers le centre de l'excavation, pour
ensuite l'y maintenir (toujours avec le doigt, mais
appliqué, cette fois, sur la lèvre antérieure elle-

même), jusqu'à ce que la dilatation soit assez avancée ; et, si l'on ne peut y réussir et qu'on voie la femme s'épuiser en vain, pratiquer l'*hystérotomie vaginale*.

Pour faire cette opération, on place la femme comme s'il s'agissait d'appliquer le forceps, on introduit dans le vagin un speculum à quatre valves, et, à l'aide d'un bistouri légèrement convexe, on incise *transversalement*, dans une étendue de 5 à 6 centimètres au plus, la partie là plus reculée du segment de la matrice qui se présente dans le champ du speculum. Et si, par hasard, cette incision transversale ne suffit pas pour livrer un libre accès à la tête du fœtus, remplaçant le bistouri convexe par un bistouri boutonné, on débride largement la lèvre *postérieure* de l'ouverture déjà pratiquée : après cela, il n'y a plus qu'à abandonner le reste du travail à la nature, ou à appliquer le forceps.

Brièveté du cordon ombilical, naturelle ou accidentelle.

L'accouchement marche bien d'abord, le col se dilate complétement, la poche des eaux se rompt et la tête du fœtus descend dans l'excavation ; mais là, elle s'arrête : au moment des douleurs, surtout si la femme *pousse*, elle vient se montrer à la vulve qu'elle commence à entr'ouvrir ; mais, les contractions passées, elle remonte où elle était. Or, si ce phénomène se répète à plusieurs reprises, sans que la tête fasse de progrès, et si l'on voit clairement que l'obstacle n'est pas dans la résistance du périnée, on peut être à peu près certain d'avoir affaire, ou à un cas de rétraction spasmodique de l'orifice utérin sur le cou de l'enfant, ou à un cas de brièveté du cordon. Mais peu importe; le traitement est le même. Si l'on penche pour une brièveté du cordon, *parce qu'il y a une douleur particulière au fond de l'utérus pendant les contractions*, il n'y a pas à s'inquiéter de savoir si le cordon est naturellement trop court, ou s'il ne l'est que parce qu'il fait plusieurs tours autour du cou ou du tronc de l'enfant; il faut seulement se dire que l'enfant et la mère courent du danger, — le premier, danger d'asphyxie, — la seconde, danger d'hémorrhagie ou d'épuisement, — et se hâter d'appliquer le forceps. Avec cet instrument, on amène la tête hors de la vulve; et, alors, si le cordon est entortillé autour du cou, on le dégage ou on le coupe; tandis que, s'il s'agit d'une brièveté naturelle, on attire le fœtus jusqu'à ce qu'on puisse toucher le cordon à son attache à l'ombilic et le trancher là d'un coup de ciseaux; et, après cela, tout se passe comme dans l'accouchement le plus simple. Il faut seulement s'assurer, une fois l'enfant dehors, que la matrice n'a pas été introversée; car, s'il en était ainsi, on engagerait la main jusqu'au fond de l'organe pour lui rendre sa forme.

Nous avons dit, ailleurs, ce qu'il fallait faire dans le cas de brièveté du cordon se dévoilant pendant la sortie de l'enfant par le siége (V. p. 219); nous n'y reviendrons pas.

Irrégularités de présentation de fœtus multiples
et isolés.

Voici ce qu'on a observé dans ce genre :

1° Deux têtes de fœtus, nécessairement peu volumineuses, engagées ensemble au détroit supérieur (Allan et Smellie) ;

2° Les membres pelviens de l'un des fœtus, engagés à côté de la tête de l'autre fœtus (Lachapelle, Hœdrich, Carrière) ;

3° Un fœtus venu par les pieds et dégagé jusqu'au cou, mais arrêté là par la tête du second fœtus, qui est descendue trop tôt dans l'excavation, et s'est placée au-dessous de la tête du premier (Calise, Carrière, Hœdrich) (fig. 62) ;

4° Une tête arrivée facilement dans l'excavation, mais arrêtée, alors, par le cou d'un second fœtus venant embrasser en travers le cou du premier (Jacquemier) (fig. 63, 64) ;

5° Plusieurs membres inférieurs, appartenant à des fœtus différents, engagés en paquet dans l'orifice utérin (Pleesman).

Dans le 1ᵉʳ cas, il faudrait essayer d'amener la tête la plus engagée par le forceps, et n'en venir à la craniotomie que si les tractions restaient infructueuses. Il n'y aurait pas à songer à la version.

Dans le 2ᵉ et le 3ᵉ cas (le 3ᵉ n'est que le 2ᵉ exagéré), on devrait s'attacher, dès que la double présentation est reconnue, à maintenir réduits le membre ou les membres qui s'engagent, pour fa-

voriser la descente de l'enfant qui vient par la tête ;
mais si les pieds tendaient toujours à faire proci-

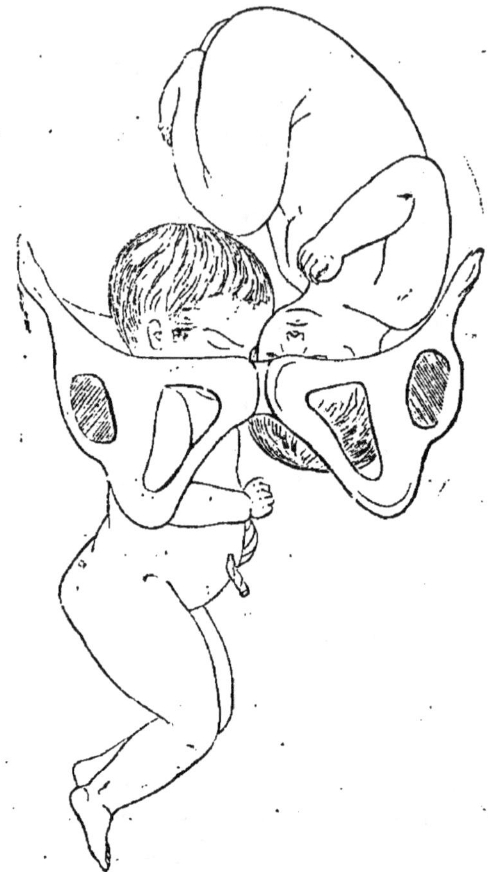

Fig. 62. — Cas observé par M. Carrière, médecin à Saint-Dié.

dence, dès que la dilatation du col le permettrait,
on appliquerait bien vite le forceps sur la tête qui
se présente à côté d'eux. *Ce serait sacrifier sûrement*

(l'expérience est là pour le prouver) *l'enfant dont les pieds sont procidents, que de le laisser venir jusqu'à dégagement du tronc*, avant d'appliquer le forceps sur la tête du second. Du reste, l'application de cet instrument serait alors rendue bien plus difficile ; car, quelque soin qu'on prît de faire relever fortement le tronc du premier enfant sur le ventre

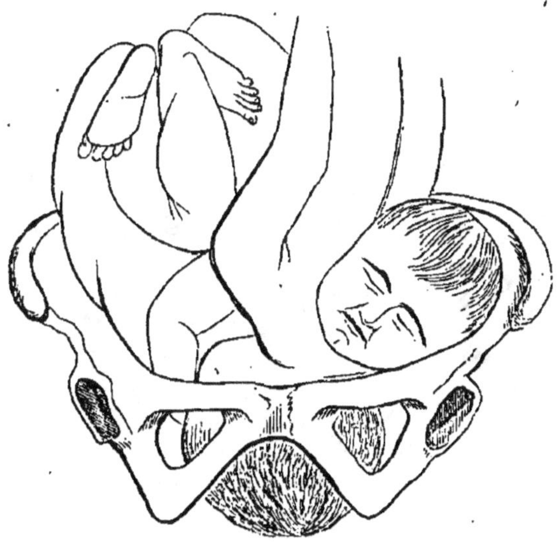

Fig. 63. — Cas observé par M. Jacquemier.

de la mère, on n'arriverait jamais qu'avec beaucoup de peine à conduire et placer les cuillers où il convient. — Si l'on ne pouvait, enfin, y réussir, ou si, la tête saisie, on ne pouvait la faire descendre parce qu'elle est trop grosse, il ne resterait plus qu'à tirer le premier enfant jusqu'à rendre son cou accessible au toucher, à pratiquer sa

décollation au moyen de forts ciseaux courbés sûr
le plat, à refouler la tête ainsi détachée, et à extraire rapidement l'autre par le forceps. L'extraction de l'enfant terminée, on irait à la recherche
de la tête restée seule dans l'utérus.

Des deux fœtus engagés, c'est, on le voit, celui
qui vient par les pieds qu'on sacrifie, et avec rai·

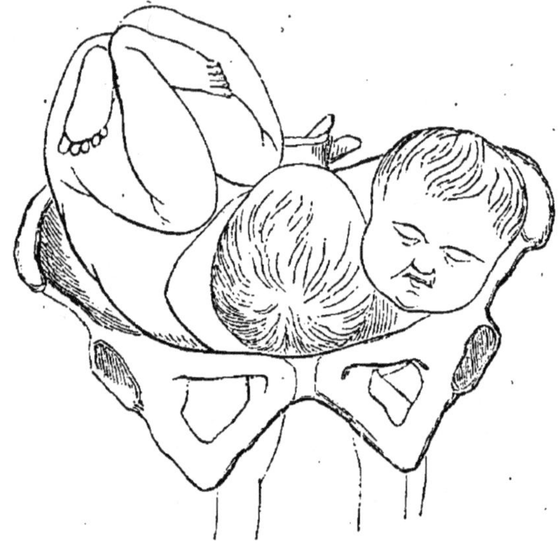

Fig. 61. — Cas possible, analogue au précédent.

son, puisque c'est celui sur la vie duquel on peut
le moins compter.

Dans le 4e cas (cas observé par M. Jacquemier),
il faudrait tenter d'amener la tête qui est dans
l'excavation au moyen du forceps, en faisant, au
besoin, de très-fortes tractions, et si le second
fœtus, qui est en travers, ne s'effaçait pas et met

tait un obstacle invincible à l'extraction du premier, on n'aurait plus qu'à écraser la tête de celui-ci par une application répétée du céphalotribe, pour dégager le passage et permettre à la main d'aller chercher les pieds de l'autre.

Dans le cas que nous avons représenté (fig. 64) comme possible, si de fortes tractions sur l'enfant dont le tronc est dehors restaient infructueuses, il n'y aurait qu'à pratiquer sur lui la décollation, et à pénétrer ensuite dans la matrice pour aller chercher l'autre par la version, — sans s'inquiéter de la tête du premier qu'on extrairait plus tard, par le forceps ou le céphalotribe.

Enfin, dans le 5e cas (plusieurs pieds appartenant à des fœtus différents), il faudrait tâcher de réduire les diverses parties qui se présentent, de manière à ne laisser engager qu'un seul enfant ; mais lorsqu'on a réduit à deux les pieds engagés, est-il toujours facile de déterminer s'ils appartiennent à un même fœtus ? Non : on a beau, — dans le cas où on les reconnaît pied droit et pied gauche, — les juger d'un volume exactement semblable, on peut fort bien se tromper en définitive : et, dès lors, ce qu'il y a de plus sage, c'est de n'exercer de tractions que sur un seul membre, le plus engagé. Tant mieux si ce premier fœtus ne trouve pas d'obstacle à son extraction ; l'accouchement, à moins quil ne reste encore deux enfants dans l'utérus, devient on ne peut plus simple.

« Pleesman, dans un cas, trouve l'orifice utérin « bouché par des parties engagées qui lui sem-

« blent, au premier examen, des mains et des pieds
« *en quantité*. Un toucher plus exact lui fait distin-
« guer quatre extrémités inférieures, sorties jus -
« qu'au jarret, et un bras. Il est alors dans une grande
« perplexité : 1° parce qu'il ne trouve aucune pos-
« sibilité d'introduire sa main dans la matrice, pour
« aller chercher et distinguer les deux pieds de
« chaque enfant; 2° parce que tous ses efforts sont
« inutiles pour faire rentrer même une des extré-
« mités; 3° parce qu'en tirant sur deux seulement,
« il peut très-bien confondre et amener deux pieds
« appartenant chacun à un fœtus différent ; 4° parce
« qu'enfin, même en saisissant deux pieds appar-
« tenant au même fœtus, il peut fort bien, en tirant
« sur eux, entraîner les autres parties, et augmenter
« les difficultés. Fort embarrassé et pressé d'agir, il
« lui vient dans l'idée de se servir d'un moyen ap-
« pliqué à la réduction des hernies et à celle des ré-
« troversions utérines. Il fait suspendre la femme
« par les jarrets, la tête et les épaules restant seu-
« les appuyées sur le lit, et il essaye alors de re-
« pousser, avec les doigts, dans la matrice, une ou
« plusieurs des extrémités sorties; mais déjà deux
« étaient rentrées par le fait seul de la position don-
« née à la mère, et les trois autres, sous l'action de
« la main qui les pousse, ne tardent pas à rentrer
« aussi. Aussitôt, il peut introduire la main dans
« l'utérus, et en retirer successivement trois en-
« fants par la version « podalique. » (Cazeaux.)

Mais, malheureusement, on est souvent appelé
trop tard, et, quand on arrive, on trouve les deux

fœtus déjà profondément engagés. Or, s'ils le sont seulement jusqu'aux fesses, il n'y a plus lieu, évidemment, d'espérer la réduction, même de l'un d'eux ; et, d'un autre côté, leur expulsion spontanée est tout à fait impossible. Cependant, les deux enfants et la mère elle-même courent de grands dangers. Il faut donc intervenir promptement ; mais de quelle façon? — On relève fortement le tronc du fœtus antérieur sur le ventre de la mère, et, avec la main, on cherche à entraîner la tête du fœtus postérieur ; et si, après quelques tentatives, on n'a obtenu aucun résultat avantageux, comme il n'y a plus à compter sur les contractions utérines, on a, de toute nécessité, recours au forceps. On fait maintenir le fœtus antérieur relevé, et on essaye de saisir avec l'instrument la tête de l'autre fœtus que, dans la majorité des cas, on peut extraire ainsi sans trop de difficulté. Mais il peut se faire, néanmoins, que le forceps lui-même reste sans résultat ; et, alors, il n'y a plus qu'un moyen extrême à employer, la décollation du fœtus *antérieur* et, après cela, le broiement de sa tête, si c'est nécessaire. Nous supposons le fœtus postérieur plein de vie; s'il était mort, quand l'antérieur est vivant, il va sans dire que ce serait le postérieur qu'on soumettrait à la décollation et à la crâniotomie. Mais rarement, il faut bien le dire, on sera obligé d'en venir à cette mutilation d'un des enfants (1).

(1) Tarnier, *Des cas dans lesquels l'extraction du fœtus est nécessaire.* Paris, 1860.

Adhérences de fœtus.

Deux jumeaux peuvent être adhérents *par le cou,* *par le siége* ou *par le tronc.*

1er cas. *Adhérence par le cou.* — Quand les têtes s'engagent les premières, il peut arriver, si leur union n'est pas très-étroite, qu'elles descendent sans trop de difficulté l'une après l'autre et que l'accouchement se fasse seul ou aidé d'une simple application de forceps sur la tête la plus déclive. Mais si l'adhérence s'étend jusqu'à la nuque et qu'elle soit sérrée, après une expectation suffisante et après avoir essayé inutilement du forceps, on n'hésitera pas à pratiquer la crâniotomie et même, s'il le faut, la céphalotripsie. Mais quelle tête sacrifiera-t-on? Autant que possible la plus éloignée, puisque c'est elle qui est le principal obstacle à l'extraction. Cependant, si l'on avait pu reconnaître l'existence de la monstruosité, il n'y aurait pas à ménager une tête plus que l'autre ; on attirerait la plus déclive assez pour pouvoir la détacher à l'aide de quelques coups de ciseaux, et l'on extrairait ensuite la seconde, dût-on pour cela la broyer avec le céphalotribe.

Quand ce sont les pieds qui s'engagent les premiers, comme on ne sait pas d'abord s'il ne s'agit pas de deux fœtus isolés, on ne tire que sur un seul pied ; ce n'est que lorsqu'on sent qu'il y a un obstacle insurmontable à l'extraction du fœtus saisi, que l'on porte la main dans l'orifice utérin

pour réunir tous les pieds et les amener ensemble
à la vulve. Alors, on laisse faire la nature, qui —
chose remarquable! — se suffit dans la majorité
des cas, parce que ces fœtus monstrueux sont rarement à terme et ont rarement de grosses têtes.
Mais sitôt qu'on voit l'expulsion s'arrêter et qu'on
reconnaît que les têtes sont enclavées dans l'excavation, on s'empresse de porter la main pour les
dégager successivement. C'est la postérieure qu'on
va chercher la première et qu'on amène au moyen
de deux doigts introduits dans la bouche; après
cela, on dégage l'antérieure de la même façon.
Si les doigts ne suffisaient pas, on userait du forceps, et, si le forceps était insuffisant, du céphalotribe. En ayant soin de relever fortement en
avant, sur le ventre de la mère, les deux troncs
du fœtus, on rend la tête postérieure plus déclive
et plus facile à saisir. Une fois qu'elle est dehors,
pour peu qu'elle gêne, on la décolle; on n'a plus,
en effet, aucun doute sur l'existence de la monstruosité, et, par conséquent, on n'a plus à ménager l'enfant; on n'a à s'occuper que du salut de la
mère.

Quand, enfin, il y a présentation de l'épaule, on
entreprend nécessairement la version; et, une
fois les pieds dans le vagin, le cas rentre absolument dans le précédent.

2e cas. *Adhérence par le siége*. — L'adhérence
étant ordinairement lâche, on peut compter beaucoup sur la possibilité d'un accouchement spontané, soit que les fœtus viennent par la tête, soit

17.

qu'ils viennent par les pieds. M. Moreau, dans un cas de ce genre, n'a eu aucune difficulté à faire l'extraction. Les pieds se présentaient les premiers; la tête la plus petite se logea dans la con-

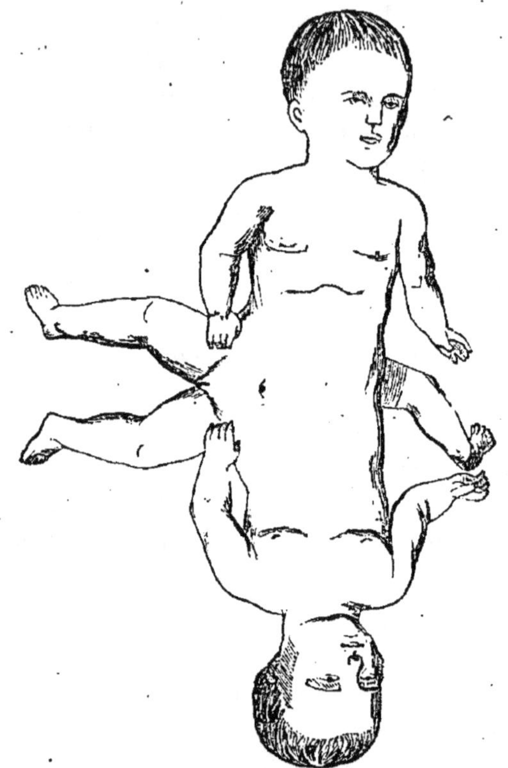

Fig. 65. — Monstre de la Châtre expulsé spontanément.

cavité du sacrum, tandis que l'autre se trouvait derrière la symphyse pubienne, de sorte que la première s'est d'abord dégagée et a permis à la seconde de descendre à son tour. Mais, si les forces de la nature, aidées de tractions intelligentes, restaient sans résultat, il faudrait en venir à une opération. L'accoucheur, dans sa sagacité, déciderait quelle est celle à laquelle il devrait recourir de préférence (fig. 65).

3ᵉ cas. *Adhérence par le tronc.* — Il importerait peu de savoir si l'accolement des fœtus a lieu par les faces antérieures, par les faces postérieures, ou par les côtés de leurs troncs ; ce qui serait utile, ce serait de connaître l'étendue de l'adhérence, si les troncs sont accolés dans toute leur longueur, ou dans une partie seulement. Car, si l'adhérence est très-étendue, il y aura évidemment de grandes difficultés à l'extraction des fœtus, leurs têtes se suivant de trop près dans l'excavation ; tandis que, si l'adhérence n'est que partielle, le cas rentrera presque dans celui de deux fœtus adhérant lâchement ensemble, soit par le cou, soit par le pelvis.

En pareille occurrence, l'accoucheur se conduira, du reste, comme dans les cas précédents. Il n'y a pas de règles à lui poser : il s'inspirera du moment, en voyant quelles sont les parties fœtales qui s'engagent, et comment elles s'engagent. Seulement, il ne perdra pas de vue ce grand principe formulé par P. Dubois : « que, dans les cas de « monstruosités qui rendent l'accouchement na- « turel impossible, l'homme de l'art, que l'enfant « soit vivant ou mort, doit diriger toutes ses ma- « nœuvres vers le salut de la mère. » Il n'hésitera donc pas à pratiquer la crâniotomie, la céphalotripsie ou l'embryotomie, dès qu'elles lui paraîtront nécessaires pour le salut de la femme. — Voir l'observation publiée par M. le docteur Boursier (1), et celle publiée par M. Gosselin (2).

En résumé, dans le cas de fœtus adhérents, il faut attendre le plus longtemps possible, car la nature a d'immenses ressources, — puis essayer de simples manœuvres et du forceps, — et n'en venir à une opération destructive de l'un ou des deux fœtus, que lorsque c'est absolument nécessaire; à moins pourtant qu'on ne reconnaisse parfaitement de bonne heure le genre de monstruosité, auquel cas la mutilation des fœtus ne serait plus, suivant nous, l'*ultima ratio*. Dans tous les cas, on ne devrait jamais songer, en semblable circonstance, à l'opération césarienne, si la céphalotripsie est praticable, puisque, comme nous l'avons dit, c'est la conservation de la mère que l'on doit vouloir avant tout.

Rupture de l'utérus.

Au moment de ses plus fortes contractions, l'utérus peut se rupturer. Quelquefois, dit-on, la déchirure s'est produite assez favorablement pour que le fœtus allât se loger dans le dédoublement de l'un des ligaments larges, et, par conséquent, en dehors du péritoine. Mais, ordinairement, c'est

(1) Boursier, *Gazette médicale*, t. XII, 1858, p. 295.
(2) Gosselin, *Archives de médecine*, t. XIV, 1847, p. 72.

le fond même de l'organe qui se déchire, et alors le fœtus passe dans la cavité péritonéale.

Cet accident, qui est d'une gravité extrême, ne s'observe guère que chez des multipares à utérus affaibli par un grand nombre de grossesses. Nous n'en avons vu qu'un seul cas, et c'était chez une créole ayant eu déjà huit enfants coup sur coup. Évidemment, c'est la contraction utérine qui est cause *déterminante*; mais, pour que cette contraction produise un tel effet, il est nécessaire qu'elle trouve préexistante une disposition organique toute particulière, soit une dégénérescence cancéreuse, soit un ramollissement ou inflammatoire ou atrophique du corps de la matrice. Il est bon, toutefois, que les jeunes praticiens aient bien présent à l'esprit, que les mauvaises manœuvres, dans la version podalique, figurent au premier rang parmi les causes *traumatiques*, et que, conséquemment, ils ne sauraient apporter trop de prudence dans la pratique de cette opération.

Par quelque cause que se soit produit l'accident, voici à quels signes on le reconnaît : la femme éprouve, au moment même d'une contraction, une douleur atroce qui lui arrache un cri perçant ; elle a la conscience d'un déchirement profond, et sent très-bien que son enfant vient de changer de place. Puis, à cette douleur *angoissante* succède une sensation d'engourdissement, avec syncope. Une chaleur insolite se répand dans tout le ventre, et, si la déchirure est assez vaste pour avoir laissé passer le fœtus en entier dans le péritoine, toute contraction utérine cesse. — De son côté, le médecin reconnaît au *palper* que l'utérus a perdu sa forme ordinaire, sa rénitence et ses contractions, et que le fœtus n'est plus où il était ; il sent celui-ci immédiatement sous la paroi abdominale. Au *toucher*, il s'aperçoit que la poche des eaux, qui bombait, a disparu, sans que, pourtant, il se soit écoulé de liquide par le vagin ; que la partie du fœtus qui se présentait a disparu également, et que le col, dont la dilatation était assez avancée, s'est fermé de nouveau. Enfin, s'il peut porter la main entière dans la matrice, il la trouve vide, ou seulement remplie d'une masse élastique, l'intestin grêle, qui a pris la place du fœtus.

Nous supposons là, évidemment, une rupture assez étendue pour avoir livré passage à l'œuf. Mais il peut arriver que la crevasse soit assez petite pour que l'enfant ne sorte pas de l'utérus, ou au moins n'en sorte qu'en partie ; les eaux seules se sont échappées et se sont répandues dans le ventre : alors le diagnostic reste obscur ; on ne peut que soupçonner l'accident, jusqu'à ce que l'autopsie vienne démontrer ce qui existe.

C'est qu'en effet la femme survit rarement à une pareille lésion ; elle meurt, de suite, de syncope, ou, un peu plus tard, d'hémorrhagie interne, de péritonite ou d'étranglement intestinal. On l'a vue cependant guérir, après l'extraction de l'enfant et de ses annexes, soit par la voie ordinaire, soit par la gastrotomie.

En présence d'une rupture de la matrice pendant le travail, la conduite de l'accoucheur est loin d'être toujours la même; elle est subordonnée au degré de dilatation du col et à la place qu'occupe le fœtus. — Si le col ne fait que commencer à se dilater et si le produit est encore tout entier dans l'utérus, il n'y a qu'à attendre que la main ou les branches du forceps puissent passer, pour terminer l'accouchement par les voies génitales; mais presque toujours, malheureusement, la femme aura rendu le dernier soupir avant que le col soit suffisamment dilaté, et alors on n'aura plus qu'à pratiquer la gastro-hystérotomie, sitôt la femme morte, pour tâcher d'avoir l'enfant vivant.

Si le fœtus est sorti de l'utérus en partie ou en totalité, et si le col n'est pas suffisamment dilaté pour livrer passage à la main ou au forceps, il n'y a pas à hésiter, il faut proposer de suite la *gastrotomie*, comme étant l'unique moyen de sauver l'enfant, et aussi la seule chance de salut offerte à la mère.

Mais il y a mieux à faire lorsque la dilatation du col est complète ou presque complète. On doit alors introduire immédiatement la main dans l'utérus, et chercher à saisir les pieds de l'enfant pour l'entraîner au dehors par les voies naturelles. Si, par hasard, il se trouvait étranglé dans la déchirure de la matrice revenue sur elle-même, il ne faudrait pas songer à un débridement par le bistouri, quoi qu'en dise Cazeaux; mais bien essayer tout simplement de dilater l'anneau constricteur par l'introduction successive des doigts.

Enfin, si le fœtus était tout entier dans la cavité du péritoine, on devrait encore essayer d'aller jusque-là le saisir par les pieds pour le ramener dans l'utérus et l'extraire ensuite par les voies ordinaires (opération pratiquée avec succès par P. Dubois); et ce ne serait que dans le cas où cette manœuvre resterait sans résultat, qu'on proposerait la gastrotomie. Si l'on tente la version, il faut agir rapidement; car le fond de la matrice revient vite sur lui-même, une fois le fœtus dans le péritoine, et dès lors tout délai serait une faute.

Le forceps ne trouverait son application que dans le cas où la tête de l'enfant serait restée, malgré la rupture, engagée dans le haut de l'excavation. Il est bien entendu que, pendant le placement des branches de l'instrument, on aurait grand soin de faire fixer le fœtus par les mains d'un aide, pour l'empêcher de fuir.

Quoi qu'il en soit, l'enfant extrait par n'importe quelle voie, on devrait aller chercher le délivre par la voie naturelle, et bien s'assurer, avant de retirer la main de la cavité utérine, qu'il n'y a pas d'anse intestinale pincée dans la déchirure.

Nous verrons plus loin comment doit se faire l'opération césarienne.

Rupture du vagin.

La rupture du vagin peut bien se produire spontanément au moment où la tête, malgré des efforts considérables de la matrice, s'engage avec peine dans un détroit supérieur rétréci ; mais elle est bien plus souvent encore le résultat d'une fausse manœuvre dans le premier temps de la version. Nous en avons observé un exemple remarquable dans le service de P. Dubois, en 1858, sur une femme qu'un médecin peu expérimenté avait tenté de délivrer par la version. La déchirure comprenait toute la moitié postérieure de la circonférence du vagin ; elle n'avait pas moins de 8 centimètres d'étendue, et, cependant, elle a guéri sans se compliquer d'aucun autre accident, rien que par le repos au lit et des soins de propreté.

La seule indication, quand on assiste à une rupture de ce genre, est d'extraire le fœtus (par les voies génitales nécessairement), et de veiller ensuite à ne pas laisser de paquet intestinal engagé dans la plaie. Un repos absolu, une diète un peu sévère et quelques injections émollientes suffisent généralement, comme dans le cas que nous venons de citer, à amener une prompte guérison. Sous le rapport de la gravité, il n'y a donc nulle comparaison à établir entre la rupture du vagin et celle de l'utérus.

Altérations ou maladies du fœtus qui peuvent s'opposer à l'accouchement spontané.

Nous ne parlerons que de l'emphysème, de l'hydrocéphale, du spida bifida, de l'ascite, de la rétention d'urine et de l'hypertrophie des reins.

1° *Emphysème.* — Le fœtus ne peut guère devenir *emphysémateux* qu'une fois mort et en voie de putréfaction. M. Depaul a communiqué une observation intéressante d'un fœtus de ce genre à la Société médicale d'émulation, le 2 août 1845. Il avait reconnu l'altération à l'odeur fétide qui s'exhalait des parties génitales et à la sonorité de l'hypogastre, et réduit le volume de l'enfant en le déchirant sur plusieurs points et en l'écrasant an moyen du céphalotribe. — Si l'on tombait en présence d'un fait semblable, il faudrait ponctionner ou même inciser largement la partie fœtale qui se présenterait, quelle qu'elle fût, et faire ensuite l'application du céphalotribe, même sur le tronc, au besoin. Le but de l'opérateur étant alors, exclusivement, de sauver la mère, puisque l'enfant est mort, il ne peut y avoir qu'une seule indication à remplir, *réduire le volume de cet enfant pour pouvoir l'extraire.*

2° *Hydrocéphalie.* — Le col est dilaté, les membranes sont rompues, l'utérus se contracte franchement, la femme a le bassin bien conformé, elle est forte et pousse bien, et néanmoins la tête, que l'on sent sous le doigt, ne franchit pas le détroit supérieur. Qui la retient donc? On pratique le toucher avec plus d'attention, on promène le doigt sur toute la surface ronde qui se présente, et l'on reconnaît que ce n'est pas une tête ordinaire; car, outre qu'elle n'est pas acuminée et qu'elle est, au contraire, presque plate, elle offre des espaces membraneux très-larges, sutures et fontanelles, qui se tendent pendant les douleurs.

pour se relâcher après et qui laissent même percevoir quelquefois une sorte de fluctuation. En raison de ces derniers caractères, on pourrait croire, au premier abord, à la persistance de la poche des eaux, qui se comporte absolument de la même façon pendant et après les douleurs; mais on sait qu'elle est rompue, et, du reste, ce que l'on touche est plus solide qu'elle; à côté des espaces membraneux, on sent très-bien les surfaces osseuses qui y aboutissent; et, ne les sentirait-on pas, qu'il y aurait encore un moyen de s'assurer que c'est bien le cuir chevelu à nu que l'on a sous le doigt, et non une poche des eaux *plate* : il suffirait de racler légèrement avec l'ongle la surface que l'on touche; si les membranes étaient intactes, l'ongle glisserait et ne soulèverait rien; si elles étaient rompues, au contraire, l'ongle soulèverait quelque chose comme de petits cheveux (Depaul); — et, d'ailleurs, s'il restait encore quelque doute, qui empêcherait d'appliquer le speculum et de regarder?... Mais, enfin, le diagnostic une fois établi, l'hydrocéphalie bien constatée, quelle conduite devra tenir l'accoucheur? Attendre, d'abord, aussi longtemps que l'état de la femme le permet, pour être bien sûr de l'impuissance des contractions utérines à engager la tête dans l'excavation; mais, sitôt que cette impuissance paraît bien démontrée, ne pas hésiter à ponctionner le crâne au niveau de l'espace membraneux le plus facile à atteindre; l'eau évacuée, essayer d'amener la tête au moyen du forceps, et, si par hasard cet instrument ne suffît pas, pratiquer la crâniotomie et appliquer le céphalotribe.

La première ponction doit être faite avec le bistouri et mieux le trocart à paracentèse, en prenant autant de précautions, pour ne pas léser le cerveau, que si l'enfant devait vivre. C'est que l'expérience démontre, en effet, que, dans quelques cas où l'hydropisie n'était pas considérable, il a suffi d'évacuer une certaine quantité de l'eau contenue dans le crâne, pour faire naître l'enfant et lui conserver même l'existence.

Mais que devrait-on faire, si le fœtus hydrocéphale, au lieu de se présenter par la tête, se présentait par les pieds? — Quand le tronc serait tout entier hors de la vulve, si l'on soupçonnait la nature de l'accident qui arrête là l'extraction (la perforation du crâne étant alors presque impraticable), ce qu'on aurait de mieux à faire, ce serait : — d'ouvrir le canal vertébral au niveau des premières vertèbres dorsales, — d'enlever un segment de sa paroi postérieure, — d'introduire par cette ouverture jusque dans le crâne une sonde de gomme élastique munie de son mandrin, — de provoquer par elle l'écoulement de la plus grande quantité de liquide possible, — et, la tête réduite d'autant, de tâcher de l'entraîner au moyen du forceps. Si l'on n'y réussissait pas, on aurait nécessairement recours à la céphalotripsie, et cela sans nulle hésitation, puisqu'on sait le fœtus déjà mort.

3º *Spina bifida, avec hydrorachis.* — MM. Vinchon

et Guibout (1) rapportent chacun un cas d'obstacle
à l'accouchement spontané par *spina bifida*. Dans
l'observation de M. Vinchon, il est dit que le fœtus
se présentait par la tête ; et dans celle de M. Guibout, par les pieds. M. Vinchon ponctionna la tumeur de son fœtus dès qu'il la reconnut sous le
doigt, et l'accouchement se termina heureusement
pour la mère du moins, car l'enfant ne vécut que
quinze heures. Quant à M. Guibout, il exerça de
fortes tractions sur les pieds de son fœtus, et, dès
qu'il put reconnaître la nature de la tumeur qui
arrêtait le tronc dans l'excavation, il eut l'idée,
aidé de M. Michon, de passer un lacs par-dessus
le pédicule, et, par des efforts combinés, en tirant
tout à la fois sur les deux jambes et sur les deux
extrémités du lacs, nos deux habiles opérateurs
réussirent à terminer l'accouchement. L'enfant
vint mort; mais la femme se rétablit.

4° *Ascite.* — C'est certainement là une affection
très-rare chez le fœtus. Les auteurs en citent pourtant quelques exemples. Si on la rencontrait comme
obstacle à l'accouchement, il n'y aurait évidemment, pour toute indication, qu'à ponctionner l'abdomen, dès qu'il serait possible de l'atteindre,
après quoi l'expulsion ou l'extraction de l'enfant
deviendraient faciles.

5° *Rétention d'urine.* — M. Depaul en a publié trois
observations des plus intéressantes (2). Il n'y aurait encore, évidemment, en présence d'un fait de

(1) Voyez Tarnier, *loco cit.*
(2) Depaul, *Gazette hebdomadaire*, 1860.

ce genre, qu'à ponctionner le bas-ventre du fœtus
et à extraire ensuite celui-ci par des tractions bien
entendues.

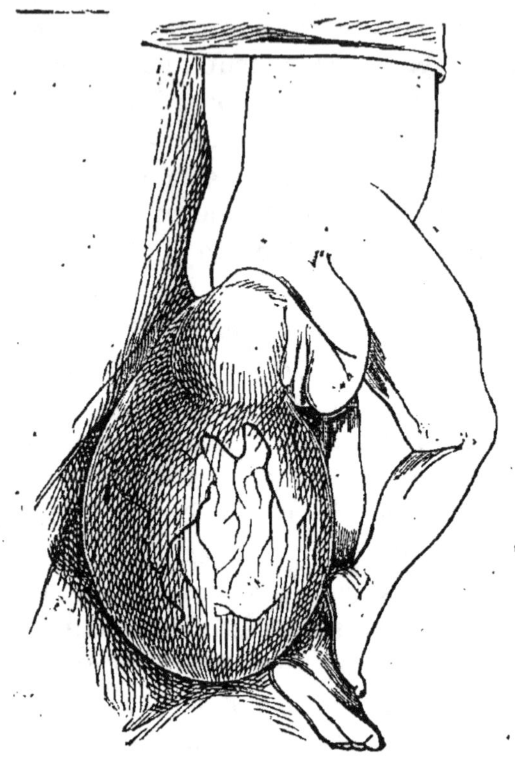

Fig. 66. — Tumeur enkystée qui ne gêna en rien l'expulsion
du fœtus (STOLTZ).

6° *Développement anormal des reins.* — Œsterlen,
Mansa, Horing, Gailleton, etc., ont observé (1),
chez des fœtus, une hypertrophie des reins assez

(1) Voyez S. Tarnier, thèse citée.

considérable pour mettre obstacle à l'accouchement. Comme il s'agissait d'une tumeur charnue,
solide, et non d'une poche pleine de liquide, il
fallut, après avoir essayé en vain de la ponction,
pratiquer l'*embryotomie* et tirer ces fœtus par morceaux. En pareil cas, il n'y aurait pas d'autre règle
de conduite à suivre.

La figure 66 représente une tumeur enkystée
qui ne gêna point l'expulsion du fœtus et qui fut,
un peu plus tard, ponctionnée et extirpée avec
succès. — (Stoltz, Sédillot et Rigault.)

Mauvaises présentations du fœtus.

1° *Position inclinée du sommet au détroit supérieur.*
— La dilatation du col étant complète, la première
chose à faire est de rompre les membranes et,
sans perdre de temps, de chercher à ramener la
tête en meilleure position, avec les doigts ou une
des cuillers du forceps. Mais dès qu'on voit que
cette manœuvre est infructueuse, il faut s'assurer
que le bassin n'est pas rétréci, et, s'il ne l'est pas,
procéder immédiatement à la version, — à moins
qu'il n'y ait plus du tout d'eau dans la matrice et
que la tête ne soit déjà engagée dans le haut de
l'excavation, auquel cas le forceps devient indispensable. — Si, quand la tête est encore libre au
détroit supérieur, on avait quelques raisons pour
donner de prime abord la préférence à l'instrument,
on devrait, avant de l'appliquer, attendre au moins
5 ou 6 heures; car il n'est pas rare de voir la rec-

tification de la position se faire par les seules forces de la nature, surtout si on leur vient en aide, en corrigeant d'une main l'obliquité de l'utérus, pendant que de l'autre on agit directement sur le sommet.

2o *Position occipito-postérieure du sommet dans l'excavation.* — Le temps de *descente* de la tête effectué, la *rotation intérieure* est venue à manquer, et l'occiput, dès lors, au lieu de s'engager sous l'arcade pubienne, s'est placé dans la concavité du sacrum. C'est une position défectueuse. Sans doute, le plus souvent, l'accouchement ne s'en achèvera pas moins spontanément, l'occiput finissant par se dégager le premier en avant du périnée; mais ce ne sera jamais que très-lentement, en faisant courir, par conséquent, de très-grands risques à l'enfant, en exposant la femme elle-même à un épuisement nerveux, et en menaçant le périnée, s'il est tant soit peu rigide, d'une déchirure étendue. Il est donc sage d'intervenir en pareille occurrence. Mais de quelle façon? C'est une question que les maîtres de l'art se sont posée et à laquelle ils ont répondu diversement.

Baudelocque, Gardien Capuron, Velpeau, Moreau, Chailly, Hatin, ont dit qu'il fallait toujours dégager la tête en position occipito-postérieure, par le forceps nécessairement, et ne jamais tenter de ramener l'occiput sous la symphyse pubienne; — Lachapelle, Ramsbotham, P. Dubois, Danyan, Cazeaux, Pajot, Verrier, Hyernaux, Villeneuve, — qu'il fallait dégager, *en règle générale,* l'occiput sur

la fourchette, et, *exceptionnellement*, réduire la tête
en position occipito-pubienne (et c'est là aussi
notre avis, celui que nous n'avons cessé d'émettre
dans nos trois premières éditions) ; — enfin,
Smellie, Depaul, Blot, Jacquemier, Tarnier, Joulin,
— qu'il fallait tenter *toujours* la rotation artificielle
de la tête, et ne dégager l'occiput en arrière, sur
la fourchette, que dans les cas où cette rotation
semblerait exiger des efforts trop énergiques. —
Et, dans un très-bon mémoire, lu à la Société de
Chirurgie à l'appui de sa candidature, M. Bailly,
professeur agrégé à la Faculté de Médecine de
Paris, s'est rangé à cette dernière opinion. L'auteur a pris pour base une série de 9 observations,
dont 4 tirées de sa propre pratique, dans lesquelles la rotation de la tête a été opérée facilement
et d'une manière constamment heureuse pour l'enfant; dans lesquelles aussi la gouttière périnéale,
exempte de ces ruptures étendues, si fréquentes
lorsqu'on dégage l'occiput en arrière, n'a présenté
que ces lésions sans gravité que produit, en quelque sorte fatalement, l'accouchement le plus naturel, chez la femme primipare; et il a tiré de ces
observations les conclusions suivantes :

1° L'absence du mouvement de rotation interne
de la tête gêne ou même suspend la progression
de celle-ci, et le dégagement naturel ou artificiel
en position occipito-postérieure expose le périnée
à des solutions de continuité étendues.

2° La rotation artificielle du crâne, opérée au
moyen du forceps, est une manœuvre générale-

ment possible et même facile; et l'on doit y recourir toutes les fois que, dans une position occipito-postérieure non réduite, la prolongation
exagérée du travail rend la terminaison artificielle
nécessaire.

3º La rotation artificielle de la tête doit être précédée de l'abaissement direct et aussi complet
que possible de celle-ci, jusqu'à toucher le plancher périnéal. Ce n'est qu'à cette condition que
la manœuvre réussira et sera inoffensive pour la
mère.

4° La rotation complète du crâne et son dégagement peuvent être opérés par *une seule et même
application du forceps*. Une double application de
l'instrument fatigue inutilement la mère, et on doit
autant que possible s'en abstenir.

5º La crainte de léser grièvement les centres
nerveux et le rachis de l'enfant, en transformant
une position occipito-postérieure en occipito-pubienne, n'est fondée ni en théorie ni en fait. La
mobilité articulaire du crâne sur le rachis et l'é-
lasticité de celui-ci, chez le nouveau-né, permettent facilement à la tête de celui-ci, comme nous
l'avons déjà dit en terminant nos prolégomènes,
une rotation d'une demi-circonférence, sans qu'il
y ait déchirure d'aucun ligament, ni même compression sensible de la moëlle cervicale.

Seulement, pour n'avoir pas à pousser cette rotation au delà du demi-cercle, il serait utile de
pouvoir déterminer, — ce qui n'est pas toujours
facile, malheureusement, — de quel côté était

l'occiput avant d'arriver dans la concavité du sacrum. Car, ce devrait être à le faire revenir sur ses pas qu'il faudrait tendre de préférence. Et l'on n'aurait plus même à hésiter sur le sens à donner à la rotation, si l'on reconnaissait bien positivement de quel côté se trouve le dos de l'enfant, au moment où l'on se dispose à appliquer le forceps. C'est vers le dos naturellement qu'on ramènerait l'occiput.

3° *Position occipito-transversale du sommet au détroit inférieur.* — La tête, se présentant en deuxième position, n'a effectué qu'à moitié, une fois sur le plancher du bassin, son mouvement de rotation *intérieure* et est restée en travers au détroit inférieur. C'est encore une mauvaise position. Pour la corriger et amener l'occiput en avant, la femme étant placée comme pour la version, on peut essayer de faire tourner la tête, en glissant l'index et le médius d'une main sur la joue qui regarde en haut, les deux mêmes doigts de l'autre main derrière l'oreille du côté opposé, et faisant ensuite, de part et d'autre, un effort en sens contraire. Mais il vaut encore mieux agir à la façon de M. Pajot, c'est-à-dire glisser la main entière, dont la paume s'adapte le mieux à l'occiput, sous la joue inférieure, introduire l'index et le médius réunis dans la bouche (1), et, par un vigoureux

(1) Une fois dans la bouche, sur quoi ces deux doigts devront-ils prendre leur point d'appui? M. Pajot ne le dit pas. Eh bien, nous, nous serons plus explicite, et nous dirons que ce ne peut être que sur *la tubérosité*

mouvement de pronation de l'avant-bras, faire que l'occiput arrive sous l'arcade pubienne.. — On n'aurait recours au forceps que si cette dernière manœuvre restait insuffisante.

4° *Positions occipito-pubienne ou occipito-sacrée directes, avec arrêt au détroit supérieur.* — Ici, c'est le forceps qu'il faut appliquer de toute nécessité, — à moins pourtant que la tête ne soit encore mobilisable, auquel cas, s'il n'y a pas d'étroitesse marquée du bassin et s'il y a encore de l'eau dans l'utérus, la version est préférable.

5° *Position mento-postérieure de la face, restant telle au détroit inférieur.* — La position *mento-postérieure,* quand la face est encore au détroit supérieur ou même dans l'excavation, est toute naturelle ; c'est même la position de la face la plus fréquente de toutes. Elle ne nécessite donc aucune intervention. Il n'y a qu'à laisser faire la nature : la tête descendra peu à peu sur le plancher périnéal, et là, si rien ne s'y oppose, exécutera un mouvement de rotation qui amènera le menton à s'engager sous l'arcade pubienne. Alors, l'accouchement se terminera spontanément et de la manière la plus heureuse. — Mais, que la rotation *intérieure* vienne par hasard à manquer, que le menton, au lieu de venir en avant, reste en arrière, tout est changé ;

maxillaire qui regarde en haut ; en fixant l'extrémité des doigts en dedans de la joue inférieure, ou en dedans de la branche correspondante de la mâchoire inférieure, on courrait risque de déchirer l'une ou de fracturer l'autre.

il n'y a plus guère à espérer que l'accouchement se termine seul. Il faut donc presque nécessairement intervenir, et intervenir, malheureusement, par une manœuvre qui expose toujours beaucoup la vie de l'enfant ; nous voulons parler de l'application du forceps faite dans le but d'amener rapidement le menton en avant, où il aurait dû venir de lui-même.

Si l'on effectue cette manœuvre délicate au moyen du forceps ordinaire, il faudra deux applications successives de l'instrument, pour arriver à faire faire à la tête cette rotation d'un demi-cercle complet; avec un petit forceps droit ou presque droit, au contraire, on y arrivera d'un seul coup. Évidemment, en agissant ainsi, on courra grand risque de tuer l'enfant par compression ou déchirure de la moelle cervicale ; mais, sans cette manœuvre, n'est-il pas plus sûrement encore sacrifié, puisque l'accouchement ne peut guère se terminer spontanément? Il est donc rationnel de chercher à le dégager, comme nous venons de le dire ; d'autant mieux qu'il est avéré que MM. Deneux, Danyau, Pajot, H. Blot, P. Dubois, etc., ont réussi à faire naître des enfants vivants par et malgré cette grande rotation rapide de la tête ; et puis, enfin, ne faut-il pas délivrer la femme à tout prix?...

Toutefois, si l'on savait le fœtus encore plein de vie, quand on se décide à intervenir, et que le forceps ne fût pas trop difficile à mettre en place, il vaudrait peut-être mieux ne faire exécuter à la tête son grand mouvement de rotation qu'en deux

18.

temps, séparés par un intervalle d'au moins 10 minutes ; de cette façon, on laisserait le temps au
tronc de suivre le mouvement de torsion imprimé
au cou, et on aurait bien plus de chances d'avoir
l'enfant vivant, tout en n'exposant pas la mère à
une fatigue beaucoup plus grande. Mais nous n'a-
joutons pas, qu'on le remarque bien, qu'après le
premier temps on pourrait abandonner le reste du
travail à la nature. Non ; il faudrait toujours, en
raison de l'état d'épuisement de la femme et de la
lenteur connue de tout accouchement par la face,
achever d'extraire la tête par une deuxième application du forceps.

6° *Positions irrégulières du siége.* — Le siége se
présente parfois au détroit supérieur et même dans
l'excavation, en position *sacro-sacrée* ou en position
sacro-pubienne, toutes deux peu favorables. Elles se
redressent souvent d'elles-mêmes à mesure que
le siége approche du plancher périnéal; mais quelquefois aussi elles persistent jusque-là, et, alors,
il faut intervenir avec la main pour mettre les
hanches dans une bonne direction et *amener le dos
vers l'une des cavités cotyloïdes*, s'il n'y est pas. —
Quand le siége ne fait que se présenter *trop incliné*
au détroit supérieur, on pourrait se servir de préférence du *crochet mousse*, qu'on engagerait par-
dessus l'aine la plus élevée, et avec lequel on ferait
descendre la fesse qui est en retard. Mais on comprend bien que cela ne peut se faire qu'autant que
l'orifice utérin est largement dilaté et la poche des
eaux rompue.

7° *Présentation inopinée du tronc.* — La tête semblait se présenter franchement ; puis tout à coup, voilà que c'est l'épaule qu'on sent sous le doigt au détroit supérieur. En pareil cas, il n'y a pas deux règles de conduite ; c'est à la *version podalique* qu'il faut nécessairement recourir, dès que la dilation du col est suffisante. On pourrait cependant essayer, en attendant cette complète dilatation, de la *version céphalique*, qui réussit parfois, quoi qu'on en ait dit.

8° *Présentation du sommet ou de la face, avec procidence d'un bras.* — La tête, sommet ou face, se présente en bonne position au détroit supérieur ; on l'y croit seule ; mais la poche des eaux se rompt, et, à côté du sommet ou de la face, on sent une main en procidence. Qu'opposer à ce vice de présentation ? Quoique la main ou même le bras, en procidence à côté de la tête, n'apportent souvent aucune gêne à l'expulsion du fœtus, il est prudent de faire quelques tentatives pour les refouler au-dessus du détroit supérieur ; car, si l'on y parvient, le cas devient des plus simples. Mais, dès qu'on voit la manœuvre inefficace, soit qu'on ne puisse refouler la partie procidente, soit que, l'ayant refoulée, on la sente retomber toujours à la même place, on prend le parti de livrer le travail à la nature qui, nous le répétons, achève souvent seule l'accouchement. Seulement, on surveille attentivement les progrès de l'expulsion spontanée et l'on se tient prêt à user du forceps au moindre arrêt. En appliquant cet instrument, du reste, on n'aurait à s'inquiéter de la main ou du bras que pour ne pas les saisir sous l'une des cuillers ; et, après tout, on les saisirait, qu'il n'en résulterait rien de bien fâcheux.

Peut-être, néanmoins, y aurait-il avantage à recourir de suite à la version, si la tête était reconnue encore mobile, quand on s'aperçoit de l'inutilité des manœuvres ayant pour but la réduction du membre procident. Il est certain que, dans deux cas de ce genre qu'elle cite, madame Lachapelle a préféré la version au forceps, instrument toujours fort difficile, on le sait, à appliquer au détroit supérieur (1).

Mais, quand la tête a eu le temps de s'engager sensiblement dans l'excavation à côté du bras, et quand, la poche des eaux étant crevée depuis longtemps, l'utérus est fortement revenu sur lui-même, il n'est plus possible de songer à la version ; car elle est devenue impraticable ; et il n'y a plus qu'à recourir au forceps ou même au céphalotribe, si l'on veut délivrer la femme rapidement.

Bien que le forceps soit alors d'une application difficile à cause du bras qui est un obstacle au placement des cuillers de l'instrument, il faut en essayer et même avec insistance ; car, s'il n'y a pas de rétrécissement du bassin, il peut donner un bon résultat. Les annales de l'obstétrique renferment beaucoup de faits à l'appui.

Mais, si les essais restent infructueux, si l'on ne

______

(1) Lachapelle, *Pratique des accouchements*. Paris, 1825.

peut arriver à placer convenablement les branches
de l'instrument; si, ayant réussi à les mettre en
place, des tractions énergiques n'amènent rien; il
faut se retourner vers la crâniotomie et la céphalotripsie. Il n'y aurait même pas besoin, pour en
arriver à cette dure extrémité, d'avoir fait inutilement de pareilles tentatives, si l'auscultation du
cœur fœtal ne faisait percevoir aucun battement,
— si la main procidente restait inerte et insensible au chatouillement, — et si un liquide jaune
fétide s'échappait par la vulve. A ces signes, on
diagnostiquerait sûrement la mort de l'enfant, et
on n'hésiterait plus à pratiquer la perforation du
crâne. On laisserait s'écouler une certaine quantité
de la matière cérébrale, et si l'accouchement, sous
l'action du forceps, ne reprenait pas à marcher,
on appliquerait bien vite le céphalotribe, avec
lequel on délivrerait et sauverait même la mère,
ainsi que l'a fait M. Depaul (1) dans un cas des
plus intéressants.

Dans une de ses leçons de clinique, cet habile
professeur tirait de cette observation et de quelques autres du même genre, les conclusions suivantes, toutes pratiques, à savoir :

1° Que la présence d'une main à la vulve ne doit
jamais dispenser du toucher; le toucher seul pouvant faire reconnaître si, au lieu d'une présentation
de l'épaule, que l'on avait tout lieu de supposer,
on n'a pas sous les yeux une présentation excep-

(1) Depaul, *Journ. de méd. et de chir. prat.*, t. XXXVI,
p. 204-206.

tionnelle de la tête avec procidence d'un bras.

2° Que la procidence du bras dans une présentation de la tête constitue une complication grave, parce qu'elle retarde le travail et rend presque toujours l'accouchement artificiel nécessaire, alors même qu'il n'y a pas le moindre degré de rétrécissement pelvien.

3° Que cette complication, s'il n'y a pas de rétrécissement, ne s'oppose pas à l'extraction, par le forceps, d'un enfant vivant (M. Depaul, dès 1865, avait déjà 5 ou 6 succès à citer); mais, que toutes les fois que le bassin n'a pas exactement les dimensions normales, cette complication entraîne inévitablement la mort du fœtus, qu'on ne peut avoir qu'en lui broyant la tête.

9° Présentation du sommet ou de la face, avec procidence des deux bras à la fois. — Ici, nul doute qu'il ne faille donner la préférence à la version, si elle est encore possible et si l'on ne réussit pas à tenir refoulés les membres procidents; car, appliquer le forceps sur une tête engagée, au détroit supérieur et flanquée, en outre, des deux bras procidents, doit être assurément une opération fort délicate et au moins aussi dangereuse que la version. Mais il peut arriver, évidemment, que l'application des fers soit obligatoire ; alors, on n'oublie pas, avant de l'entreprendre, de prévenir les parents ou amis du danger qu'on va faire courir *forcément* à la mère et à l'enfant lui-même.

10° Présentation du sommet ou de la face, avec procidence d'un pied. — La procidence d'un pied à côté de la tête est une complication plus grave que les précédentes ; on devra donc, sitôt qu'elle aura été reconnue, chercher à réduire le pied, à le refouler au-dessus du détroit supérieur, et, si l'on ne peut y réussir, entreprendre immédiatement la version pelvienne. Quand la tête et le pied sont engagés dans l'excavation, au point de ne plus permettre la version, on tente une application de forceps, qui peut très-bien avoir le même succès que dans le cas de procidence d'un bras à côté du sommet ; mais, si elle échoue, il n'y a plus de ressource que dans le *céphalotribe*. C'est l'instrument auquel a eu recours de suite Cazeaux, dans un cas de présentation de la face avec procidence du pied gauche ; il est vrai qu'il y avait, avec cela, un rétrécissement du bassin à 8 centimètres.

Évidemment, on aurait à se conduire de la même façon, si, à côté de la tête, se trouvaient procidents les deux pieds à la fois ou un pied et un bras. On tenterait immédiatement la version, en ayant soin de retenir le pied le plus procident par un lacs, et, si les parties étaient trop engagées dans l'excavation, après avoir essayé d'une application de forceps, on pratiquerait la *crâniotomie* et, au besoin, la *céphalotripsie*.

Vices de conformation et maladies de l'utérus, du vagin ou de la vulve.

Les *vices de conformation* de l'utérus, du vagin ou de la vulve peuvent être congénitaux ou acquis.

Plusieurs observations, entre autres celle publiée par M. Caffe, démontrent la possibilité de l'*imperforation du col* de la matrice, chez une femme arrivée au terme de sa grossesse; mais, alors, évidemment, ce vice de conformation n'a pu survenir que depuis l'époque de la conception, et cela, très-probablement, par suite d'inflammation ulcéreuse.

L'indication est précise : après avoir attendu assez pour être certain que l'agglutination ne se détruira pas d'elle-même, on pratiquera sans hésiter l'*hystérotomie vaginale*, c'est-à-dire qu'un speculum à 4 valves étant introduit jusqu'au fond du vagin, on portera un bistouri légèrement convexe sur le segment de l'utérus qui se présente dans le champ même du speculum, pour y faire une incision *transversale* de 4 à 5 centimètres, — de laquelle on en fera partir deux autres plus petites, l'une en avant, l'autre en arrière, après quoi on livrera le reste du travail à la nature ou on appliquera le forceps, suivant l'état de la femme. L'*hystérotomie vaginale*, bien faite, est une opération à peu près sans danger.

Dans un cas de ce genre, chez une de nos jeunes clientes, *primipare*, en 1865, il nous a suffi d'exercer une forte pression avec l'extrémité de l'index sur la partie centrale du segment inférieur de l'utérus, — celle qui nous paraissait correspondre à l'orifice interne *agglutiné*, — pour sentir se faire à l'instant même une ouverture, capable bientôt de livrer passage à la tête. On devrait donc, en pareille circonstance, essayer de cette pression au moyen du doigt, avant de recourir au bistouri.

Quelquefois, le col n'est pas complétement oblitéré ; il est un peu entr'ouvert, mais ses bords sont indurés par du tissu cicatriciel et résistent aux efforts qui tendent à le dilater. Dans ce cas, il n'y a qu'à pratiquer *quelques petites incisions*, de 1 à 2 centimètres chacune, dans diverses directions, mais *surtout par côté et en arrière*, pour livrer passage au fœtus ou permettre de l'extraire avec le forceps. C'est à l'aide d'un bistouri boutonné, conduit avec soin sur le doigt indicateur, qu'on fait ce débridement multiple.

M. Parise, professeur de clinique externe à l'école de Lille (1), a communiqué à l'Académie de médecine l'observation d'une femme pour laquelle M. Depaul fut appelé en consultation et qui, accouchant pour la 2ᵉ fois, a présenté, comme cause encore inédite de dystocie, l'existence d'une cloison divisant inférieurement l'utérus en deux cavités. La tête de l'enfant était d'un côté, les pieds de l'autre, le tronc à cheval sur le bord supérieur de la cloison. — Selon M. Parise, il ne faudrait voir, dans ce cas singulier, qu'un exemple de grossesse utéro-interstitielle, dans laquelle le produit de la conception a pu sans inconvénient pour lui, se développer à la fois dans l'utérus et dans l'épaisseur de ses parois.

Si l'on rencontrait un nouveau fait de ce genre,

____

(1) Parise, *Sur une nouvelle cause de dystocie, la grossesse interstitielle* : Rapport de M. Devilliers (*Bull. de l'Acad. de médecine*, Paris, 1864-65, t. XXX, p. 1220).

l'anomalie bien reconnue par le toucher, il faudrait imiter la conduite de M. Depaul; porter une main à l'entrée de l'utérus, — la gauche, si la portion de l'organe formant tumeur était à gauche, — la droite, dans le cas contraire, — et, après avoir accroché et abaissé avec les doigts le bord supérieur de la cloison, conduire, de l'autre main, la lame d'un long bistouri boutonné sur l'obstacle, et l'inciser de haut en bas; après quoi l'accouchement s'achèverait tout naturellement, ou par une intervention des plus simples, forceps ou version.

Alors, c'est le vagin qui, — congénitalement trop étroit, ou bien rétréci par des brides cicatricielles, après inflammation ulcérative, — s'oppose à l'expulsion du fœtus (V. les observations de MM. Stoltz et Lombard (1). Il n'y aurait encore ici, — après avoir attendu suffisamment pour être bien sûr de l'impuissance des contractions utérines, — qu'à *débrider le vagin de côté et d'autre* avec un bistouri à pointe mousse, comme l'a fait M. Stoltz.

Les auteurs citent des cas où l'hymen, ayant résisté aux approches conjugales, sans pourtant empêcher la fécondation, a été trouvé intact au moment de l'accouchement. On peut encore, ici, livrer le travail à lui-même un certain temps; mais si l'on voit la membrane arrêter réellement le fœtus, on s'empresse de l'*inciser de haut en bas*

(1) S. Tarnier, thèse Paris, 1860, p. 67-68.

avec un bistouri boutonné, ou des ciseaux coudés sur le côté et à pointe mousse.

Enfin, on a vu la vulve elle-même résister à la distension, par suite de rigidité anormale du bord antérieur du périnée. Ce qu'il convient de faire, en pareil cas, est bien simple : dès qu'on voit la partie fœtale qui se présente, s'arrêter derrière la vulve, sans pouvoir la franchir, il faut ne pas hésiter à pratiquer les incisions postéro-latérales de M. P. Dubois, qui ouvriront la voie et mettront, d'ailleurs, la femme à l'abri d'une vaste déchirure médiane du périnée, — et, si cela ne suffit pas, saisir le fœtus, avec le forceps si c'est la tête qui vient la première, avec les mains si c'est le pelvis, et l'entraîner, mais *avec toute la lenteur possible.*

Quant aux vices de conformation consistant dans l'ouverture du vagin soit dans le rectum, soit dans la vessie, soit sur l'abdomen au-dessus des pubis, et qui ont permis quelquefois la fécondation, ils sont trop exceptionnels pour que nous nous en occupions. Nous nous contenterons de renvoyer à l'article *Dystocie* du *Dictionn. de médecine* en 30 vol., où l'on verra que, dans les cas cités, l'accouchement se termina généralement par les seules forces de la nature, aidée tout au plus d'incisions peu dangereuses et de quelques tractions avec le forceps.

Le vagin et l'utérus lui-même peuvent être divisés en deux compartiments, sur la ligne médiane, par une cloison plus ou moins complète, sans que ni la conception ni l'accouchement en soient rendus bien difficiles. M. le docteur Geiss (1) cite pourtant un cas d'utérus bicorne, avec un fœtus dans chaque loge, où le travail fut lent, à cause du manque de synergie dans les contractions des deux moitiés de l'organe, et où la version dut être pratiquée pour l'extraction de l'un et de l'autre enfant, qui se présentaient tous deux par l'épaule.

Nous avons eu l'occasion d'examiner, en 1858, à Paris, dans le service de notre excellent ami, le docteur Michon, à l'hôpital de la Pitié, une femme qui portait un vagin double et chez laquelle deux accouchements à terme n'avaient pas rompu la cloison. Celle-ci s'étendait, pourtant, à toute la longueur du conduit ; par le toucher, on reconnaissait très-bien qu'elle ne s'arrêtait en haut que tout près du col ; et l'on reconnaissait aussi que ce dernier organe n'avait qu'un orifice et dès lors qu'une seule cavité ; mais, en était-il de même du corps de la matrice?...

Les *maladies qui peuvent atteindre l'utérus, le vagin ou la vulve, et mettre obstacle à la parturition spontanée*, appartiennent toutes au genre *tumeurs*. Ce sont des corps fibreux, des squirrhes, des polypes, des phlegmons, des œdèmes ou des extravasations sanguines.

Si l'on reconnaissait, au moment du travail, que le col de la matrice porte une *tumeur squirrheuse* ou *fibreuse*, gênant sa dilatation, il faudrait laisser faire la nature, tant que l'état de la femme ne

____

(1) Voyez Tarnier, p. 171.

péricliterait pas , car on a vu, dans certains cas de
ce genre, l'orifice utérin se dilater seul au moment
où l'on s'y attendait le moins; mais, si l'accouchement ne marchait pas, on pratiquerait 2 ou
3 incisions sur la partie saine de l'orifice, incisions
qui permettraient d'aller chercher l'enfant par la
version ou le forceps. Dans une circonstance où
un corps fibreux, développé dans la lèvre postérieure du col, mettait obstacle à l'accouchement,
même par le forceps, Danyau (1) a pu, après une
incision longitudinale sur la face antérieure de
la tumeur, énucléer celle-ci, qui ne pesait pas
moins de 650 grammes, et terminer ensuite l'accouchement. — Un autre accoucheur, dans un cas
à peu près pareil, a pu réussir à repousser et à
maintenir ensuite la tumeur au-dessus du détroit
supérieur, pendant que la tête du fœtus s'engageait dans l'excavation. — Ce sont là différentes
règles de conduite à suivre à l'occasion.

Les indications seraient absolument les mêmes
s'il s'agissait de *polype* du col, au lieu de *corps
fibreux* ou *squirrheux* ; c'est-à-dire, qu'on attendrait
d'abord patiemment, pour être certain que l'accouchement ne peut pas être spontané, et que ce
n'est qu'après avoir acquis cette certitude, qu'on
en viendrait aux incisions multiples, au forceps,
à l'enlèvement de la tumeur ou à la crâniotomie;
— et si le forceps, aidé de la perforation du crâne,
ne devait pas suffire, à cause du volume énorme

(1) Voyez S. Tarnier. Mémoire cité, p. 88.

de la tumeur et de l'impossibilité d'une ablation, on n'aurait plus qu'à choisir entre la céphalotripsie, l'embryotomie et l'opération césarienne.

Mais si l'on croyait reconnaître dans la tumeur du col un kyste, il est évident que ce serait à une ponction ou à une incision de celui-ci qu'on devrait recourir tout d'abord, quitte à en venir aux moyens indiqués plus haut, si l'on s'était trompé, c'est-à-dire si la tumeur était solide.

Quant à l'œdème et au thrombus, dont la lèvre antérieure du col devient parfois le siége, ils n'exigent que quelques scarifications, et encore seulement dans le cas où ils sont assez considérables pour gêner réellement l'engagement de la tête du fœtus.

Le vagin peut offrir, comme obstacles à l'accouchement, soit un œdème, soit un thrombus, soit un abcès ou un kyste, soit un polype ou une tumeur cancéreuse.

Si c'est un *œdème*, on le laboure de quelques scarifications, pour qu'il ne se forme pas, à mesure que la tête de l'enfant s'engage, ce refoulement en bas de la muqueuse que de la Motte (1) a désigné sous le nom de *phimosis du vagin* et qui serait facilement frappé de gangrène.

Si c'est un *thrombus*, on tâche d'extraire le fœtus le plus rapidement possible, avant que la tumeur ait pris un volume énorme. Car, alors, on ne

____

(1) De la Motte, *Traité complet de l'art des accouchements.* Paris, 1765.

pourrait terminer l'accouchement par le forceps ou la version, qu'après avoir incisé largement le foyer sanguin et l'avoir vidé complétement.

Si c'est un abcès, on l'incise, et, le pus évacué, le cas devient simple.

Si c'est un polype, on cherche à reconnaître quel est son volume et son mode d'attache. S'il est peu volumineux, on ne s'en occupe pas, le travail marchera malgré lui ; mais s'il est, au contraire, assez gros pour s'opposer au passage du fœtus, il faut le réséquer de suite, ne serait-ce qu'en partie, pour pouvoir, après, terminer l'accouchement d'une façon quelconque. Bien que d'un volume médiocre, si le polype était pédiculé et facile à détacher, il ne faudrait pas hésiter à l'enlever immédiatement.

Enfin, si c'est un cancer, il faut attendre, et quand il est manifeste que les efforts de la nature resteront insuffisants, recourir au forceps ou même au céphalotribe, avant de songer à l'opération césarienne, qui doit toujours être la dernière ressource.

Les *tumeurs de la vulve* mettent rarement un obstacle sérieux au passage du fœtus. Si cela arrivait, on se déciderait à l'ablation ou à la simple incision de la tumeur, suivant qu'elle serait solide ou liquide. Dans cette dernière catégorie se trouve le thrombus de la grande lèvre, s'il gêne l'accouchement, on l'incise, le sang coule et la tête du fœtus se dégage ; tarde-t-elle à se dégager, on l'extrait de force.

Nous n'avons rien dit encore des *tumeurs de la vessie*, et cependant quelques accoucheurs ont signalé le squirrhe de cet organe, et plus particulièrement des calculs urinaires de gros volume, comme ayant, dans quelques cas, entravé l'accouchement. — Si l'on avait affaire à un squirrhe, on devrait se comporter comme lorsqu'il s'agit d'une tumeur de ce genre siégeant au col de l'utérus (V. plus haut); mais si l'on était en présence d'un calcul volumineux, il y aurait autre chose à faire. On devrait d'abord essayer, s'il en était encore temps, de refouler le corps étranger au-dessus du détroit supérieur; — puis, si cela n'était plus possible, parce que la partie fœtale qui descend la première est déjà trop engagée dans l'excavation, on chercherait à attirer sous l'arcade pubienne le bas-fond de la vessie avec le calcul qu'il contient; — et enfin, si, même à cette place, ce calcul arrêtait l'évolution fœtale, on l'extrairait par une incision directe du bas-fond de la vessie, comme l'a fait une fois M. Monod *avec un succès complet;* la pierre, extraite de cette façon par cet habile chirurgien, pesait 86 grammes.

Vices de conformation du bassin avec rétrécissement.

Le bassin peut être rétréci dans tous ses diamètres à la fois (étroitesse absolue), ou dans un ou deux de ses diamètres seulement (étroitesse relative).

Étroitesse absolue. — C'est un véritable arrêt de

développement ; la femme a un bassin régulier dans sa forme, mais un bassin aussi petit que celui d'une jeune fille de 10 à 12 ans.

.. Ce vice est rare ; cependant, dans la seule collection de Nægelé, on compte 4 bassins de ce genre, où tous les diamètres sont au-dessous de

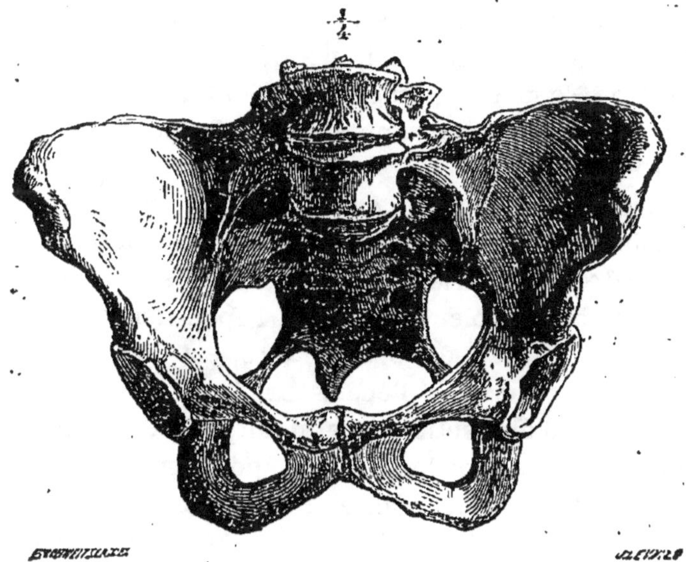

Fig. 67. — Bassin généralement trop petit (*jusso minor*) ayant nécessité la céphalotripsie.

la normale de 2 centimètres et demi, et qui ont tous nécessité ou l'opération césarienne ou au moins la céphalotripsie (fig. 67).

Le pronostic de ce genre de rétrécissement est donc très-grave.

Quant aux indications chirurgicales, elles sont les mêmes que pour l'étroitesse relative portée au même degré ; nous les examinerons tout à l'heure.

Le *diagnostic* de cette espèce d'étroitesse ne peut être solidement établi que par la mensuration. A première vue, on peut à peine la soupçonner, attendu qu'on ne la rencontre pas seulement chez des naines, mais bien aussi, et plus souvent même, chez des femmes de taille élevée ou pour le moins ordinaire. Ainsi, des quatre bassins que possède Nægelé (1), un seul provient d'une naine ; les trois autres ont appartenu à des femmes de haute taille.

Pour reconnaître, *à la mensuration*, un pareil bassin, il faut se rappeler les diamètres normaux des détroits supérieur et inférieur, et savoir que, sur un bassin bien conformé, l'épaisseur du sacrum, au niveau du promontoire, est de 6 centimètres et demi; — l'épaisseur de la symphyse pubienne, d'un centimètre et demi; — la distance entre le sommet de la première apophyse épineuse du sacrum et la face antérieure de la symphyse des pubis, de 19 centimètres; — et la distance entre les deux crêtes iliaques, à leur milieu, de 27 centimètres.

Bientôt, nous verrons comment doit se faire la mensuration d'un bassin.

Étroitesse relative. — Il y a dans ce genre quatre types principaux, qui sont : le rétrécissement antéro-postérieur; le rétrécissement oblique; le ré-

---

(1) Nægelé. *Des principaux vices de conformation du bassin et spécialement du rétrécissement oblique,* trad. par A. Danyau, Paris, 1840.

trécissement transversal; et le rétrécissement dans

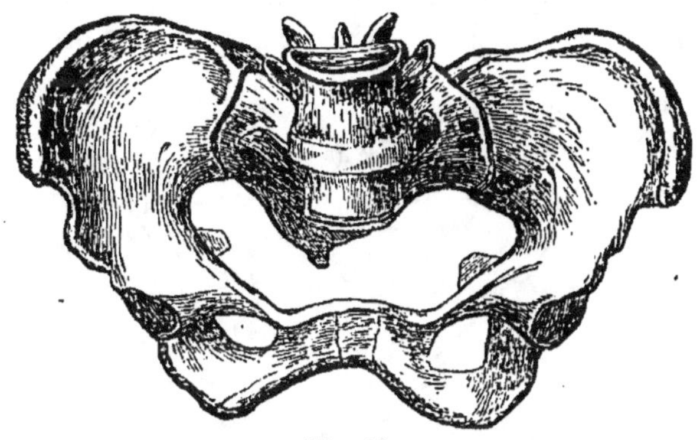

Fig. 68.

plusieurs sens à la fois. — Pour les variétés, voir
le tableau de M. Pajot (1).

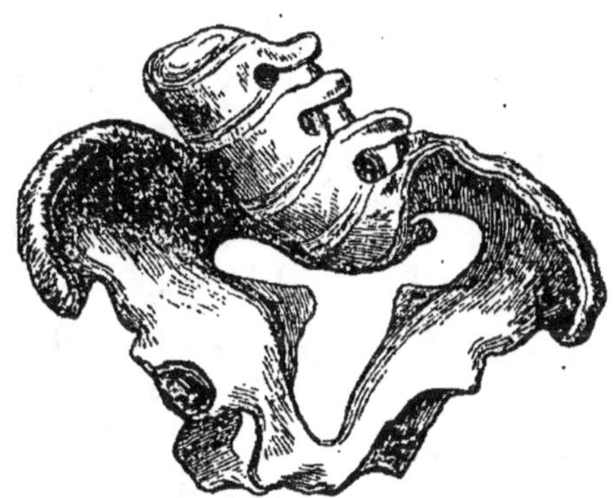

Fig. 69.

Le type le plus commun de ce genre de rétrécissement est, sans contredit, l'aplatissement d'a-

(1) Pajot. *Classification des vices de conformation du
bassin, chez la femme*, in Nægelé, *Traité pratique de
l'art des accouchements*. Paris, 1869, p. 492.

vant en arrière au niveau du détroit supérieur, autrement dit, le rétrécissement *avec saillie prononcée de l'angle sacro-vertébral;* l'excavation et le

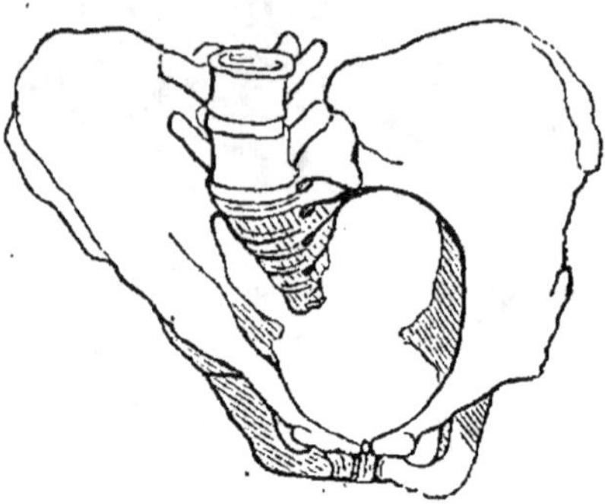

Fig. 70. — Bassin oblique ovalaire.

détroit inférieur sont normaux ou même plus grands qu'ils ne devraient l'être (fig. 68).

L'espèce qui vient après, pour la fréquence, est celle où le bassin est aplati obliquement (fig. 69 et 70).

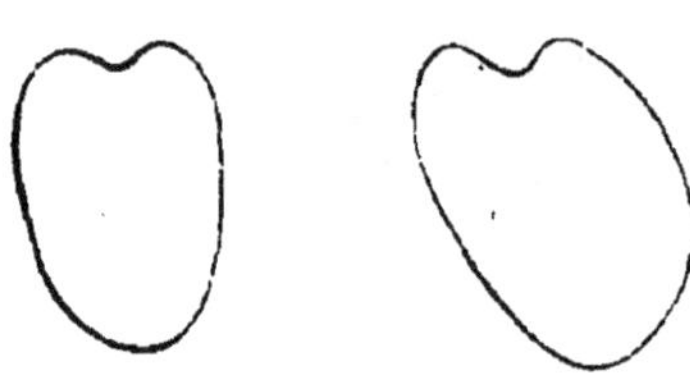

Fig. 71. — Aplatissement transversal, formes les plus ordinaires.

Les deux autres sont très-rares (fig. 71 et 72).

Quand on parle d'un bassin étroit, sans désigner l'espèce, c'est donc presque toujours, il est bon de le savoir, d'un bassin à diamètre sacro-pubien raccourci qu'on entend parler.

Pendant bien longtemps, on a attribué tous ces rétrécissements à une cause unique, le *rachitisme;* mais c'était une erreur. L'*ostéomalacie*, maladie

des adultes, se développant surtout pendant la
grossesse; les *luxations* spontanées ou accidentelles des fémurs, survenues dans le bas âge; les
fractures de cuisse avec grand raccourcissement,
survenues également quand le sujet était jeune;
et un *simple arrêt de développement*, portant sur
une partie du bassin et non sur toute sa circonférence, jouent aussi, comme causes, un très-grand
rôle.

Enfin, il y a une affection de l'extrémité infé-

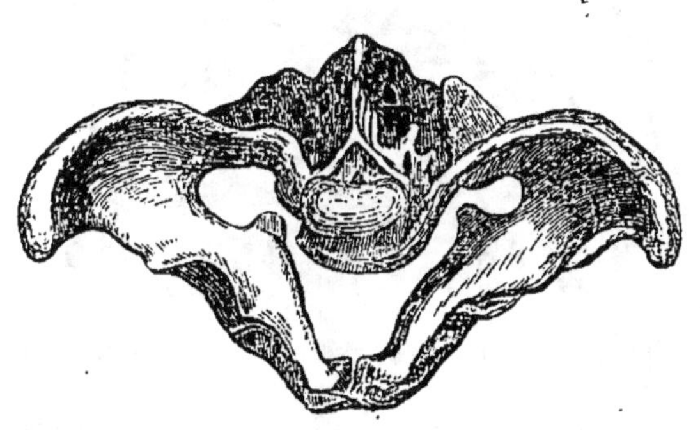

Fig. 72.

rieure de la colonne vertébrale, qui consiste dans
la luxation de la dernière vertèbre lombaire sur
la première vertèbre sacrée. Kilian l'a le premier
décrite, en 1854, et lui a donné le nom de *spondylolysthesis* (V. fig. 73).

. Dans l'aire du détroit supérieur, il y a une saillie
qui rétrécit d'une manière tellement notable l'espace nécessaire au passage du fœtus, que, sur
7 exemples bien connus, il a fallu 3 fois recourir à

l'opération césarienne. Dans les 4 autres cas, la
mort de la femme s'en est suivie : 2 fois sans que

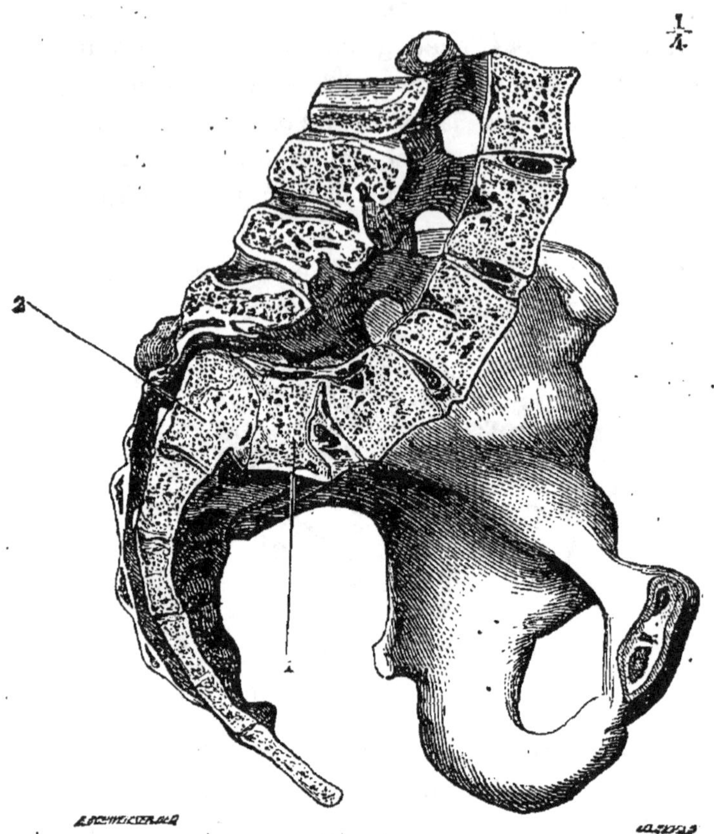

Fig. 73. — Spondylolysthesis. Bassin dit de Paderborn. — 1. Cinquième vertèbre lombaire. — 2. Première vertèbre sacrée.

l'accouchement ait pu être fait, 2 fois après l'application du céphalotribe.

Aussi, ne faudra-t-il pas oublier le chapitre
des *commémoratifs*, quand on en sera à établir son

diagnostic sur la variété du vice de conformation.

Pour arriver à la vérité sur ce point, on com-

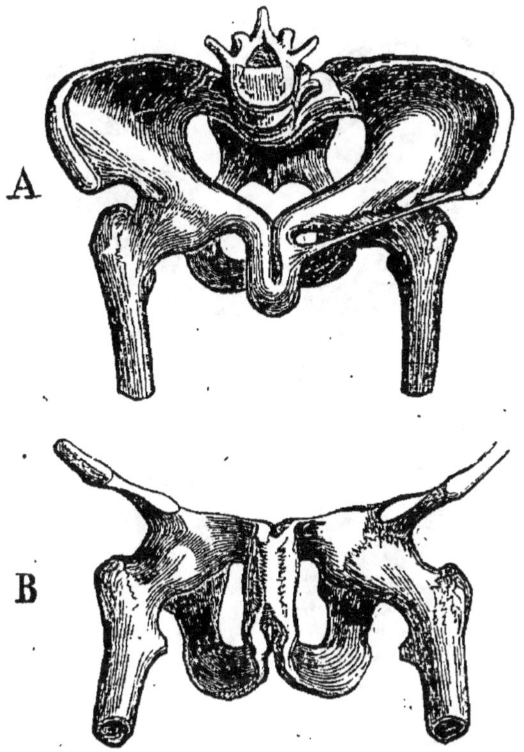

Fig. 74. — **A,** bassin vicié par ostéomalacie, vu par sa base. (Musée
Dupuytren, n° 498.) — **B,** même bassin, vu par sa surface antérieure.

mencera donc par questionner les parents de la
femme ou la femme elle-même sur les maladies de
son enfance ; puis, on examinera sa taille, sa dé-
marche, la forme de ses membres inférieurs et

aussi, nécessairement, la conformation extérieure
de son bassin ; et, enfin, on terminera par ce qu'il
y a de plus important, la *mensuration du bassin.*

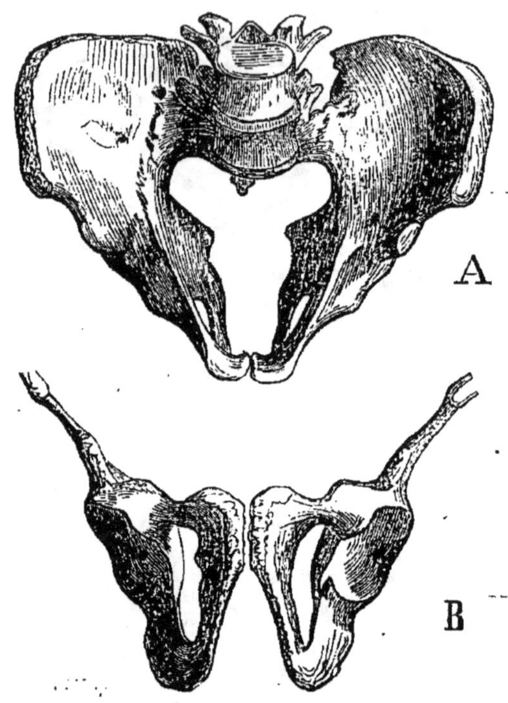

Fig. 75. — A, bassin double oblique ovalaire avec ankylose des
deux symphyses sacro-iliaques vu par sa base. (Musée Dupuytren,
n° 496). — B, le même bassin vu par sa face antérieure.

A propos de la nécessité d'inspecter la taille et
les membres inférieurs de la femme à bassin mal
conformé, disons que c'est une erreur de croire
que toutes les *bossues* doivent avoir le bassin rétréci; il n'y a guère que les femmes devenues

bossues par suite de rachitisme qui soient dans ce cas. Mais , alors , on leur trouve des membres inférieurs courts, noueux et arqués. Rien qu'à la seule inspection de ses jambes , on peut donc dire presque à coup sûr qu'une bossue a ou n'a pas le bassin rétréci. Ainsi, si les jambes sont droites, longues et sans articulations noueuses , on peut presque affirmer que la femme, quoique très-bossue, n'a pas de difformité notable du bassin et qu'elle pourra accoucher seule, ou aidée tout au plus du forceps (fig. 76). Tandis que si une femme, à peine bossue, a les fémurs arqués,

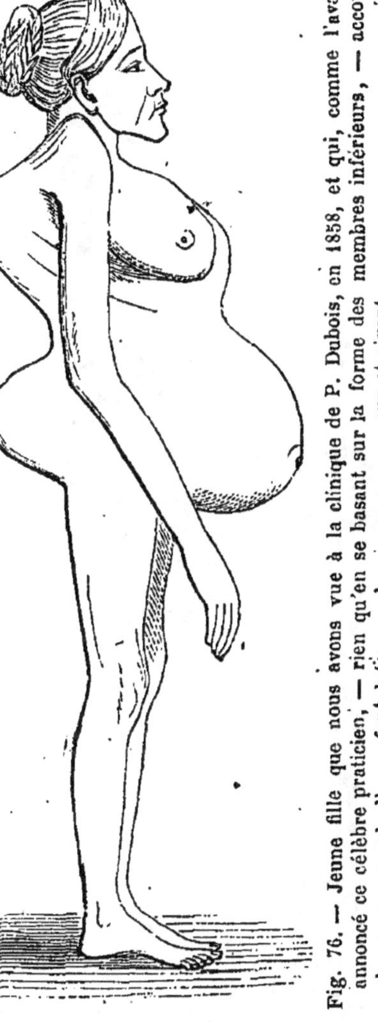

Fig. 76. — Jeune fille que nous avons vue à la clinique de P. Dubois, en 1858, et qui, comme l'avait annoncé ce célèbre praticien, — rien qu'en se basant sur la forme des membres inférieurs, — accoucha presque seule d'un enfant à terme, de moyenne grosseur et vivant.

les genoux gros et les jambes torses, on peut être
certain qu'elle n'est pas conformée favorablement

$\frac{1}{4}$

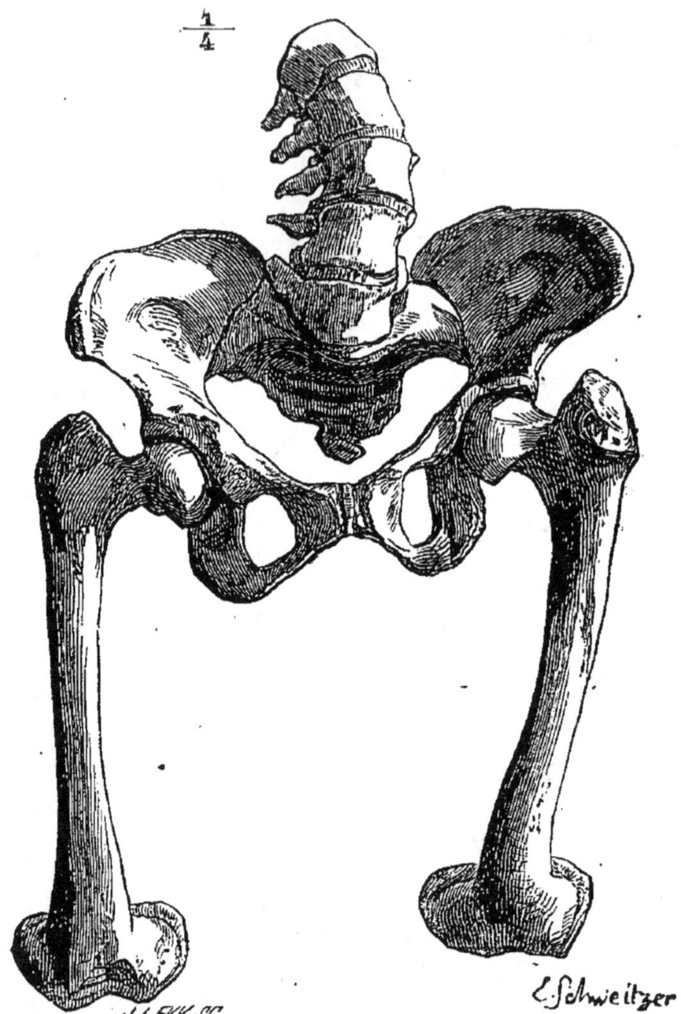

Fig. 77. — Bassin rachitique, à forme ostéomalacique, ayant nécessité l'opération césarienne (Stoltz).

pour un facile accouchement (P. Dubois). Car l'observation donne presque force de loi à cette pro-

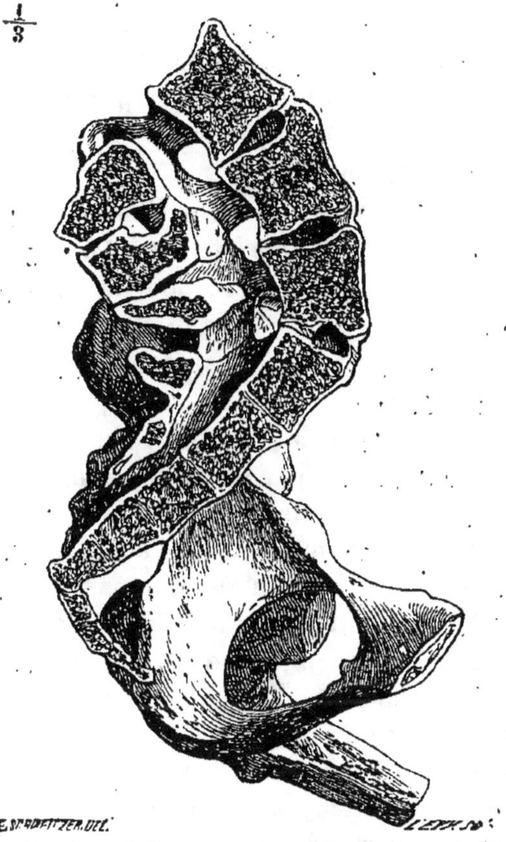

$\frac{1}{3}$

Fig. 78. — Bassin rachitique avec convexité antérieure du sacrum et
rétrécissement antéro-postérieur de l'excavation, ayant nécessité
l'opération césarienne (Stoltz).

position : « qu'il n'est pour ainsi dire pas de femme
« présentant une déformation rachitique tant soit
« peu évidente des membres inférieurs, qui n'ait

« en même temps le bassin plus ou moins ré-
« tréci. »

Une ensellure prononcée de la région lombaire
est aussi un signe presque certain de rétrécissement. Et, ici, l'étroitesse tient à une projection
antérieure du promontoire. La région fessière est
alors fortement saillante, la vulve très en arrière
et le ventre très en avant.

Enfin, dit M. Depaul, il suffit d'une lenteur excessive de l'orifice utérin à se dilater (48 à 50 heures,
par exemple), — quand c'est pourtant le sommet
qui se présente, — pour faire diagnostiquer presque à coup sûr un rétrécissement du bassin au
détroit supérieur.

Mensuration du bassin. — On peut mesurer le
bassin par dehors et par dedans. La mensuration
externe se fait au moyen du compas de Baudelocque; et la mensuration *interne* à l'aide du doigt, de
l'instrument de Stein, ou du compas de M. Van
Huevel (1). Les intro-pelvimètres de Coutouly, de
Wellenbergh et de madame Boivin sont aujour-
d'hui complétement abandonnés.

Pour se servir du compas de Baudelocque (fig. 79),
instrument indispensable pour la mensuration
externe, on fait coucher la femme de côté; puis, la
laissant recouverte de sa chemise seulement, on

(1) Van Huevel, *Mémoire sur les divers moyens propres
à délivrer la femme en cas de rétrécissement du bassin
et sur le forceps. Scie ou nouveau céphalotome suivi d'un
appendice comprenant la description abrégée du pelvi-
mètre géométrique.* 2° édition. Bruxelles, 1843.

cherche avec les doigts l'apophyse épineuse de
la première vertèbre sacrée, et l'on fait tenir en
place sur elle un des boutons du compas. On
cherche ensuite le sommet de la symphyse pubienne ; on applique sur lui l'autre bouton de
l'instrument, en serrant un peu ; et l'on n'a plus
qu'à jeter les yeux sur la règle graduée, pour connaître, en centimètres, le degré d'écartement d'un

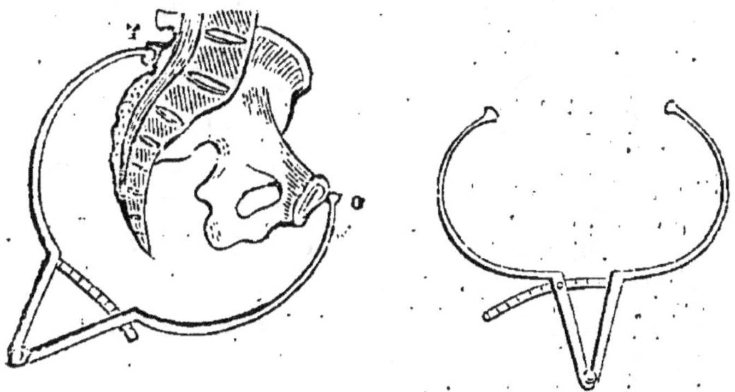

Fig. 79. — Application du compas de Baudelocque à la mensuration
du diamètre sacro-pubien.

bouton à l'autre. Sur un bassin régulièrement
conformé, on trouverait, nous l'avons dit, 19 centimètres ; si donc, on ne trouve que 16 centimètres
et demi, par exemple, c'est qu'on a affaire à un
bassin rétréci d'avant en arrière, au niveau de son
détroit supérieur, de 2 centimètres et demi.

S'il s'agissait de mesurer l'écartement des deux
crêtes iliaques ou celui des deux trochanters (mesure normale, pour chacun, 27 centimètres), on
ferait coucher la femme sur le dos, à plat, et l'on

appliquerait les boutons du compas sur les points opposés dont on veut connaître la distance; on comparerait ensuite les chiffres obtenus avec les chiffres normaux.

Quand on veut se servir de l'instrument de Stein, pour la mensuration *interne*, la femme étant placée sur le bord de son lit, comme pour l'application du speculum, on va chercher avec le doigt indicateur gauche, introduit dans le vagin, l'angle sacro-vertébral, et, de la main droite, on glisse sur lui l'extrémité de la tige qu'on applique sur le sommet du promontoire. Cela fait, on relève le corps de la tige vers la symphyse pubienne, le plus possible, — on arrête le curseur au niveau de cette symphyse, — et l'on voit combien il marque de centimètres d'introduction. Du chiffre trouvé, on déduit de 1 cent. à 1 cent. 1/2, si toutefois la symphyse n'est pas très-oblique, pour corriger l'erreur par obliquité de l'instrument, et l'on a ainsi la mesure assez exacte du diamètre sacro-pubien. — Si l'on veut connaître le diamètre coccy-pubien, c'est sur le coccyx qu'on porte l'extrémité de l'instrument, et, le curseur étant arrêté au niveau du sommet de l'arcade pubienne, on n'a rien à défalquer, puisqu'il n'y a plus d'erreur par obliquité à corriger (1).

(1) L'application du compas de M. Van Huevel (v. fig. 82) ne diffère de celle de l'instrument de Stein, que par une seule particularité que voici : la spatule de la branche *vaginale* étant fixée sur l'angle sacro-vertébral, on ne se contente plus de marquer le point

A défaut de l'instrument de Stein ou du compas
de M. Van Huevel, on pourrait très-bien se servir,
pour arriver à ces mesures, d'une sonde à femme
dont on conduirait l'extrémité mousse sur l'angle
sacro-vertébral ou sur le coccyx, et sur laquelle
on porterait l'ongle du pouce, en guise de curseur,
pour marquer le point correspondant au sommet
de l'arcade des pubis. On n'aurait plus ensuite
qu'à reporter la sonde sur un mètre, pour savoir
à quoi s'en tenir sur les dimensions antéro-posté-
rieures des deux détroits du bassin. Il est bien
entendu que du chiffre indiquant la distance du
promontoire à la partie inférieure de la symphyse
pubienne, on soustrairait toujours un centimètre
au moins pour corriger l'erreur par obliquité.

Mais il est encore plus simple de se servir, pour
cette mensuration, du doigt indicateur, qui est
assurément le meilleur et le plus sûr de tous les

de cette branche auquel correspond l'extrémité inférieure de la symphyse pubienne; il y a, pouvant se
mouvoir et être arrêtée à volonté sur la première, au
moyen d'un écrou, une deuxième tige, *externe*, armée
d'une longue vis, et c'est le bouton de cette vis qui,
appliqué avec un peu de force sur le point du mont de
Vénus correspondant à l'extrémité supérieure de la symphyse du pubis, devient la seconde pointe du compas.
Celui-ci retiré (ce que l'on ne peut guère faire aisément
sans détourner la vis, que l'on replacera ensuite à son
premier point), on n'a plus qu'à mesurer la distance
qui sépare le sommet de la branche *vaginale* du bouton
de la branche externe, et à défalquer 1 centimètre et
demi, épaisseur connue de la symphyse pubienne, pour
avoir assez exactement la mesure du diamètre sacro-
pubien.

intro-pelvimètres. Instrument sensible, il nous donnera, du reste, en même temps que la notion de l'étendue du bassin, la connaissance de sa forme, celle des diverses incurvations ou tumeurs, celle des différences dans les deux moitiés latérales, etc. Ce doigt est sans doute un peu court et n'atteint pas toujours, à beaucoup près, l'angle sacro-vertébral, même chez les femmes ayant réellement un peu d'aplatissement du bassin d'avant en arrière;

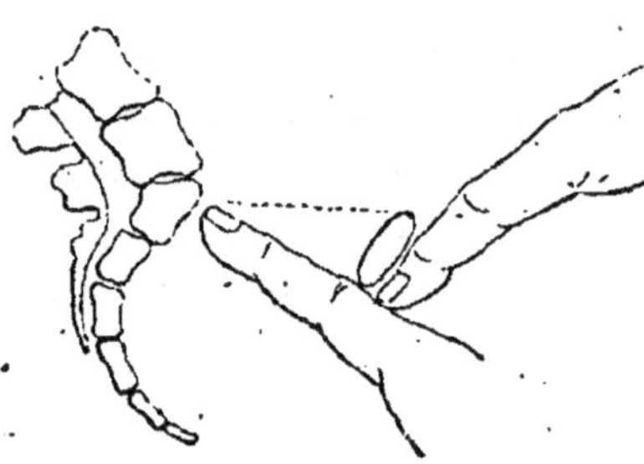

Fig. 80.— Application du doigt à la mensuration du diamètre sacro-pubien.

mais qu'importe après tout, dès l'instant qu'il est bien reconnu que *si l'on ne peut pas atteindre le haut du sacrum avec la pulpe de l'index* (ce doigt étant, bien entendu, de longueur ordinaire), *c'est que le rétrécissement n'est pas au-dessous de 8 cent. et demi*, et qu'alors l'accouchement

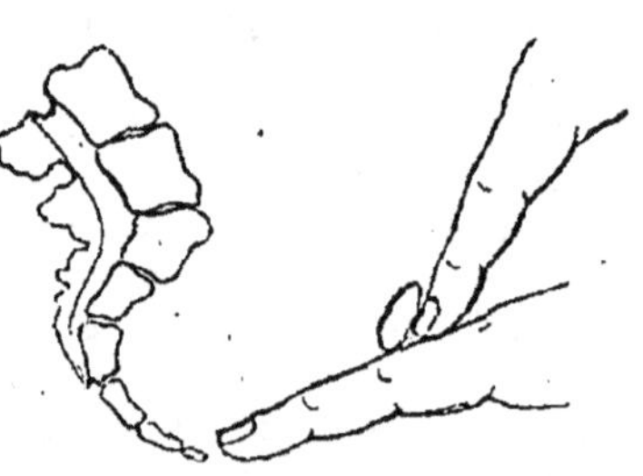

Fig. 81.— Application du doigt à la mensuration du diamètre coccy-pubien.

peut se terminer d'une manière heureuse pour la mère et pour l'enfant, soit qu'on livre le travail à la nature, soit qu'on intervienne avec le forceps.

Voici, du reste, d'après Cazeaux, la manière de

se servir du doigt comme intro-pelvimètre (fig. 80 et 81).

Si l'on veut mesurer le diamètre sacro-pubien, l'indicateur droit est porté dans le vagin et dirigé en haut et en arrière vers le promontoire, que l'on reconnaît assez facilement à la saillie qu'il forme et à la dépression transversale que présente au-dessus de lui l'articulation sacro-lombaire. Lorsque l'extrémité de l'index est bien appliquée sur la partie antérieure de la base du sacrum, on relève le poignet jusqu'à ce que le bord radial du doigt soit arrêté par la partie inférieure de la symphyse pubienne. L'indicateur de l'autre main vient alors, en prenant la précaution de bien écarter en haut les grandes et les petites lèvres, marquer avec l'ongle le point du doigt introduit qui correspond à la symphyse; et l'on n'a plus qu'à retirer ce dernier doigt et à le placer sur un mètre, pour apprécier très-bien la distance qui sépare le promontoire du sommet de l'arcade pubienne. Mais cette ligne oblique est évidemment plus longue que le diamètre sacro-pubien, qui, on le sait, doit aboutir *en haut* et non pas en bas de la symphyse; et, dès lors, il faut en retrancher ce que donne en trop l'obliquité de la mesure prise, c'est-à-dire de 1 cent. à 1 cent 1/2. Cela dépend, du reste, de la direction de la symphyse qui, très-inclinée dans certains cas (*barrure*), est ailleurs, au contraire, presque verticale. S'il y avait *barrure*, on ne défalquerait rien ; tandis qu'on défalquerait plus de 1 centimètre 1/2, si la symphyse pubienne était verticale.

Pour mesurer le diamètre coccy-pubien, on applique la pulpe de l'index sur la pointe du coccyx, on relève le poignet jusqu'à ce que le bord radial de ce doigt soit arrêté par la partie inférieure de la symphyse des pubis; on marque ce point avec l'autre index; on retire le doigt qui avait été introduit, on le porte sur un mètre et l'on connaît ainsi exactement le diamètre antéro-postérieur du détroit inférieur. Il n'y a plus ici d'erreur par obliquité; par conséquent, on n'a rien à déduire du chiffre obtenu.

Mais, comme le dit Guillemot, c'est une grande erreur de croire qu'il est toujours possible de mesurer ainsi le diamètre sacro-pubien d'un bassin rétréci; oui, si le bassin est rétréci à n'avoir plus que 7 à 8 centimètres; non, si le rétrécissement est moins considérable. Dans ce cas, c'est toute la main qu'il faudrait introduire dans le vagin, si l'on voulait arriver à une mesure exacte; et, malheureusement, il est bien des circonstances où cela n'est pas possible : d'abord, quand la femme n'a pas encore eu d'enfants; puis, lors même qu'elle en aurait eu, quand le travail est commencé et que les parties génitales ont leur sensibilité exaltée. Dans ces deux circonstances, il faut recourir nécessairement à l'instrument de Stein, ou, mieux encore, à celui plus ingénieux de M. Van Huevel (fig. 82).

Mais ce n'est pas là précisément que se dévoile le mérite de ce dernier instrument; où il se montre réellement utile et, nous dirions même, presque

indispensable, c'est lorsqu'il s'agit de mesurer les
diamètres transverse ou obliques du détroit su-

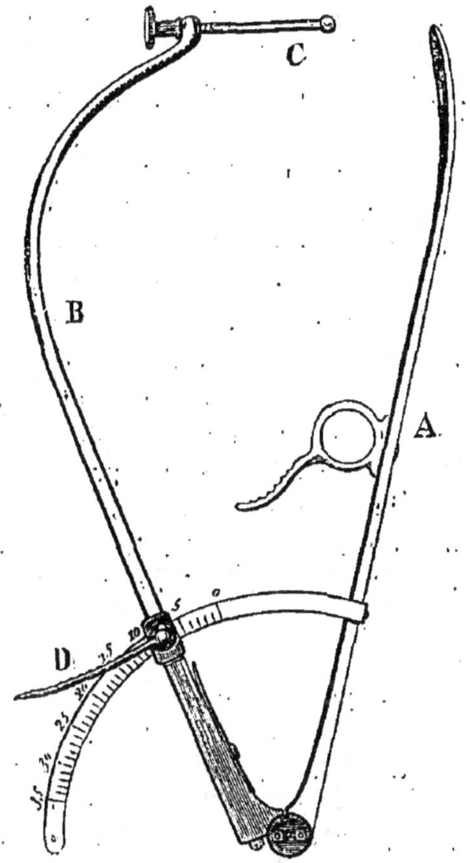

Fig. 82. — Compas de Van Huevel.

périeur; par aucun autre procédé, on n'arriverait
à une appréciation aussi exacte. Si l'on veut, par
exemple, connaître le diamètre *transverse*, on por-

tera la spatule de la branche vaginale sur le rebord *droit* du détroit; on fera arriver le bouton de
la vis de l'autre branche à toucher le grand trochanter du côté opposé, c'est-à-dire le trochanter
gauche; et l'on prendra note de la mesure ainsi
obtenue. On portera ensuite la spatule sur le rebord *gauche* du détroit, laissant le bouton de la vis
sur le trochanter du même côté, et l'on prendra
encore note de la mesure. Or, il ne restera plus
qu'à soustraire cette dernière mesure de la première, pour connaître le diamètre transverse du
détroit supérieur. — Pour mesurer les diamètres
obliques, on aurait recours, évidemment, à la
même opération; seulement, ce serait sur l'éminence ilio-pectinée qu'on appuierait le bouton de
la vis, et, successivement, sur le point correspondant à la partie antérieure de la symphyse sacro-
iliaque du côté opposé et sur le point du détroit
supérieur correspondant à l'éminence ilio-pectinée
sur laquelle pèse la vis, qu'on porterait la spatule.

Quant aux diamètres du *détroit inférieur,* on n'aura
jamais besoin, pour les mesurer, de ce nouveau
compas, pas plus que de l'instrument de Stein;
l'index suffira et sera même toujours préférable.

Enfin, il est un dernier genre de rétrécissement
du bassin qu'il faut encore savoir reconnaître : c'est
celui désigné par Nægelé sous le nom d'*oblique-ova-
laire* (v. la fig. 70). Pour arriver à le distinguer des
autres, il ne faut pas se contenter d'une inspection
superficielle par la vue et le palper; il faut encore
prendre la mesure, avec le compas de Baudeloc-

que, des diamètres obliques droit et gauche du grand bassin, pour les comparer entre eux; — puis, appliquer, comme contre-épreuve, le moyen ingénieux conseillé par Nægelé et qui consiste : 1° à placer la femme debout et le dos appuyé bien à plat le long d'une cloison; 2° à faire tenir en place, par un aide, deux fils à plomb, partant, l'un de la première apophyse épineuse du sacrum, l'autre du bord inférieur de la symphyse pubienne; 3° à se mettre soi-même juste en face de la femme, mais un peu éloigné d'elle, pour bien voir si les deux fils à plomb se trouvent ou non sur le même plan antéro-postérieur. Or, s'ils sont loin d'être sur le même plan, on peut être sûr d'avoir affaire à un bassin *oblique-ovalaire.* Au degré de déjettement par côté du fil antérieur (et ce fil s'en va toujours du côté opposé à la symphyse sacro-iliaque ankylosée), on peut même juger assez nettement de l'étendue du vice de conformation. Dans les cas extrêmes, dit Nægelé, il arrive que le fil à plomb antérieur se trouve sur le même plan vertical que la symphyse sacro-iliaque non ankylosée.

Pronostic. — Un rétrécissement notable du bassin est toujours une circonstance très-fâcheuse, qui expose la mère et l'enfant tout ensemble à un très-grand danger au moment de l'accouchement, si celui-ci se fait à terme, et si, — ce qu'on ne saurait reconnaître au juste d'avance, — le crâne du fœtus est gros et solide. Le pronostic variera, du reste, suivant le siége et le degré du rétrécissement. *Au détroit supérieur,* le rétrécissement le plus grave est celui qui porte sur le diamètre sacro-pubien, déjà naturellement le plus petit. Les aplatissements oblique et transverse sont moins fâcheux, du moins quand ils sont *simples;* car, quand ils sont *combinés,* ils prennent une extrême gravité.

Au détroit inférieur, un rétrécissement, quel qu'il soit, n'a pas à beaucoup près la même importance que lorsqu'il siége au détroit supérieur, attendu qu'il ne s'oppose pas à l'engagement de la partie fœtale qui se présente la première, et que, si une opération est indispensable pour terminer l'accouchement, on la fait bien plus facilement et bien plus sûrement que lorsque la partie fœtale est arrêtée au détroit supérieur, où l'opérateur se trouve évidemment très-gêné et par la longueur et par la courbure du canal que doit parcourir l'instrument.

Quant au degré du rétrécissement, nul doute que plus le canal pelvien sera rétréci, plus les difficultés pour l'expulsion spontanée ou pour l'extraction du produit seront grandes, et plus, par conséquent, il y aura de danger pour ce produit et pour la mère elle-même.

Indications (1). — Elles varient suivant le *degré* du rétrécissement.

1º Si le bassin n'a pas moins de 9 cent. et demi dans son diamètre le plus étroit, l'accouchement

(1) Ce que nous allons dire à ce sujet, nous l'emprunterons presque textuellement à l'un des excellents tableaux synoptiques de notre ami, M. le professeur Pajot.

spontané peut très-bien se faire, surtout quand le fœtus se présente par le sommet. Par les pieds, l'accouchement spontané est possible encore ; néanmoins , l'enfant court alors de bien plus grands risques, à cause de la compression du cordon et de la déflexion de la tête, toutes deux presque inévitables.

La tête étant arrêtée au détroit supérieur, l'accoucheur, malgré la dilatation très complète du col, attendra donc un certain temps, *cinq ou six heures*, par exemple , avant d'appliquer le forceps : il attendra, pour mieux dire, *tant que les contractions utérines seront soutenues et que l'état de la mère ou de l'enfant ne périclitera pas*. Dans le cas contraire, il n'attendra pas une minute et aura recours au forceps, dès qu'il jugera la dilatation du col suffisante.

Quand c'est le détroit inférieur, rétréci à 9 centimètres et demi, qui arrête la tête, on n'a pas besoin de se livrer à une aussi longue expectation ; le col étant suffisamment dilaté , on attend *une heure* ou guère plus, et, après cela, si la tête ne se dégage pas, on l'entraîne au moyen du forceps. Un plus long séjour de la tête dans l'excavation exposerait la lèvre antérieure du col de la matrice, ou même le bas-fond de la vessie, à une gangrène par compression.

2º Si le bassin n'a plus que 8 centimètres dans son diamètre rétréci, il ne peut guère permettre l'accouchement spontané, à moins que la tête du fœtus ne soit très-petite et l'énergie de l'utérus

très-soutenue. Après *deux ou trois heures* d'expectation, si la tête est au détroit supérieur, et *moins
d'une heure*, si la tête est déjà au bas de l'excavation, on devra donc, — si toutefois la dilatation
du col est suffisante, — ne pas reculer devant l'application du forceps. Habituellement, comme nous
le dirons plus loin, cet instrument·n'est qu'un instrument de traction; mais, ici, il devient un peu
agent de réduction, parce qu'il faut déployer une
certaine vigueur, pour faire passer la tête d'un
fœtus à terme dans un bassin rétréci à 8 centimètres, et qu'il est impossible de faire de pareils
efforts sans comprimer et allonger le crâne saisi
si étroitement. Malgré cela, si la tête est arrêtée
au détroit supérieur, on échoue souvent dans une
première application du forceps, et il faut en venir
à une seconde et même à une troisième, *en laissant à la femme, après chacune, au moins deux ou
trois· heures de repos.* On a souvent ainsi de très-
beaux résultats; la première tentative engage la
tête dans la partie rétrécie du bassin, et les autres
efforts l'entraînent tout à fait. Mais si la troisième
application restait sans succès, on n'hésiterait plus
à *perforer le crâne* et à recourir, après, soit encore
au forceps qui, lorsque le rétrécissement ne dépasse pas 8 centimètres, suffit généralement, une
fois le crâne ouvert et vidé en partie, à achever
l'extraction (1); soit au céphalotribe lui-même, qui
est l'instrument réducteur par excellence, et avec

____

(1) Malgré l'autorité de madame Lachapelle et de

lequel on aurait un succès certain et immédiat. Du reste, on devrait nécessairement régler sa conduite sur l'état de vie ou de mort du fœtus. Tant qu'on saurait celui-ci vivant, on insisterait sur l'application simple du forceps; tandis que si l'on savait positivement qu'il a cessé de vivre, on se bornerait à appliquer cet instrument une seule fois, — pour en venir ensuite sans hésitation, dans le cas de non-réussite, à la crâniotomie et, s'il le fallait, à la céphalotripsie.

3° Si le diamètre rétréci du bassin a moins de 8 centimètres, mais un peu plus de 6 centimètres et demi, il n'y a plus à hésiter, *c'est à la perforation du crâne et à l'application du céphalotribe qu'il faut recourir de suite*, dès qu'on a acquis la certitude d'un tel rétrécissement; car, avec une pareille étroitesse, on ne peut guère espérer un accouchement par les seules forces de l'utérus, ni même par l'application du forceps. Cependant, comme MM. Depaul, P. Dubois et autres ont eu à observer des cas où le rétrécissement n'était pas de moins de 7 centimètres, et où, malgré cela, l'accouchement s'est effectué spontanément ou à l'aide d'une simple application de forceps, il serait convenable, avant d'en venir au sacrifice du fœtus, d'attendre tout ce qu'on peut espérer de l'énergie de l'utérus, sans compromettre néanmoins la vie de la mère. Mais, savoir où s'arrêter, en pareil cas, dans l'ex-

Simpson, nous ne pouvons admettre que, dans un cas de rétrécissement moyen, à 8 cent. par exemple, la version puisse être préférée au forceps.

pectation, est assurément l'un des points les plus délicats de la pratique obstétricale.

En décembre 1866, M. Depaul a même extrait un fœtus à terme *vivant* dans un cas de rétrécissement extrême (6 cent. 1/2), avec le forceps seul.

Evidemment, pour que la tête d'un fœtus à terme, tant peu développé soit-il, passe par un détroit pareil, il faut une dépression considérable d'un des pariétaux, celui correspondant au promontoire. Or, cette dépression était très-visible, dit M. Depaul, dans le cas présent, et cependant ne s'accompagnait pas de fracture, puisque l'enfant a survécu.

Ajoutons. que, depuis ce temps-là, cet habile professeur réserve l'application du céphalotribe pour les cas où le bassin n'a plus que 6 centimètres, mais il a peu d'imitateurs.

4° Si le bassin a, dans son diamètre rétréci, moins de 6 centimètres et demi, il faut tenter la *céphalotripsie répétée* qui a déjà donné à son auteur, M. Pajot, de très-beaux résultats, et, si elle échoue, avoir recours à la dernière ressource, l'*opération césarienne*. Peut-être même, si l'on savait l'enfant bien vivant, et si l'on avait le moindre soupçon que la céphalotripsie dût être insuffisante, vaudrait-il mieux recourir tout d'abord à l'opération césarienne ; car, avec elle, on aurait au moins, pour compensation des dangers que l'on fait courir à la femme, la presque certitude de sauver l'enfant. Du reste, le cas est assez délicat pour qu'on ne prenne pas une décision définitive sans consulter les parents et tout particulièrement la femme. Il pourrait arriver, en effet, que celle-ci se refusât formelle-ment à laisser sacrifier son enfant, préférant courir pour elle-même les chances de la gastro-hystéro-tomie, et, évidemment, on n'aurait pas le droit d'aller contre sa volonté.

Mais, *la forme* du rétrécissement devient quelquefois la source d'une indication précieuse. Ainsi, quand le bassin est ce qu'on appelle *oblique-ova-laire*, il faudrait, avant de se décider à pratiquer la crâniotomie, rechercher avec soin de quel côté du bassin regarde l'occiput, autrement dit, la grosse extrémité du crâne. Car, si l'occiput se trouvait en rapport avec le côté large du bassin, on pourrait livrer le travail à la nature, qui très-probablement se suffirait à elle-même; tandis que si l'occiput se trouvait tourné vers le côté rétréci du bassin, on devrait, avant tout, tenter la version podalique, qui, amenant la partie la plus grosse de la tête à s'engager dans la moitié la plus large du détroit supérieur et de l'excavation, donnerait, sans aucun doute, un aussi heureux résultat que si le vice de conformation n'existait pas.

Enfin, la *nature* de l'altération du bassin peut devenir également la source d'une indication particulière. C'est ainsi que quand le bassin est rétréci par cause d'ostéomalacie, les os étant souples (si toutefois la maladie n'est pas guérie), il est permis d'espérer l'heureuse délivrance de la femme, par les contractions de la matrice seules ou aidées tout au plus d'une simple application de forceps. Sprengel, Hasslocher et Humberger affirment avoir vu des bassins, réduits à 5 centimètres par ostéomalacie, permettre cependant l'accouchement spontané.

Mais s'il est utile, d'après cela, de pouvoir préciser la nature du rétrécissement, il ne l'est pas moins de savoir distinguer si ce rétrécissement affecte uniquement le détroit supérieur ou le détroit inférieur, — ne serait-ce que pour ne pas répondre à faux si l'on était questionné sur la marche plus ou moins rapide de l'accouchement livré à lui-même. En effet, on est généralement porté à juger de la durée du travail à faire par celle du travail déjà fait ; or, on se tromperait presque toujours, si l'on ne savait pas au juste où gît le rétrécissement. Car, quand ce rétrécissement gît au détroit supérieur seul, le commencement du travail est très-long et la fin très-rapide ; et quand c'est le détroit inférieur seul qui est rétréci, le commencement du travail est très-rapide et la fin très-longue (leçon de P. Dubois).

Mais il n'y a pas que des rétrécissements du bassin par rachitisme ou ostéomalacie ; il y a encore des tumeurs développées dans le périoste ou dans le tissu osseux lui-même, qui peuvent siéger à la face interne de l'excavation et s'opposer au passage du fœtus. Nægelé cite deux cas d'exostoses si volumineuses qu'elles rendirent nécessaire l'opération césarienne (fig. 83 et 84). Mayer (Valentin) rapporte une observation d'ostéosarcome ayant nécessité également la gastro-hystérotomie (1). Enfin, Lenoir a signalé quelques cas d'ostéostéatome et Burns, Lever, Barlow, Moreau, Papavoine, etc., des exemples de cals difformes, après fracture des os iliaques, ayant entravé l'accouchement. Quelle conduite tenir dans des cas de ce genre?— S'il s'agit d'une tumeur osseuse, on doit

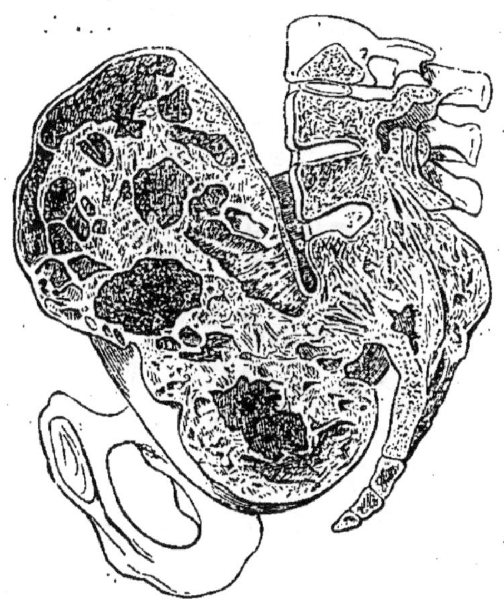

Fig. 83. — Cas longuement rapporté dans la thèse de Élie de Habert, et, en raccourci, dans le *Traité d'accouchements* de Chailly, p. 562.

intervenir absolument comme dans le cas de rétrécissement par vice de conformation; on détermine avec soin le siége précis de la tumeur, puis le degré de rétrécissement qu'elle entraîne, et on se

(1) L'opération, faite par M. Stoltz (de Strasbourg), eut un succès complet pour la mère et pour l'enfant.

décide, d'après cela, pour tel ou tel mode d'intervention. Mais, si la tumeur n'est pas dure, si elle
paraît inégalement résistante sous le doigt et
qu'on puisse supposer qu'elle renferme un liquide
quelconque en collection, il est bon, avant d'en
venir à une opération sérieuse, de commencer

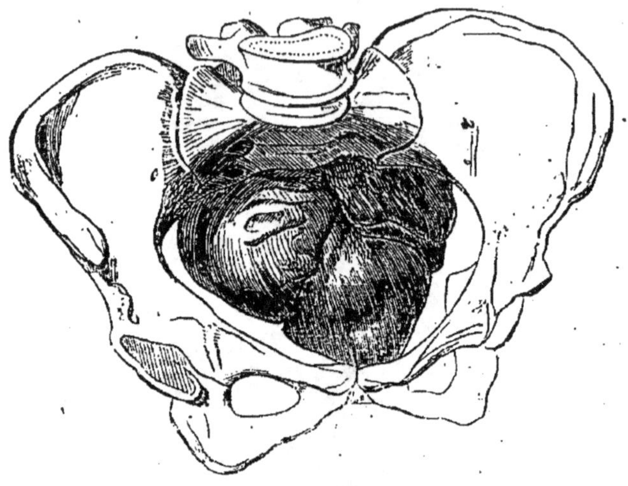

Fig. 84. — Observation rapportée dans la thèse de Thierry.

par faire une simple ponction qui, dans certains
cas, peut fort bien amoindrir le volume de la tumeur au point de permettre le passage du fœtus.
Et ce n'est qu'après avoir constaté l'insuffisance
de cette ponction, et aussi l'insuffisance du forceps, appliqué à deux ou trois reprises, qu'on se
poserait la question de savoir à laquelle des deux
opérations ultimes, *céphalotripsie* et *opération césarienne*, il faut définitivement recourir. Il peut y
avoir hésitation dans le choix, si l'obstacle à l'ac-

couchement est un ostéophyte ou un sarcome
fibreux ou un ostéostéatome ; mais si la tumeur
est un cancer déjà considérable et déjà le siége
de douleurs caractéristiques presque incessantes,
et si, d'un autre côté, l'auscultation démontre à
n'en pas douter, que le fœtus est plein de vie, il
n'y a plus à hésiter ; car, enfin, on est en présence
d'une femme condamnée à une mort prochaine
par excès de souffrances et épuisement, et d'un
enfant qu'on est presque sûr de sauver et qui
peut avoir devant lui de longues années de vie.
Pour nous, du moins, nous n'hésiterions pas, dans
un cas semblable, à proposer l'opération césarienne de préférence à la céphalotripsie.

B. Causes des accouchements vicieux de la seconde catégorie.

Ampleur excessive du bassin.

Dans certains cas, au lieu d'être trop étroit, le
bassin est plus ample qu'il ne devrait l'être. Eh
bien, quoiqué au premier abord cela paraisse singulier, c'est encore un défaut et non une qualité.
Un bassin trop large expose, effectivement, la
femme à des accidents fâcheux au moment même
de l'accouchement ; par exemple : à une déchirure
du col de la matrice, du vagin ou du périnée,
parce que le fœtus descend trop vite ; — à un
décollement prématurée du placenta et à une hémorrhagie primitive grave, par la même raison ;

— à une chute complète de l'utérus contenant encore le produit, d'où des tiraillements qui disposeront beaucoup à une péritonite ou à des abcès consécutifs; — à une hémorrhagie consécutive, parce que l'utérus, débarrassé trop rapidement, ne revient pas assez vite sur lui-même, une fois le produit dehors, etc., etc.

Si, donc, on s'apercevait, en touchant la femme en travail, qu'elle porte un bassin d'une largeur excessive, il faudrait la tenir couchée horizontalement sur le dos ou sur le côté, dès que les douleurs deviendraient un peu fortes; l'empêcher, en outre, de faire aucun effort volontaire; et, quand la matrice viendrait s'appuyer sur le plancher périnéal, l'y retenir tant que la dilatation du col ne serait pas achevée, et, pour mieux dire, tant que la partie fœtale qui se présente n'aurait pas franchi ce col. Il est bien entendu qu'on veillerait très-attentivement sur le périnée pour prévenir sa rupture.

Excès d'énergie de l'utérus.

Les accidents qui peuvent résulter d'un accouchement trop prompt, par excès d'action de l'utérus, sont plus rares, mais presque aussi graves que ceux qui résultent d'un accouchement trop lent. Pour la mère, il y a à craindre, soit des déchirures du col, du vagin ou du périnée; soit une rupture du corps de la matrice; soit, enfin, une syncope ou un ébranlement nerveux mortels. Pour l'enfant, dès que les eaux se sont échappées, on a à redouter une asphyxie par compression du cordon, ou par interruption dans la circulation inter-utéro-placentaire.

Les femmes les plus disposées à cette contractilité excessive de l'utérus sont celles qui d'habitude ont de fortes coliques à l'époque menstruelle, et celles à tempérament nerveux et irritable.

Indications. — Pour peu que la femme soit pléthorique, on fait bien de lui pratiquer une saignée du bras (Wigand); après quoi, on lui administre, comme on le ferait tout d'abord pour la femme nerveuse, une assez forte dose d'opium, soit en potion soit en lavement; enfin, dès les premières douleurs, on lui fait garder la position horizontale sur son lit, — on l'engage à ne pas céder au besoin de *pousser*, si c'est possible, — et on retarde autant qu'on le peut la rupture des membranes. Si elle ne pouvait s'empêcher de *pousser*, ce serait le cas, ou jamais, de la soumettre aux inhalations anesthésiques jusqu'à résolution des muscles volontaires. Mais cela n'empêcherait pas de bien veiller sur le périnée qui, en pareille circonstance, est si manifestement menacé, et de pratiquer, dès lors, le débridement de la vulve, dès qu'on le jugerait nécessaire.

Thrombus de la vulve et du vagin.

Cet accident, s'il a lieu au moment même où la

tête franchit le détroit inférieur, comme nous avons eu l'occasion de l'observer tout récemment, n'apporte aucune entrave à l'accouchement ; et, cependant, il n'en est pas moins dangereux pour la mère, si l'infiltration sanguine est considérable. Deneux, dans son mémoire, dit que sur 62 cas de thrombus volumineux de la vulve ou du vagin, il y a eu 22 fois mort de la femme. Le cas que nous venons d'observer s'est terminé heureusement ; l'infiltration sanguine était pourtant assez considérable pour obturer le vagin dans toute sa hauteur. Nous prîmes de suite le parti, sitôt l'accident constaté, de ne point livrer une aussi grande quantité de sang au travail des vaisseaux absorbants ; mais nous attendîmes, pour ouvrir la poche, d'être bien sûr de l'arrêt de l'hémorrhagie. Ce ne fut donc que douze heures après l'accouchement, que, nous faisant aider d'un confrère qui ouvrait la vulve aussi largement que possible, nous fîmes une incision sur le point le plus déclive de la tumeur. Mais il ne s'échappa de celle-ci que 60 grammes environ de sang liquide et manifestement veineux. Nous engageâmes alors deux doigts dans le foyer et nous réussîmes à en extraire encore 140 grammes de sang, moitié liquide, moitié en caillots. Nous fîmes ensuite des injections à l'eau *froide,* pour crisper les vaisseaux qui auraient pu donner encore ; l'hémorrhagie ne se renouvela pas ; il ne survint même aucune inflammation ; il n'y eut que des douleurs assez vives dans les régions sacrée et anale, mais qui ne durèrent que

28 à 30 heures ; et, huit jours après, il n'y avait plus trace de l'accident.

Malheureusement, la guérison ne s'obtient pas à beaucoup près aussi rapidement dans tous les cas ; l'évacuation du sang et des caillots ne fait pas toujours éviter le développement d'une inflammation plus ou moins vive dans les parois du foyer ; et il faut alors combattre celle-ci par les antiphlogistiques de toutes sortes ; puis, la suppuration étant franchement établie, avoir recours à des injections détersives et même légèrement chlorurées ; et encore, n'arrive-t-on pas d'une manière certaine à empêcher la femme de succomber par épuisement, ou, si elle résiste, à la préserver d'une fistule intarissable.

Procidence ou chute du cordon.

La procidence du cordon n'est pas commune, elle ne s'observe guère qu'avec une présentation de la face ou une présentation du tronc, et encore pas toujours à beaucoup près. Dans la présentation du siége, elle n'est point un accident. — Une grande longueur du cordon, avec une énorme quantité d'eau dans l'amnios, ou un bassin large avec un fœtus petit, doivent être placés, évidemment, en tête des prédispositions.

Quand, bien que le col soit dilaté, les membranes sont encore intactes, il n'est pas facile de reconnaître une présentation du cordon. Cependant, si la poche des eaux est, comme on dit, *en*

boudin, et si le toucher y fait constater la présence
d'*un corps mou, mobile et à pulsations plus fréquentes
que celles de la mère*, on est bien sûr que le cordon
se présente sous la partie fœtale quelle qu'elle soit,
et qu'il va tomber dans le vagin au moment de l'é-
chappement des eaux.

Mais si les membranes sont rompues, quand on
fait sa première exploration, le diagnostic de la
procidence du cordon n'offre plus la moindre difficulté, puisqu'on tient l'organe à nu sous le
doigt et qu'il est impossible, rien qu'au toucher,
de le confondre avec aucune autre partie du
fœtus.

Le *pronostic* est grave, mais seulement pour
l'enfant, bien entendu. Celui-ci, en effet, peut en
quelques instants mourir asphyxié, s'il y a compression du cordon. L'expérience est là pour
prouver que les deux tiers des enfants, qui se présentent précédés d'une anse de cordon, succombent par asphyxie. Du reste, le danger dépend
beaucoup de la place qu'occupe cette anse dans
l'excavation. Si, dans le cas de première position
du sommet ou même de la face, le cordon procident se trouve être couché sur la symphyse sacro-
iliaque *gauche*, il est évident qu'il y courra bien
moins risque d'être comprimé que s'il se trouvait
en rapport avec tout autre point de l'excavation.
Or, la fréquence de la première position, pour le
sommet et pour la face, est telle, que, comme le
dit fort bien Nægelé, *quand on verra l'anse du cordon placée en arrière et à gauche du bassin, on sera en*

droit de porter, à priori, un pronostic favorable, et vice versâ.

Les *indications* à remplir, en pareille occurrence, sont assez simples.

Si le fœtus se présente par l'épaule, c'est nécessairement à la version qu'on aura recours, dès qu'elle sera praticable. Mais, remarquons bien que ce n'est pas la chute du cordon, mais bien le mode de présentation du fœtus, qui fait ici de la version une nécessité.

Si le fœtus se présente par le sommet ou par la face, on s'occupera d'abord de constater par l'examen des artères du cordon et par l'auscultation hypogastrique, si l'enfant vit ou non ; car s'il était mort, on n'aurait, après en avoir prévenu les parents, qu'à laisser faire la nature, sans avoir égard au cordon ; tandis que s'il était vivant, on devrait intervenir immédiatement, — soit en essayant de réduire le cordon, c'est-à-dire, de le porter et maintenir au-dessus du détroit supérieur, jusqu'à l'engagement de la tête, — soit en terminant le plus rapidement possible l'accouchement, par la version ou le forceps.

Quand la tête est encore mobile au détroit supérieur, il faut tenter d'abord la réduction du cordon procident, — non pas par le procédé de M. Dudan (voyez le *Traité d'accouchements* de Cazeaux, et les fig. 85 et 85 *bis*, ni par celui de M. Schœller (fig. 86), procédés plus théoriques que pratiques, — mais bien avec la main. On introduit, à cet effet, les quatre derniers doigts dans le vagin, on saisit, du mieux

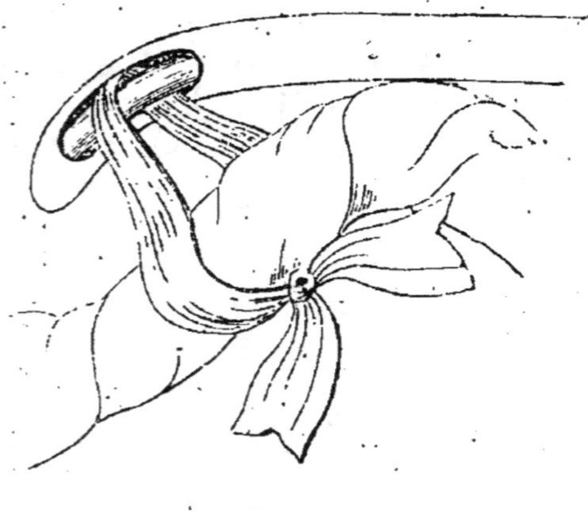

Fig. 85. — Manière de saisir le cordon pour
l'entraîner avec la sonde dans l'utérus.
Procédé Dudan pour la réduction du cordon ombilical.

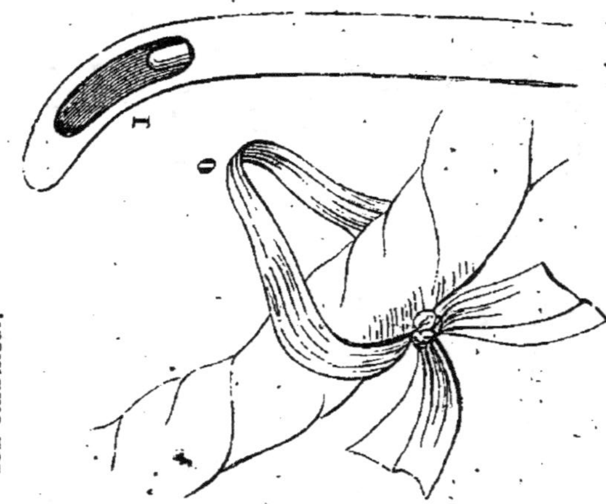

Fig. 85 *bis*. — Retrait du mandrin de la
sonde, pour abandonner l'anse du cordon
une fois réduite.

Fig. 86. — Porte-cordon de Schœller, modifié.

Cet instrument est composé de deux tiges tout en baleine; l'une est fixée à un manche en ébène et se termine en forme de crochet mousse comprenant les deux tiers d'un anneau; l'autre, dont la tige est droite, glisse le long de la première et se pousse par un coulant à patte, pour venir fermer le crochet et former ainsi un anneau complet.

qu'on le peut, l'anse entière du cordon entre leurs extrémités, et on tâche de la reporter dans l'utérus jusqu'au-dessus du détroit supérieur ; et, arrivé là, on attend que la tête s'engage franchement dans le haut de l'excavation ; après quoi, on peut retirer sa main, le cordon ne pouvant plus retomber où il était. Cette manœuvre est souvent couronnée de succès ; mais assez souvent aussi elle échoue, et, alors, ce qu'il y a de mieux à faire, c'est, pendant que la tête est encore mobile, d'aller chercher les pieds du fœtus et de terminer l'accouchement par la version.

Quand la tête a, au contraire, perdu déjà toute mobilité, au moment où l'on constate la procidence du cordon, il faut ne pas perdre cet organe de vue un seul instant, le toucher sans cesse pour juger de la force et de la régularité de ses pulsations ; laisser le travail marcher seul tant que ces pulsations sont normales, mais *appliquer immédiatement le forceps dès que les artères ombilicales ne battent plus que faiblement et inégalement*, et, à plus forte raison, si ces artères cessent de battre.

Si l'on avait lieu de soupçonner le fœtus petit et le bassin très-large, on pourrait se livrer avec confiance à l'expectation ; tandis que si l'on prévoyait le contraire, c'est-à-dire un fœtus à grosse tête s'engageant dans un bassin un peu étroit, on devrait recourir de prime abord au forceps.

Lorsque c'est la face qui se présente, il est sage aussi de ne pas trop se livrer à l'expectation, et de recourir de suite à la version, si la tête est encore au détroit supérieur et libre, — ou au forceps, si la face est déjà engagée dans le petit bassin.

Dans le cas où, quoique l'enfant soit vivant, on croirait pouvoir abandonner le travail à lui-même, il n'en faudrait pas moins s'occuper du cordon, pour le tenir constamment pelotonné dans le vagin, de peur qu'il ne se refroidisse.

Hémorrhagie par décollement prématuré du placenta.

Le décollement prématuré du placenta peut sans doute avoir lieu quand cet organe s'insère à sa place ordinaire; mais c'est bien plus fréquemment lorsqu'il s'insère sur le col ou tout près du col. Dans tous les cas, l'hémorrhagie est *externe*, et, pour peu qu'elle soit abondante, elle peut compromettre en un instant la vie du fœtus et même celle de la mère; *c'est donc, au total, un accident très-grave et contre lequel il faut que l'on sache prendre une détermination prompte et énergique.*

Quand le fœtus se présente par le sommet, celui-ci peut s'adapter si bien à l'orifice utérin dilaté que la perte sanguine en soit presque suspendue; mais il n'en est pas de même, si c'est la face, le pelvis et surtout le tronc qui se présentent, parce que ni l'épaule, ni le pelvis, ni même la face n'ont une forme arrondie assez régulière pour obturer exactement le col au fur et à mesure qu'il se dilate; de là, continuation de l'hémorrhagie jusqu'à ce que l'on intervienne.

Les *indications* sont assez claires. Si la perte de sang est légère et que ce soit la tête ou le siège qui se présente, on peut, — en employant toutefois les moyens propres à modérer l'écoulement, — se livrer à l'expectation, pour voir si l'engagement de la partie fœtale ne suffira pas à l'arrêter tout à fait.

Mais si, au contraire, l'hémorragie est abondante, si la vie de la femme est réellement compromise, il n'y a plus d'expectation possible; quelle que soit la présentation, on doit entreprendre la version sitôt qu'elle est praticable, c'est-à-dire sitôt que le col permet l'introduction de la main ; et, en attendant, avoir recours au *tamponnement* qui hâtera la dilatation désirée, tout en suspendant la perte.

Dans le cas de danger extrême, on devrait même ne pas attendre que le col fût largement dilaté pour entreprendre la version (*accouchement forcé*) : seulement, on aurait soin alors de faire précéder l'introduction de la main d'un *débridement multiple* du col.

Si l'on choisit, en pareille circonstance, la version plutôt que le forceps, même lorsqu'il y a présentation du sommet, c'est que la version, faite par une main habile, demande moins de temps qu'une application du forceps au détroit supérieur. Un accoucheur expérimenté peut, en effet, terminer la version en moins de 5 minutes, tandis qu'il mettra bien près d'un quart d'heure dans l'application du forceps au détroit supérieur.

Dans le cas d'insertion du placenta sur le col, *avec hémorrhagie menaçante,* M. Simpson dit avoir mis plusieurs fois en pratique *avec succès* une méthode particulière, consistant à décoller complétement le placenta avec la main, avant de pousser celle-ci vers les pieds de l'enfant. Si l'on avait l'idée d'imiter l'illustre professeur d'Édimbourg, on comprendrait la nécessité, dans l'intérêt de l'enfant surtout, de manœuvrer aussi promptement que possible.

Contre l'hémorrhagie pendant le travail, le seigle ergoté ne peut rien : bien mieux, il augmenterait la perte, au lieu de la diminuer, si elle tenait à une implantation du placenta sur le col. Le seigle ne saurait être indiqué, alors, que comme agent préventif d'une inertie utérine consécutive, et, par conséquent, on ne devrait le donner, si on le croyait utile, qu'au moment où l'on se décide, à intervenir.

Il est un fait que le praticien doit connaître pour ne pas intervenir inutilement ; c'est que, si le fœtus est mort depuis quelque temps déjà, le placenta a beau s'insérer sur le col, il n'y aura pas d'hémorrhagie au moment du travail, — parce que le fœtus ayant cessé de vivre, la circulation utéro-placentaire s'est arrêtée peu à peu. Aussi, quand il aura acquis la certitude que l'enfant ne vit plus, ne serait-ce que depuis 24 heures, l'accoucheur se gardera-t-il de troubler la marche du travail, malgré la constatation d'une vicieuse insertion du placenta. (Moreau.)

Enfin, *dans l'accouchement gémellaire*, si, après la naissance du premier enfant, il survient une hémorrhagie assez considérable pour donner à penser que la masse des deux placentas est déjà décollée, il faut, — pour sauver le deuxième enfant qui va périr exsangue avant d'être né, et pour préserver la mère elle-même d'un assez grand danger, — procéder immédiatement à l'extraction, par le forceps ou la version, de l'enfant qui reste encore dans l'utérus. Nous donnerions, toutefois, la préférence à la version, dans cette circonstance, parce qu'elle aurait l'avantage d'exciter la matrice, de réveiller ses contractions, et de prévenir une inertie consécutive. On ferait même bien, toujours dans le même but, d'administrer du seigle ergoté un peu avant d'introduire la main.

Renversement de l'utérus (introversion).

Dans un accouchement trop rapide, si le cordon est court et le placenta fortement adhérent au fond de la matrice, il peut très-bien se faire une introversion de ce dernier organe, au moment où l'enfant s'échappe au dehors. Mais c'est plus particulièrement sur des femmes ayant eu déjà beaucoup d'enfants, et accouchant debout par surprise (la brièveté du cordon et l'adhérence intime du placenta existant, bien entendu), qu'on a eu à observer ce genre d'accident.

Le *diagnostic* est des plus faciles; car il suffit de jeter un coup d'œil vers la vulve, pour y constater

la présence de la matrice renversée et souvent
encore recouverte du placenta adhérent.

Le *pronostic* est grave, parce qu'il y a à craindre,
au moment où le placenta se décollera, une hémorrhagie qui sera peut-être foudroyante.

Quant au *traitement*, il n'y a qu'une seule indication, *réduire l'organe introversé le plus tôt possible*.
Mais faut-il décoller le placenta avant de réduire
l'utérus, ou après l'avoir réduit? — Les auteurs
sont en désaccord à ce sujet. Cependant, on peut
dire que ce qu'il y aurait de plus sage, serait de
réduire le tout ensemble, quand c'est possible,
afin de diminuer les chances d'hémorrhagie; par
conséquent, de ne décoller préalablement le placenta, pour réduire ensuite l'utérus immédiatement, qu'autant qu'on ne peut faire autrement.
Pour repousser, du reste, cet organe en dedans
de lui-même, on se servirait de la main ou du
bâton repoussoir de M. Depaul. Il va sans dire qu'il
ne faudrait garder au dehors l'utérus introversé,
que lorsqu'il serait absolument impossible de le
réduire.

Déchirure du périnée.

Nous avons dit les précautions à prendre dans
le but de prévenir la rupture du périnée, vers la
fin du travail; mais, — soit que la femme accouche
seule en cédant trop au besoin de *pousser*, — soit
que la sage-femme qui l'assiste lui donne intem-
pestivement du seigle ergoté, — soit, enfin, que
le périnée ait une rigidité extraordinaire qui né-

cessite l'emploi du forceps, — cette rupture est encore très-fréquente.

Elle peut, d'ailleurs, se produire à trois degrés différents : 1° n'atteindre que la fourchette ; 2° entamer le périnée, plus ou moins, sans aller pourtant jusqu'à l'anus ; 3° s'étendre jusqu'à cet orifice et faire, par conséquent, de la vulve et de l'anus une seule ouverture.

Dans le premier cas, qui est très-commun, — et, du reste, insignifiant, — on n'a rien de particulier à prescrire; avec quelques soins de propreté, la petite plaie guérira parfaitement et en peu de jours.

Dans le deuxième cas, qui est encore assez commun, il n'en est pas tout à fait ainsi; il faut faire un ou deux points de suture ou appliquer deux ou trois serres-fines, *de suite*, pendant que la plaie est toute fraîche, et prescrire à la femme de rester couchée sur le côté, de ne point écarter les jambes, d'uriner *à quatre pattes*, et de se tenir propre. Pour être sûr qu'elle n'écartera pas les jambes, sans le vouloir, durant son sommeil, par exemple, on fera même bien, comme le recommande M. Pajot et comme nous le faisons toujours, de lui tenir les genoux rapprochés au moyen d'une bande ou d'un mouchoir. Les fils ou les serres-fines sont enlevés du 3ᵉ au 4ᵉ jour, et l'on trouve alors, généralement, les lèvres de la plaie réunies par une cicatrice linéaire, qui sera si solide, plus tard, qu'elle résistera au passage d'un nouvel enfant.

Enfin, dans le troisième cas, le plus sérieux, mais le plus rare heureusement, il y a à donner *immédiatement* à la femme les mêmes soins que tout à l'heure : trois ou quatre points de suture, aidés du rapprochement des genoux, du coucher sur le côté, de la précaution indiquée pour prévenir le passage des urines sur la plaie, et de grands soins de propreté; — et, si ces moyens échouent, ainsi qu'on le voit trop souvent, hélas! il y aura à tenter *plus tard*, — quand l'écoulement lochial aura cessé, que l'état puerpéral, qui dispose tant à toute espèce d'inflammation, aura disparu et que la femme sera, en un mot, rendue complétement à la santé (Roux et Velpeau), — à tenter, disons-nous, une véritable opération, la *périnéoraphie*.

Cette opération consiste à rafraîchir avec le bistouri les bords plus ou moins cicatrisés de la rupture, et à les tenir ensuite rapprochés aussi exactement que possible, du fond à la superficie, au moyen d'une double suture, — suture *enchevillée* pour rapprocher la base des deux lèvres, — et suture *à points séparés* pour rapprocher la peau et la couche cellulo-adipeuse sous-jacente. C'est là, en réalité, une véritable opération, très-douloureuse, même assez souvent dangereuse; — et cependant il faudra de toute nécessité y recourir; car on ne peut pas consciencieusement laisser la femme avec une semblable infirmité, qui ne compromet pas sans doute directement son existence physique, mais qui compromet énormément son existence morale, en la rendant un objet de dégoût pour son mari et pour elle-même.

Il y a encore un genre tout particulier de rupture du périnée dont nous n'avons rien dit jusqu'à présent, et qui, pourtant, est bien intéressant; c'est la déchirure *centrale*. — Sur une femme à sacrum très-oblique et avec cela presque sans courbure, le vertex, une fois arrivé au bas de l'excavation, porte principalement sur la partie moyenne du périnée; et, alors, pour peu que la vulve soit rigide et l'utérus énergique dans ses contractions, la cloison se déchire *centralement*, s'ouvre sous forme d'une grande boutonnière et livre passage au fœtus, sans pourtant que la fourchette ni la marge de l'anus soient endommagées. La plaie est bien vaste, et cependant elle n'offre pas la moindre gravité.

Pour en obtenir la cicatrisation prompte et solide, il suffit de faire coucher la femme sur le côté et le ventre un peu tourné par en bas, afin que les lochies aient le moins de tendance possible à passer par la déchirure; puis, de la faire uriner à *quatre pattes*, de lui tenir les genoux rapprochés, et de panser la plaie tout simplement avec un gâteau de charpie maintenu par un bandage en T. Il serait bon aussi, en tenant le ventre libre, d'empêcher la malade de faire des efforts de défécation. Peut-être même serait-il avantageux de vider chaque jour la vessie par le cathétérisme. La guérison, disent les auteurs, se fait rarement attendre, en pareil cas, plus d'un mois; on l'a vue

même être complète en trois semaines, et cela n'a
rien d'étonnant au bout du compte; car cette plaie,
si grande au moment de l'accouchement, s'est réduite, immédiatement après, à de très-petites dimensions et n'a eu aucune tendance à l'écartement
ni au frottement de ses bords.

Éclampsie.

L'éclampsie, pendant le travail, est un accident
grave qui expose beaucoup et la mère et l'enfant.
Mais, loin d'empêcher l'accouchement, elle le rend
ordinairement plus facile, si bien que le fœtus
échappe parfois à l'insu de la femme et que, lorsqu'on le croyait encore dans l'utérus, on le trouve
entre les cuisses de sa mère.

L'expérience ayant démontré, — d'une part,
qu'une femme, prise d'éclampsie durant le travail,
n'a de chances de guérir qu'autant qu'elle accouche avant d'avoir eu une vingtaine d'accès, —
et, d'autre part, que, si elle en a eu seulement
une dizaine, on ne peut guère compter sur la vie
de l'enfant, — il est évident que, tout en s'occupant de préserver la langue de terribles morsures
et de combattre l'état congestionnel du cerveau
par la saignée générale (1), les sangsues aux

(1) C'est à tort que Trousseau condamne, en pareil
cas, la *saignée* (*Clinique médicale de l'Hôtel-Dieu*. Paris,
1873, t. II, p. 201), sous prétexte qu'il y a déjà trop
d'*aglobulie ;* ce moyen est le seul qui puisse remédier à
la congestion des organes encéphaliques et pulmonaires.

mastoïdes, la glace sur la tête et les sinapismes
aux jambes, on doit surveiller attentivement les
progrès de dilatation du col, crever même les
membranes, dès que cette dilatation est franchement commencée, pour désemplir un peu la matrice, puis extraire le fœtus, sitôt qu'on le peut,
par la version ou le forceps, suivant le cas. Si le
danger, du côté de la femme, paraissait extrême,
on ne devrait même pas attendre, pour en venir à
la version, que le col fût complétement dilaté. Dès
qu'on le sentirait suffisamment *dilatable*, on intro-
duirait la main dans l'utérus. Il serait même rationnel, dans le cas où l'on douterait de la dilatabilité du col, de le débrider sur plusieurs points
de sa circonférence, à l'aide d'un long bistouri
boutonné, et de forcer ensuite le passage avec la
main pour extraire rapidement le fœtus (*accouchement forcé*). Ce serait aussi le cas, ou jamais, d'employer, comme l'ont fait déjà plusieurs fois *avec
succès* Danyau, P. Dubois, Pajot, etc., les *inhalations de chloroforme*, qui, si elles n'ont pas

On devra donc y recourir. Seulement, sitôt qu'on le
pourra, on aura soin de prescrire une bonne alimentation, du fer et du quinquina, pour reconstituer le sang.
  « Après avoir vu employer, dit le professeur Depaul
« (*Leçon de clinique*, février 1869), les différents modes
« de traitement qui ont été conseillés contre l'Éclamp-
« sie, je n'hésite pas, et cela avec une entière conviction,
« à mettre en première ligne les émissions sanguines
« générales, portées assez loin pour faire perdre aux
« malades, dans l'espace de quelques heures, 1000, 1500
« et même 2000 grammes de sang, selon le cas et l'effet
« produit. »

toujours arrêté la marche de la maladie, ont au moins le plus souvent diminué la violence des convulsions.

Quoi qu'il en soit, peu d'heures après la délivrance, — si la femme doit guérir, — l'albuminurie diminue, et si rapidement, quelquefois, que dès le lendemain on n'en trouve presque plus de traces; l'œdème disparaît aussi très-promptement, le plus souvent avant le 10e jour; et les suites de couches sont, en général, naturelles; la sécrétion du lait elle-même s'établit bien.

QUATRIÈME PARTIE.

OPÉRATIONS OBSTÉTRICALES.

Version.

La *version* est cette opération par laquelle on se propose de ramener au détroit supérieur l'une ou l'autre des extrémités du fœtus. De là, deux espèces de version. : l'une qui tend à ramener la tête au détroit, quand elle a fui vers l'une des fosses iliaques, c'est la version dite *céphalique;* . l'autre dans laquelle on va saisir les pieds du fœtus pour lui faire faire la culbute et l'extraire par le pelvis, c'est la version dite *pelvienne* ou *podalique*, la vraie version.

Les anciens, pénétrés de cette fausse idée que l'accouchement ne pouvait se terminer d'une manière entièrement satisfaisante que si le vertex se présentait le premier, n'admettaient que la version *céphalique* : d'Hippocrate à Celse, elle est seule conseillée.

Mais Celse démontre que par la version *podalique* on peut aussi avoir l'enfant bien vivant, et, de ce moment, on commence à juger rationnelle

cette nouvelle opération. Vient enfin A. Paré, qui,
— dans un livre intitulé : *Manière d'extraire les
enfants du ventre de leur mère*, 1573 (1), — établit
nettement les règles de la version podalique et la
fait passer complétement dans la pratique. Alors,
la version céphalique est à peu près abandonnée.
Flamand, Osiander et Wigand (2), au dix-huitième
siècle, cherchent bien à la faire revivre ; mais ils
n'y réussissent point. Elle ne mérite pourtant pas
la réprobation dont l'ont couverte Baudelocque,
madame Lachapelle (3) et la plupart des accoucheurs du commencement de ce siècle ; car,
comme s'attachent à le prouver quelques praticiens distingués de Paris, M. Mattei entre autres,
elle peut rendre service dans quelques circonstances. Aussi, ne la passerons-nous pas tout à fait
sous silence.

Version céphalique.

La *version céphalique* consiste, nous l'avons dit, à
ramener la tête au détroit supérieur, quand elle
s'en écarte pour laisser la place à l'une ou l'autre
épaule. Elle n'est qu'une imitation de ce que fait
la nature à elle seule, dans certains cas de présentation du tronc.

(1) Paré, *Œuvres complètes*, édition Malgaigne. Paris,
1840, t. II, p. 633.
(2) Wigand, *De la version par manœuvres externes, et
de l'extraction du fœtus par les pieds*, traduit de l'allemand par le docteur Herrgott. Paris, 1857.
(3) Lachapelle, *Pratique des accouchements*. Paris, 1825.

Quoi qu'en aient pu dire ses partisans exagérés, elle n'est possible qu'avant la rupture des membranes, et quand il y a une assez grande quantité de liquide amniotique. Alors, le fœtus conserve une certaine mobilité dans la matrice, et il n'est pas irraisonnable de penser que, sous l'action de pressions extérieures bien combinées, il puisse être modifié dans sa position. — Mais, il n'en est plus ainsi une fois la poche crevée et les eaux en grande partie écoulées ; la rectification de la position du fœtus par de simples manœuvres *extérieures* est, dans ce cas, à peu près impossible ; et, d'ailleurs, il *y* a alors mieux à faire dans l'intérêt de la mère et de l'enfant.

On peut donc, en résumé, tenter la version céphalique, quand les membranes sont encore intactes, que rien ne presse, qu'il n'y a aucun accident nécessitant une intervention plus active, que la femme n'a pas des parois abdominales trop épaisses, et qu'on reconnaît ou soupçonne fort une présentation de l'épaule ou une présentation très-inclinée du sommet.

: Pour opérer, la femme étant couchée, on la fait se placer sur le côté gauche si la tête de l'enfant est à droite, et *vice versâ*, et, avec les deux mains dont l'une refoule la tête vers le centre du détroit supérieur, tandis que l'autre relève le siége, on tâche d'arriver à ce que l'on désire. On n'y arrive pas à beaucoup près aussi souvent que les partisans de la méthode l'ont prétendu, mais on y arrive réellement *quelquefois* (P. Dubois, Pajot,

Depaul, etc.), et c'est assez pour que ce genre de manœuvre ne soit pas entièrement proscrit.

Quoi qu'il en soit, si par hasard on aboutissait ainsi à ramener la tête en bonne position, il faudrait tâcher de l'y maintenir jusqu'à dilatation assez avancée du col, et, alors, pendant que d'une main on appuierait fortement sur le fond de l'utérus, crever bien vite la poche des eaux, pour que la tête s'engageât dans le détroit supérieur et y restât fixée. Mais si, par le toucher, on s'assurait, une fois la poche rompue, que la tête a encore fui, on devrait se décider à pratiquer immédiatement la *version pelvienne*, pendant qu'il y a dans l'utérus de l'eau en quantité suffisante.

Les bandages les mieux faits, appliqués dans le but de fixer le fœtus dans la position qu'on lui a donnée, en attendant la dilatation du col, ne valent rien (P. Dubois) et ne peuvent pas, du reste, être supportés plus de quelques instants, à moins d'une patience et d'un courage extraordinaires de la part de la femme. C'est donc avec les mains seulement que l'accoucheur doit chercher à fixer l'enfant où il l'a ramené, jusqu'à ce que le col soit dilaté et la tête engagée au détroit supérieur. — Après tout, comme la version céphalique a pour but de ménager tout particulièrement l'enfant, en le faisant se présenter par le sommet, qui est le mode de présentation le plus favorable pour lui, il est évident qu'on n'ira pas songer à cette opération, si l'on sait le fœtus mort.

Version podalique ou pelvienne.

La *version podalique*, qui est à peu près la seule usitée de nos jours, consiste à aller chercher les pieds de l'enfant, avec la main introduite tout entière dans la matrice, et à les faire descendre les premiers.

. Elle est d'abord, nous l'avons déjà dit bien souvent, l'unique indication dans le cas de présentation du tronc. Mais elle est indiquée aussi, toutes les fois qu'un accident grave (hémorrhagie , éclampsie, etc.) menace la vie de la mère ou de l'enfant, et qu'on est fondé à croire que le danger peut disparaître par la prompte terminaison de l'accouchement. Si la tête se présentait bien au détroit supérieur, on pourrait peut-être hésiter entre la version pelvienne et le forceps ; mais lorsqu'on sait qu'une application de forceps au détroit supérieur ne demande pas moins d'un quart d'heure, tandis que la version, faite par une main habile, peut ne prendre que cinq minutes, — s'il y a une hémorrhagie ou des accès d'éclampsie menaçant sérieusement la mère ou l'enfant; — on n'hésite plus et l'on fait choix de la version. S'il n'y avait pas d'accident pressant, ce serait, au contraire, au forceps qu'on devrait donner la préférence, parce qu'*il prend mieux, en général, les intérêts de l'enfant, sans nuire davantage à la mère.* En effet, la version, qui serait une opération facile et peu dangereuse (1 enfant mort sur 5, et 1 femme

morte sur 20), si on la faisait alors que les membranes viennent de se rompre, la dilatation du col
étant achevée, et alors que la matrice contient
encore beaucoup d'eau, — est, au contraire, une
opération très-difficile et très-dangereuse, quand
elle est faite alors que les membranes sont rompues depuis plusieurs heures, et que l'utérus est
vide d'eau, ou à peu près, et fortement rétracté
sur le fœtus. Or, c'est là le cas le plus ordinaire.
Excepté la présentation de l'épaule, qui peut être
reconnue dès que le travail est tant soit peu avancé,
les présentations vicieuses de l'enfant peuvent
rester assez longtemps mal déterminées, même
après la rupture de la poche; et alors on attend,
avant d'intervenir, pour voir si les contractions
utérines ne suffiront pas à corriger le vice de présentation. Or, en attendant, on laisse nécessairement l'utérus se vider du liquide amniotique et
revenir fortement sur lui-même; et s'il faut en
venir enfin à la version, on la fait, conséquemment,
dans de mauvaises conditions; il mourra, alors,
1 femme sur 10, et pas moins de 1 enfant sur 2.

Dans la version difficile, l'enfant meurt habituellement d'asphyxie, par suite de la compression
du cordon, ou du décollement prématuré du placenta, ou encore d'un arrêt dans la circulation
inter-utéro-placentaire; et la femme, par suite
d'ébranlement nerveux, de fatigue et de douleurs
extrêmes, — ou par suite de péritonite consécutive.

Il est trois conditions sans lesquelles la version

podalique ne peut être entreprise, du moins avec espoir de succès :

1° Il ne faut pas qu'il y ait de disproportion sensible entre le volume du fœtus et les diamètres du bassin, soit que cette disproportion viennent du fœtus seul, comme dans le cas d'hydrocéphalie, soit qu'elle vienne de la mère seule, comme dans le cas d'étroitesse du bassin. — Mais, rappelons-nous bien que le rétrécissement du bassin dit *oblique-ovalaire* fait quelquefois exception à la règle, puisque, — si toutefois la tête du fœtus se présente au détroit supérieur, l'occiput tourné vers le côté étroit du bassin de la mère, — ce rétrécissement commande la version, au lieu de la contre-indiquer.

Si un certain degré de disproportion entre le volume du fœtus et les dimensions du petit bassin rend la version pelvienne si dangereuse pour l'enfant et même pour la mère, c'est qu'il est presque impossible que les moindres tractions que l'on exercera sur l'enfant ne fassent pas *défléchir* la tête au détroit supérieur, d'où, le plus souvent, la nécessité de recourir à la céphalotripsie. — Dans le cas de présentation du sommet, le même degré de disproportion entre les dimensions de la tête du fœtus et celles du bassin n'a pas du tout les mêmes conséquences ; la tête, arrivant fortement fléchie, finit presque toujours par franchir le point rétréci de l'excavation, pourvu toutefois que l'utérus se maintienne énergique dans ses contractions.

22.

2° Il faut que l'orifice de la matrice soit dilaté ou pour le moins dilatable, puisqu'il est nécessaire d'introduire la main tout entière dans cet organe, et que cette main n'est pas beaucoup moins volumineuse que la tête de certains fœtus.

3° Enfin, il ne faut pas que la tête soit encore engagée dans l'excavation, ni surtout qu'elle ait franchi le col utérin. Si elle n'était que peu engagée dans le haut du petit bassin, sans avoir franchi, bien entendu, l'orifice utérin, et si elle était encore mobile, on pourrait peut-être réussir à la repousser au-dessus du détroit supérieur, bien qu'il y ait à cela, généralement, de grandes difficultés. Mais, si elle avait franchi le col de l'utérus, même sans avoir dépassé le détroit supérieur, on ne parviendrait certainement pas à la refouler dans la cavité utérine, — comme il le faudrait, cependant, pour pouvoir glisser sa main dans cette même cavité, — et, dès lors, ce serait au forceps qu'il faudrait de toute nécessité recourir.

Du reste, il est bon de ne pas perdre de vue que plus il y aura d'eau encore retenue dans la matrice, au moment où l'on entreprendra la version, plus on aura de facilité à aller à la rencontre des pieds du fœtus et à faire faire à celui-ci sa culbute.

Soins préliminaires.

L'opération étant décidée, on prévient la femme que son enfant ne se présente pas tout à fait comme on le désirerait et qu'on a besoin de modifier un peu sa position. On ne lui dit donc pas, à elle, tout ce qu'on va faire; mais on ne cache rien aux parents ou amis qu'on a su attirer à part, un instant, pour cette communication. De peur qu'ils ne vous accusent plus tard de maladresse, s'il survient des accidents, on leur dit nettement que c'est une opération véritable qu'on va entreprendre et une opération qui a ses dangers, non-seulement pour l'enfant, mais encore pour la mère, — tout en ayant bien soin, d'un autre côté, de la déclarer indispensable.

Si par hasard, ce qui se rencontre assez souvent, la femme, découragée par tout ce qu'elle a déjà souffert, paraissait ne pas vouloir se soumettre à ce qu'on lui propose, objectant qu'elle aime mieux mourir que d'avoir à supporter des douleurs plus atroces encore que les précédentes, — il faudrait lui parler de son enfant, du danger que court ce pauvre petit être, qui est encore plein de vie, mais qui va sûrement périr, si l'on ne termine bien vite l'accouchement, — et il est plus que probable qu'on la ferait ainsi consentir à tout ; bien peu de femmes, en effet, fermeront longtemps l'oreille à un pareil argument.

Le consentement obtenu, on s'occupe de *vider*, — si c'est nécessaire, bien entendu, — *le rectum et la vessie*, le premier par un lavement, la seconde par la sonde.

Puis, on prépare ce qu'il faut : 1° pour ranimer l'enfant s'il naît asphyxié (eau chaude, eau froide, eau-de-vie, plume avec ses barbes et tube laryngien); — 2º pour couper, lier et panser le cordon (ciseaux, fils cirés, petit linge cératé, compresse et bandage de corps) ; — 3º pour l'opération elle-même (cérat ou saindoux, lacs et deux ou trois serviettes de linge fin et à demi usé); et l'ont tient enfin, près de soi, son forceps tout prêt, en cas de besoin.

Cela fait, on s'occupe de mettre la femme dans la position la plus convenable. En France, celle que nos maîtres préfèrent est la suivante : la femme est placée en travers sur son lit, dont un des bords est appuyé contre un mur ou une armoire; plusieurs oreillers sont accumulés derrière son dos, de manière à tenir le haut du tronc un peu élevé, — pendant que le sacrum, qui doit correspondre au bord du lit, est lui-même relevé au moyen d'un coussin un peu résistant, ou tout bonnement d'un drap replié plusieurs fois sur lui-même. Glisser, en outre, une planche ou un grand registre entre les deux matelas, au point correspondant à celui sur lequel repose le siége, est même une très-sage précaution (Depaul). *Il faut, en effet, pour que l'opérateur ait toute liberté de manœuvre, que la vulve soit complétement en dehors du lit et que le sacrum soit tenu un peu relevé.* Les membres inférieurs, — recouverts, du reste, chacun d'un drap, pour ménager autant que possible la pudeur de la femme, — sont modérément fléchis, les pieds appuyés sur deux chaises, et maintenus écartés par deux aides placés en dehors. Si la femme est indocile, deux autres aides sont chargés de la re-

tenir en place. Et si elle est intraitable, comme il
s'en rencontre de temps à autre, un confrère est
appelé et chargé de la soumettre aux inhalations
de chloroforme jusqu'à résolution musculaire.

A la clinique d'accouchements de Paris, les aides qui sont chargés de maintenir les membres
inférieurs modérément fléchis et écartés, sont
assis, en dehors de ces membres, vis-à-vis l'un
de l'autre. De la main qui regarde la tête de la
femme ils tiennent la cuisse en abduction, et, de
l'autre, le pied solidement appuyé sur leur genou.
Le drap qui recouvre chaque membre et qui pend
jusqu'à terre, par-devant les jambes de ces deux
aides, préserve ceux-ci suffisamment de toute
souillure. En outre, pour que les liquides qui vont
s'échapper de la vulve n'éclaboussent pas l'accoucheur, on a soin, comme le prescrit sagement
Chailly (1), de glisser sous le siége de la femme
l'extrémité d'une alèze dont l'autre extrémité va
former sur le sol une masse de plis irréguliers.

La femme et les aides étant ainsi placés, on
met habit bas et on retrousse sa manche de chemise jusques au-dessus du coude; on se fait attacher
devant soi un grand tablier, ou, à défaut, une
nappe tombant jusqu'à terre; on place près de soi
les serviettes demi-usées dont on aura bientôt
besoin, soit pour s'essuyer les mains, soit pour
envelopper l'enfant au fur et à mesure qu'il sor-

____

(1) Chailly, *Traité pratique de l'art des accouchements,*
5ᵉ édition. Paris, 1867.

tira; et, après avoir pratiqué le toucher de nouveau, pour être bien sûr que la position du fœtus
n'a pas changé, on se graisse *le dos de la main qui
va opérer*, et même tout le poignet, de cérat,
d'axonge ou d'huile.

Mais de quelle main va-t-on se servir? par
quelle raison choisira-t-on la gauche plutôt que la
droite, et *vice versâ ?* — Si l'enfant se présente par
la tête (vertex ou face), et si l'on a pu reconnaître
au juste de quel côté du bassin se trouve tourné
l'occiput, il n'y a pas d'hésitation possible; la
règle est celle-ci : *occiput à gauche, main gauche ;
occiput à droite, main droite.* — Il y a, en effet, tout
avantage, *dans les cas de présentation du sommet ou
de la face, à introduire dans l'utérus*, pour faire la
version, *la main dont la paume regarde naturellement
le plan antérieur du fœtus.* — Mais s'il s'agit d'une
présentation de l'épaule, on peut, au contraire,
hésiter. Car, bien que la règle générale soit ainsi
formulée : *épaule droite, main droite; épaule gauche,
main gauche*, on peut très-bien, néanmoins, se
servir de la main droite dans certaine position de
l'épaule gauche, et *vice versâ.*

Nous dirons plus; nous trouverions rationnel
d'user de la main *gauche* de préférence dans le cas
de 2ᵉ position de l'épaule *droite*, et de la main
droite dans le cas de 1ʳᵉ position de l'épaule *gauche ;* et cela, pour éviter les mouvements de pronation ou de supination exagérés de la main qui
va saisir les pieds. Du reste, il y aurait mieux
encore à faire, ce serait de *se servir, quelle que soit*

l'épaule qui se présente, de la main la plus forte et surtout la plus exercée. On aurait sans doute à forcer les mouvements de pronation ou de supination de l'avant-bras, quand la position des pieds l'exigerait; mais, malgré cela, on arriverait encore bien plus facilement au but que si l'on entreprenait l'opération avec une main faible, peu exercée et, par conséquent, maladroite.

Règles de la version.

Il y a trois temps distincts dans la version : l'introduction de la main dans l'utérus, l'évolution du fœtus et l'extraction de ce même fœtus. Or, il y a des règles à suivre dans chacun de ces temps; examinons-les.

1er *Temps. Introduction de la main.* — La main que l'on doit introduire dans les parties génitales et qui a été graissée, comme nous l'avons dit, est disposée en cône avant d'être présentée à la vulve, et engagée dans celle-ci par pression combinée à de petits mouvements de rotation. Si la femme est primipare, la main peut trouver, à franchir l'orifice vaginal, une certaine difficulté, tenant à une réaction spasmodique du constricteur de la vulve; dans ce cas, il faut savoir attendre quelques secondes et bientôt on sentira que la résistance est vaincue et que l'on peut continuer de faire cheminer la main vers l'orifice utérin. Mais, *dès qu'on sent cet orifice sous ses doigts, on s'empresse,* avant d'aller plus avant, *de porter l'autre main sur le fond de*

l'utérus pour bien soutenir cet organe, l'empêcher
de fuir et rapprocher un peu, en même temps, les
pieds du fœtus de la main qui va à leur recherche.

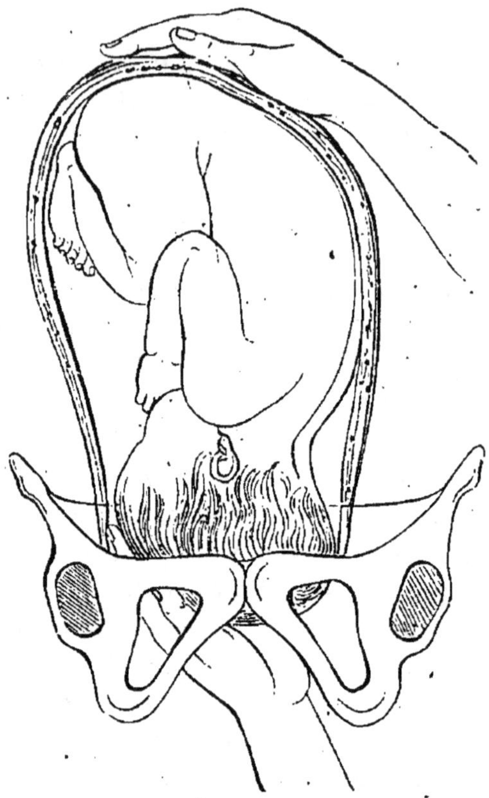

Fig. 87. — Premier temps de la version pelvienne. Introduction
de la main

Ce placement d'une main sur le fond de la matrice,
pendant la durée, non-seulement du premier temps
de l'opération, mais encore du second, est, remar-
quons-le bien, un précepte de la plus haute im-

portance et qu'il ne faut jamais oublier de mettre en pratique, sous peine d'exposer le vagin à une déchirure grave.

Arrivée sur l'orifice utérin, la main cherche à bien reconnaître cet orifice, et ce n'est que lorsqu'elle est bien sûre d'être où il faut, que, les doigts étant plus que jamais disposés en cône, elle entre dans la cavité même de la matrice (fig. 87).

On choisit, du reste, pour l'introduction de cette main, successivement dans la vulve, dans le vagin et dans le col de l'utérus, un repos de ce dernier organe, autrement dit, un intervalle de deux douleurs, et non, comme le voulait A. *Dubois, et naguère encore Nægelé, le moment même d'une douleur. A. Dubois croyait que de cette façon l'introduction de la main passerait inaperçue, parce que la femme rejetterait le tout sur la douleur naturelle; mais il était, en cela, à côté de la vérité : le passage de la main à travers les parties sexuelles ajoute réellement aux douleurs qui sont inhérentes à la contraction de l'utérus, et la femme, qui après tout sent très-bien ce qu'on lui fait, attribue toutes ses souffrances à la manœuvre de l'accoucheur.

Quoi qu'il en soit, on doit, suivant P. Dubois, entrer dans l'orifice utérin *avec douceur;* sans doute, mais aussi *sans hésitation, sans tâtonnements;* et, quand on l'a franchi, aller également sans hésitation jusqu'au fond de l'utérus. Lorsqu'on y est rendu, s'il survient une contraction, il est bon de s'arrêter, de garder sa main immobile, à plat, — pour reprendre ensuite ses recherches, une fois la douleur passée. Si l'utérus reste calme, au contraire, on ne s'arrête pas, et l'on procéde de suite à la recherche des pieds ou des genoux. Et c'est encore ainsi qu'on agirait, malgré l'état de contraction de l'organe, s'il y avait une hémorrhagie ou des convulsions de nature à compromettre la vie ou de la mère ou de l'enfant.

« On devrait, dit Cazeaux, au moment où l'on « pousse la main dans le col, saisir avec cette main « la partie fœtale qui se présente pour la refouler « d'abord un peu au-dessus du détroit supérieur, « puis, pour la pousser vers l'une des fosses « iliaques, où elle serait ensuite maintenue par la « face antérieure de l'avant-bras. » — Mais dans combien de cas ce refoulement de la partie fœtale sera-t-il facile à exécuter? M. Pajot ne semble pas lui donner la moindre importance, et il a raison ; car, il est on ne peut plus rare que le fœtus soit encore mobile au moment où l'on entreprend la version; et c'est ce qu'il faudrait, cependant, pour pouvoir opérer le refoulement prescrit par Cazeaux.

Enfin, lorsque la main est rendue au fond de la matrice (fig. 88), les doigts doivent se promener *doucement* et chercher les pieds ou les genoux : or, si l'on s'est bien orienté, ils ne peuvent guère manquer de rencontrer les uns ou les autres, ou au moins un pied ou un genou, ce qui suffit à la rigueur. « Il n'y a pas, disait P. Dubois, à se

« préoccuper de passer. par tous les temps indi-
« qués dans les auteurs classiques ; il faut seule-
« ment, même quand un bras du fœtus est dans

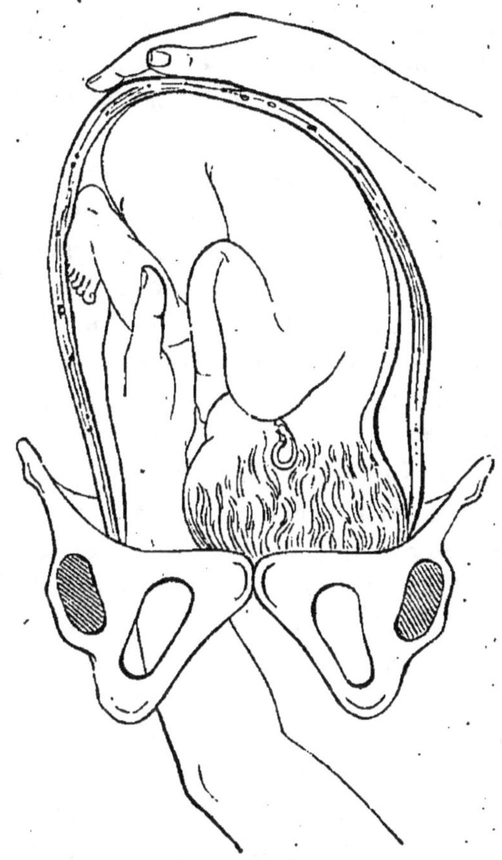

Fig. 88. — Main cherchant à saisir les pieds au fond de l'utérus.

« le vagin, engager sa main en rasant la face con-
« cave du sacrum, la glisser avec douceur, dans un
« moment de calme, dans le col et de là dans la

« cavité utérine, jusqu'au fond même de cette ca-
« vité, et, là, chercher *de suite* du bout des doigts
« une extrémité inférieure quelconque du fœtus,
« les deux à la fois, si c'est possible, pour les
« attirer au dehors ; car, il *est important de ne pas*
« *trop frotter de la main la face interne de la matrice,*
« de peur de pousser celle-ci à des contractions
« exagérées qui gêneraient énormément l'opéra-
« teur. » On saisit donc ce que l'on peut, pour
l'amener immédiatement au détroit supérieur : les
mouvements de la main introduite et l'évolution
du fœtus sont bien plus faciles quand on sait agir
vite, comme nous venons de le dire, que si, par
des recherches prolongées et inintelligentes, on
avait agacé le fond de l'utérus et suscité dans cet
organe des contractions violentes.

On a dit que si les membranes étaient encore
intactes quand on se décide à faire la version pelvienne, il fallait glisser la main entre elles et l'utérus, pour ne les perforer que plus haut, au moment où l'on sentirait les pieds sous ses doigts
(Nægelé). Sans doute, en agissant ainsi, on aurait
l'avantage très-grand de pouvoir garder sa main
plus libre dans un utérus plein d'eau et non encore
rétracté ; mais, outre que ce décollement des
membranes n'est pas toujours facile et qu'il peut
prendre un temps précieux, il peut aussi avoir ses
inconvénients. Les doigts, en effet, peuvent, sans
le vouloir, aller décoller le bord correspondant du
placenta et donner lieu à une hémorrhagie dangereuse, sinon pour la mère, du moins pour l'enfant.

Il vaut donc mieux, imitant en cela M. Pajot,
*rompre tout bonnement la poche des eaux au centre
même de l'orifice utérin*, mais avec l'intention de
pousser *de suite* la main vers les pieds du fœtus,
— non en se donnant la peine de suivre le plan latéral et postérieur de celui-ci, comme on l'enseigne
encore dans certains traités d'accouchements, —
mais bien *par le chemin le plus court*. L'avant-bras,
qui est conique, vient, si l'on sait aller vite, remplir l'orifice utérin et s'opposer à l'échappement
total des eaux.

En général, quand on ne rencontre pas les pieds
ou les genoux dans le point où l'on pensait les
trouver, d'après le diagnostic établi sur la présentation et la position, — c'est qu'on n'a pas pris
soin de recourber suffisamment son avant-bras
par-dessus les pubis et qu'on ne porte pas la main
directement au fond même de l'utérus, plus oblique en avant qu'on ne le croyait. Dès que la main
a commencé à pénétrer dans la cavité utérine, il
faut donc ne pas oublier d'*arquer fortement l'avant-
bras et le poignet dans le sens des axes réunis de la matrice et du petit bassin ;* autrement, on n'ira pas où
sont habituellement les pieds ; on en sera réduit à
chercher longtemps peut-être, et, en cherchant,
outre qu'on agacera sûrement l'utérus, il pourra se
faire qu'on décolle prématurément le placenta, d'où
mort pour l'enfant et danger même pour la mère.

Il est toutefois, il faut bien en convenir, des cas
excessivement embarrassants, où les extrémités
inférieures du fœtus sont si bizarrement disposées,

qu'on ne les rencontre pas, bien que, cependant, on s'*oriente* convenablement. On peut, alors, suivre le précepte de Baudelocque, retirer un peu sa main vers l'orifice utérin, puis la repousser doucement, *mais en suivant,* cette fois, *le plan latéral et postérieur du fœtus ;* — et, au-dessus de la fesse, on ne peut guère manquer de trouver un pied quelconque.

Si l'on rencontre les deux pieds réunis sous ses doigts, on tâchera de les amener ensemble, car c'est réellement avantageux. Mais, pour peu qu'on y éprouve de la difficulté, on doit se contenter d'un pied ou même d'un genou. Nous dirons même, en passant, que c'est bien plus souvent un genou qu'un pied que l'on rencontre sous sa main ; mais qu'importe, puisque l'un vaut l'autre ? — Quant à la manière dont il faut saisir les pieds, le pied ou le genou qu'on a rencontrés, il n'y a pas de règle à suivre, quoi qu'en puissent dire certains auteurs ; la vraie règle, la seule réellement pratique, c'est de *saisir ce qu'on peut* et de *le saisir comme on peut,* pourvu qu'on le saisisse *solidement* (Pajot).

2ᵉ *Temps. Évolution ou culbute forcée du fœtus* (fig. 89). — Toujours est-il que, lorsqu'on a bien saisi les deux pieds, ou un seul pied, ou un seul genou, on doit déplier lentement les membres ou le membre, et, en les attirant vers l'orifice utérin, forcer l'enfant à se pelotonner sur son plan antérieur et à faire la culbute : pendant que son extrémité pelvienne descend, sa tête remonte vers le fond de l'utérus.

C'est, du reste, comme pour le premier temps
de l'opération, toujours *pendant un repos de l'utérus*
qu'on fait faire au fœtus cette culbute; à moins,

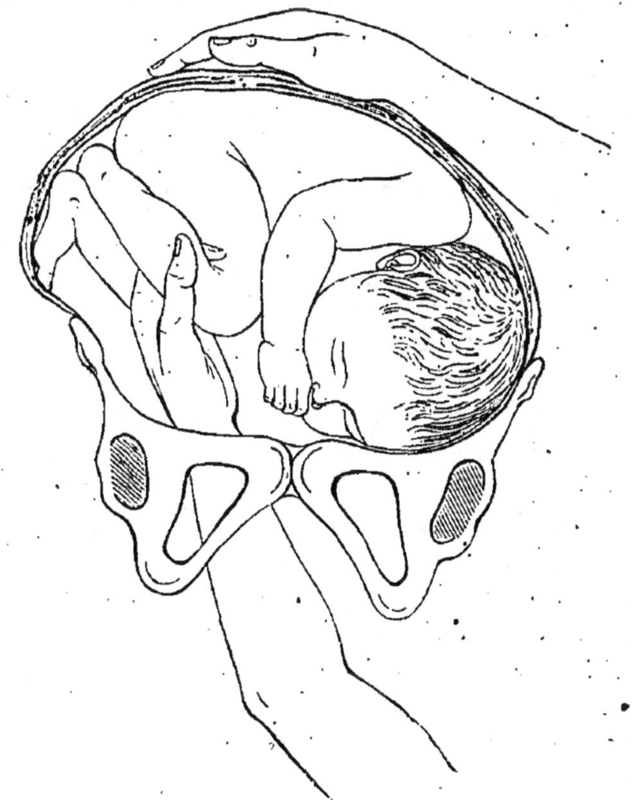

Fig. 89. — Deuxième temps de la version. Culbute forcée
du fœtus.

bien entendu, qu'il n'y ait quelques raisons particulières pour aller vite, auquel cas on fait évoluer
le fœtus malgré l'état de contraction de la matrice.

Quelques auteurs conseillent, dans le cas où l'on n'aurait pu amener dans le vagin qu'un seul des membres inférieurs, « de bien s'assurer si c'est « l'antérieur, celui qui regarde les pubis ; ou si ce « n'est pas, au contraire, le postérieur, c'est-à- « dire celui qui regarde le sacrum, parce que la « conduite à tenir ne serait pas la même dans les « deux cas ; attendu que si l'on tenait la jambe « *antérieure*, on pourrait terminer la version sans « s'inquiéter de l'autre ; tandis que si c'était la « jambe *postérieure* qu'on eût saisie, il faudrait, « après avoir passé le nœud coulant d'un lacs au- « dessus des malléoles pour retenir le pied dans « le vagin, aller immédiatement à la recherche de « l'autre membre, pour le faire descendre égale- « ment, avant de continuer l'opération. » Mais telle n'est pas la manière de voir de MM. Chailly, Pajot et P. Dubois. *Quel que soit le membre inférieur saisi et entraîné vers la vulve, on peut très-bien*, disent-ils, *achever avec lui la version.* Seulement, si c'est le membre postérieur qu'on tient, *on aura soin de le saisir au ras de la vulve et de tirer sur lui en le por- tant le plus en arrière possible, vers le périnée* (Pajot) ; autrement, il pourrait arriver que la fesse qui est en avant vînt s'arc-bouter sur les pubis et entra- ver la manœuvre d'une façon embarrassante. Ce- pendant, il est bien rare que ce soit là un obstacle sérieux, si, lors même qu'on ne tire pas assez *par en bas*, on songe à imprimer au bassin du fœtus un léger mouvement de rotation, comme pour rame- ner le dos en avant, — mouvement de rotation

que l'on obtient, du reste, assez facilement en agissant, d'une main, sur la jambe qui est déjà dehors,
et, avec deux doigts de l'autre main introduits
dans le vagin, sur la hanche antérieure de l'enfant.

Si l'on ne tient qu'un membre, on tirera donc
sur lui jusqu'à ce que le siége soit à la vulve ; et,
alors, on engagera l'index d'une main dans le pli
de l'aine de l'autre membre pour aider au dégagement des fesses et, en même temps, amener le
dos à regarder un peu en avant. Mais *jamais on ne
cherchera à étendre le membre qui est resté relevé sur
le plan antérieur du fœtus* ; car, dans cette position,
ce membre n'aura pas plus à souffrir qu'il ne souf-
frirait dans la manœuvre entreprise pour aller le
chercher ; et, bien mieux, il rend deux services
importants : celui, d'abord, de laisser l'extrémité
pelvienne un peu plus grosse et partant plus propre à préparer l'orifice utérin au passage de la
tête, et, ensuite, celui de préserver plus sûrement
de toute compression le cordon ombilical, qui
pourra se placer à côté même de la jambe relevée
et échapper à l'action du col, au moment où le
thorax et la tête s'engageront dans cet orifice.

3ᵉ *Temps. Extraction du fœtus* (fig. 90). — Dès que
les pieds ou le pied qu'on est allé chercher au
fond de l'utérus sont hors de la vulve, on les enveloppe d'un linge souple et sec, serviette ou
mouchoir, — on les saisit, ainsi enveloppés, à
pleine main et non du bout des doigts, et on tire sur
eux *doucement et sans brusquerie*, en joignant au
mouvement de traction de petits mouvements de

latéralité et même de circumduction. Il va sans dire
qu'on fait suivre au tronc du fœtus l'axe du détroit

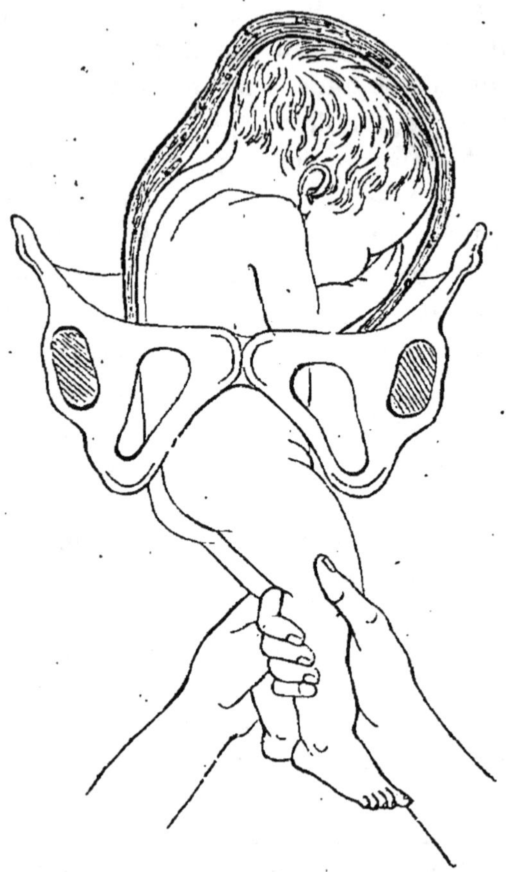

{¡Fig. 90. — Troisième temps de la version. Extraction du fœtus.

supérieur ; et qu'en conséquence on tire *très par
en bas*, tant que le siége n'a pas dépassé la vulve.
Dès que le pelvis est dehors, on l'enveloppe et le

saisit, comme on avait enveloppé et saisi successivement les jambes, les genoux et les cuisses, et

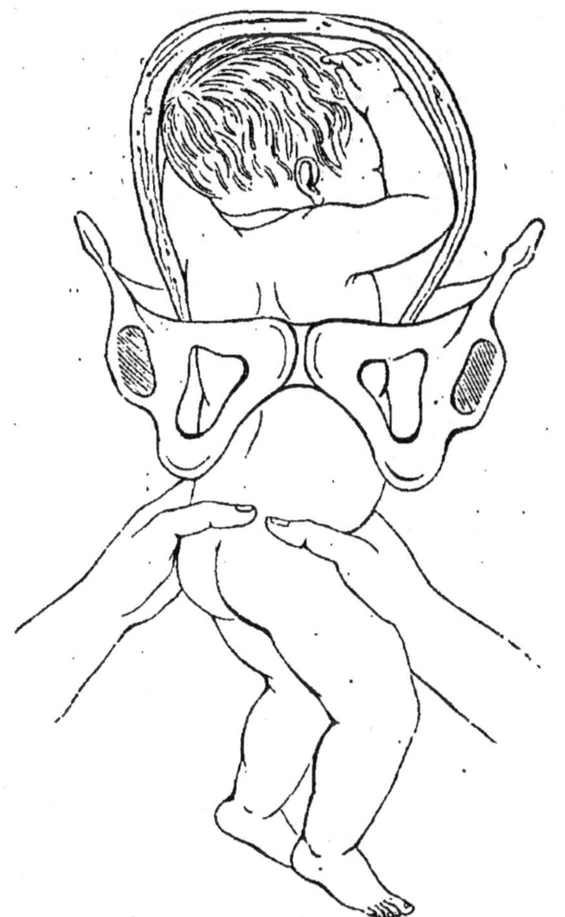

Fig. 91. — Application des mains sur les hanches.

l'on achève avec lui l'extraction. Ainsi, il est de
règle de *saisir l'enfant, à mesure qu'il sort, de plus en*

plus haut, jusqu'à ce qu'on tienne le bassin par les hanches (fig. 91). Car, *arrivées là, les mains ne doivent pas être portées plus loin;* en pressant sur le ventre, elles pourraient léser quelqu'un des viscères abdominaux, tout particulièrement le foie qui est si volumineux chez le nouveau-né.

Les auteurs prescrivent de *ne jamais faire*, à moins d'accidents pressants, *de tractions continues et empressées, et de livrer, au contraire, presque toute la besogne à la nature, du moment que les fesses de l'enfant ont dépassé la vulve*, et ils ont raison; car, en tirant trop vite, on court le risque de défléchir la tête au détroit supérieur ou dans l'excavation, ou, tout au moins, de ne pas laisser le temps à la matrice de revenir sur elle-même au fur et à mesure qu'elle se vide, — deux choses également dangereuses qu'il faut tâcher d'éviter. Or, pour y arriver, rien de mieux à faire, — ainsi que nous l'avons dit en traitant *des soins à donner à la femme pendant le travail*, — que d'abandonner l'enfant, presque complétement du moins, aux efforts exclusifs de l'utérus et des muscles abdominaux, *tant que le tronc n'est pas sorti jusqu'à la poitrine*. Il n'y a qu'un grand danger d'asphyxie pour le fœtus, — danger que dénoteraient suffisamment l'échappement d'une quantité considérable du méconium et l'absence de pulsations dans le cordon procident, ou, à défaut, dans les artères crurales, — qui pourrait engager à des tractions *em-pressées*.

Du reste, s'il est utile d'aider ainsi la nature,

— contrairement à ce qui se fait dans les deux premiers temps de l'opération, — on attendra, pour tirer sur l'enfant, que la matrice entre en contraction, parce que cette contraction aidera puissamment à la manœuvre et maintiendra la tête et les bras eux-mêmes fléchis sur le thorax. Ce serait donc une bonne précaution que de faire comprimer et agacer le fond de l'utérus par les mains d'un aide, tant que la tête n'est pas dans l'excavation. Nous sommes même dans l'habitude, si la femme est naturellement faible ou épuisée par la longueur du travail, de donner un peu de seigle ergoté dès que nous tenons solidement les pieds hors de la vulve; l'extraction en est rendue plus facile et l'inertie consécutive moins à redouter.

Le fœtus, pour bien faire, doit, à mesure qu'il descend, se trouver le dos en rapport avec l'une ou l'autre des cavités cotyloïdes. Si donc il arrivait que le dos eût une disposition particulière à rester tourné en arrière, il faudrait l'amener à regarder obliquement en avant, par un mouvement de torsion exécuté avec douceur et, pour plus de prudence, commencé de bonne heure. Lorsqu'on tient une jambe de chaque main, il est on ne peut plus facile d'imprimer au tronc de l'enfant ce mouvement de torsion. En n'agissant que sur une seule jambe, c'est moins facile; mais, avec un peu d'adresse, on y arrive encore; néanmoins.

Sitôt que le siége a dépassé la vulve, *il faut ne pas oublier de s'assurer de l'état du cordon ombilical,* en glissant l'index jusqu'à son insertion à l'abdomen. Si on le trouve tendu, on joindra le pouce à l'index pour le mieux saisir, on tirera sur son extrémité placentaire, et on en amènera au dehors une anse suffisante pour prévenir tout tiraillement ultérieur. Mais s'il résiste, s'il est fortement tendu et menace, soit de se rompre, soit d'enrayer la sortie du fœtus, il n'y a pas à hésiter, il faut le couper d'un coup de ciseaux, et, faisant pincer par un aide son bout ombilical, terminer l'accouchement le plus rapidement possible. Enfin, si le cordon est engagé par hasard entre les deux cuisses, on essaye nécessairement de le dégager, en ayant soin de le faire passer *par derrière le membre postérieur*, de façon à le placer en contact avec le périnée, — et, si l'on ne peut y parvenir, ce qui doit être rare, on le coupe, on fait pincer le bout ombilical et l'on se hâte d'entraîner le fœtus

Assez souvent, lors même qu'on n'a pas exercé de tractions trop empressées, les bras du fœtus, au lieu de rester croisés et fléchis sur la poitrine, se sont défléchis à mesure que le tronc descendait et se sont relevés sur les côtés de la tête. Comme ils gênent alors extrêmement l'engagement de cette dernière dans l'excavation, il faut procéder à leur réduction, c'est-à-dire, à leur abaissement. Or, voici comment se fait cette opération assez délicate : *commençant par le bras qui est en arrière* (fig. 92), parce qu'il est le plus facile à dégager, on porte l'index et le médius de la main dont la paume regarde le plus directement le dos de l'enfant, sur

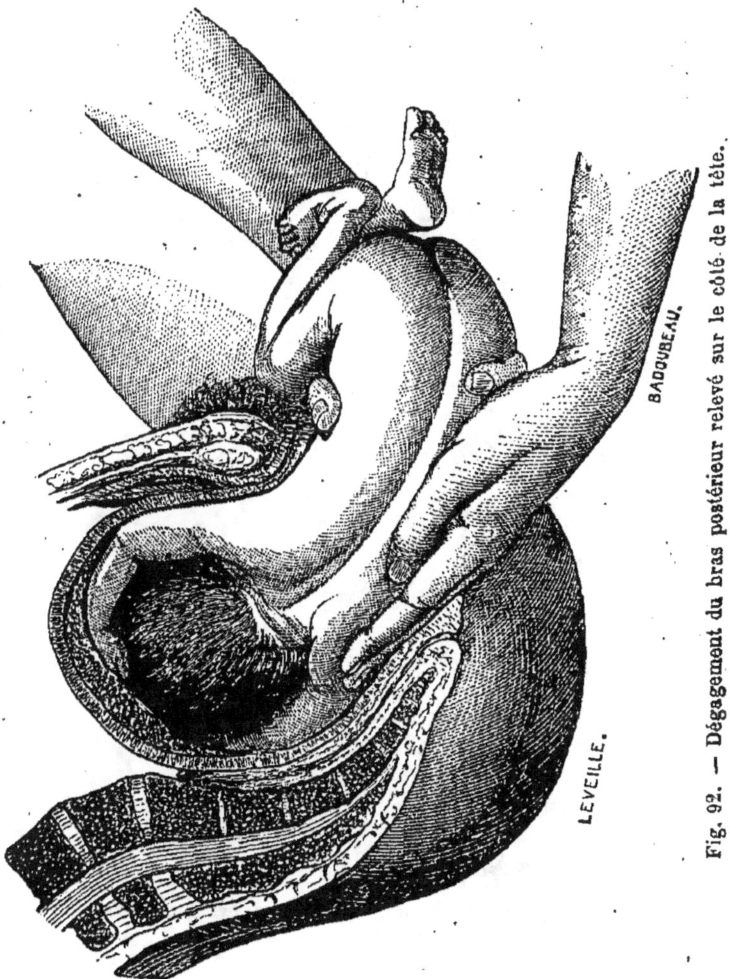

Fig. 92. — Dégagement du bras postérieur relevé sur le côté de la tête.

le plan postérieur et externe du bras, jusqu'au
delà de l'articulation huméro-cubitale, et le pouce

en dessous, sur la face interne. Ces trois doigts
sont, du reste, tenus allongés, pour faire l'office

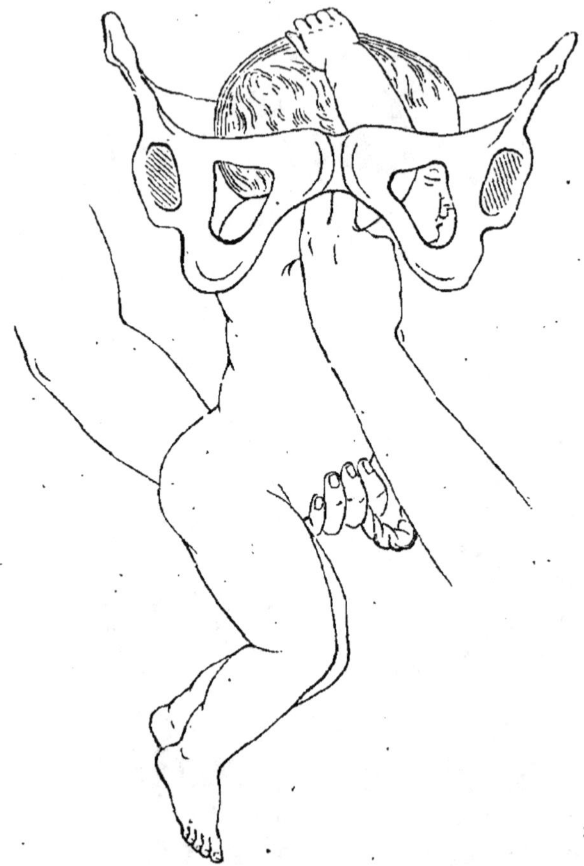

Fig. 93. — Dégagement du bras antérieur relevé sur le côté
de la tête. (Chailly.)

d'attelles et moins exposer le bras à une fracture.
Le tronc, enveloppé d'un linge, est relevé par
l'autre main. Alors, l'index et le médius, agissant

sur toute l'étendue du bras et une partie de l'avant-bras, fléchissent celui-ci en le ramenant d'abord sur le devant de la face, puis sur le devant du thorax, et enfin l'allongeant sur le côté du tronc. Cela fait, on procède de la même façon au dégagement du bras qui est *en avant* (fig. 93), en se servant de la main opposée à celle qui a dégagé le bras postérieur et ayant soin d'abaisser le tronc du fœtus vers le périnée. L'élévation du tronc pendant le dégagement du bras postérieur et son abaissement pendant le dégagement du bras antérieur constituent deux mouvements très-importants, en ce qu'ils facilitent énormément l'opération. En résumé : si le dos de l'enfant regarde à gauche, c'est de la main droite qu'on se sert pour dégager le bras postérieur, et de la main gauche pour dégager le bras antérieur ; et si le dos regarde à droite, c'est la main gauche qu'on emploie au dégagement du bras postérieur et la main droite au dégagement du bras antérieur.

Quelquefois il y a redressement du bras antérieur par derrière la nuque. Dans ce cas, la manœuvre pour le dégagement est bien plus difficile ; — d'abord, parce qu'on ne peut pas faire descendre le bras entre le dos et les pubis comme on l'a fait descendre entre le thorax et la concavité du sacrum, — puis, parce que, si le bras s'est relevé en passant par devant la tête, on ne l'abaisse par derrière qu'en tordant l'articulation de l'épaule. Il serait donc important de pouvoir, avant de commencer l'opération, reconnaître si le bras s'est placé derrière la nuque en passant par devant la tête, ou en passant de suite par derrière le tronc. Eh bien, il y aurait, dit-on, un moyen infaillible d'asseoir sur ce point son diagnostic. Ce serait de chercher à atteindre avec le doigt l'angle inférieur de l'omoplate et de voir si cet angle est éloigné ou rapproché du rachis : s'il en était éloigné, on serait certain que le redressement du bras s'est fait par devant la poitrine et la tête ; si, au contraire, il en était rapproché, c'est que le redressement se serait fait, à n'en pas douter, par derrière le dos. Mais, par malheur, l'appréciation du degré d'éloignement ou de rapprochement de l'angle inférieur de l'omoplate par rapport au rachis, n'est pas du tout facile à établir ; aussi, que de fois ne restera-t-on pas dans le doute sur le chemin à faire suivre au bras pour le ramener en bas ! Et, cependant, il faudra bien prendre un parti !... Alors, on devra tenter de réduire le bras n'importe comment ; si l'on ne peut y réussir, on essayera, en passant, comme le faisait P. Dubois, une main en forte supination par-dessous le fœtus, d'imprimer à celui-ci un vigoureux mouvement de torsion, capable de placer les épaules dans le sens du plus grand diamètre du bassin, ce qui permettra peut-être ou le dégagement du bras ou l'extraction de la tête flanquée du bras redressé ; — et, si cette nouvelle manœuvre reste sans résultat, on se décidera à terminer l'accouchement sans s'inquiéter du bras, ainsi que le conseille madame Lachapelle. Il est très-probable qu'en suivant ce dernier conseil, on cassera le bras ; mais ne le casserait-on pas également en s'acharnant à son dégagement? Et, après tout, est-ce donc un accident si grave que la fracture du bras chez un enfant naissant? Non : il suffit d'un pansement bien fait, avec un morceau de carton mouillé et un petit bandage dextriné ou amidonné, pour obtenir un cal solide en 8 ou 10 jours. Ce traitement est si simple, qu'on pourrait même très-bien cacher l'accident à la mère.

Enfin, quand il n'y a plus que la tête dans l'excavation et qu'elle est bien tournée, *l'occiput en avant*, on élève le tronc du fœtus vers le ventre de la mère pendant qu'on engage celle-ci à *pousser*, et le dégagement de la face, puis du front, puis du bregma, s'opère habituellement sans difficulté sur le bord antérieur du périnée.

Mais si ce dégagement n'a pas lieu, que fera-t-on ? Comme l'enfant est, à ce moment-là, fortement exposé, à cause de la compression du cordon, il faut tâcher d'extraire la tête par une manœuvre assez hardie et qui consiste (fig. 94) : à aller porter dans la bouche l'index et le médius réunis de la main dont la paume embrasse le mieux la face ; à mettre le fœtus à cheval sur l'avant-bras ; et, pendant qu'avec deux doigts de l'autre main, disposés en fourche sur la nuque, on arrête celle-ci derrière les pubis, à prendre un point d'appui sur la mâchoire inférieure avec les deux doigts portés sur elle, pour forcer la tête à se fléchir davantage ; puis, on n'a plus qu'à renverser le dos du fœtus vers le ventre de la femme, pour achever l'extraction. On peut dire qu'il est très-rare, si le bassin est normal, que ce double mouvement manque son effet.

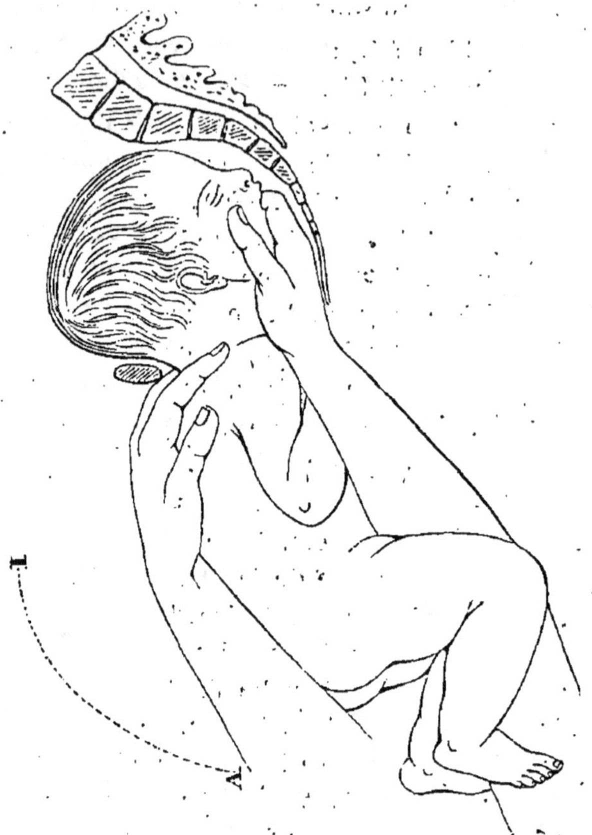

Fig. 94. — Dégagement de la tête par la manœuvre des deux doigts dans la bouche. (Chailly.)

Au lieu d'engager l'index et le médius dans la -bouche du fœtus, M. Stoltz se contente de les fixer sur le maxillaire supérieur, un de chaque côté du nez (fig. 95), et il manœuvre ensuite, pour le reste, comme nous venons de le dire.

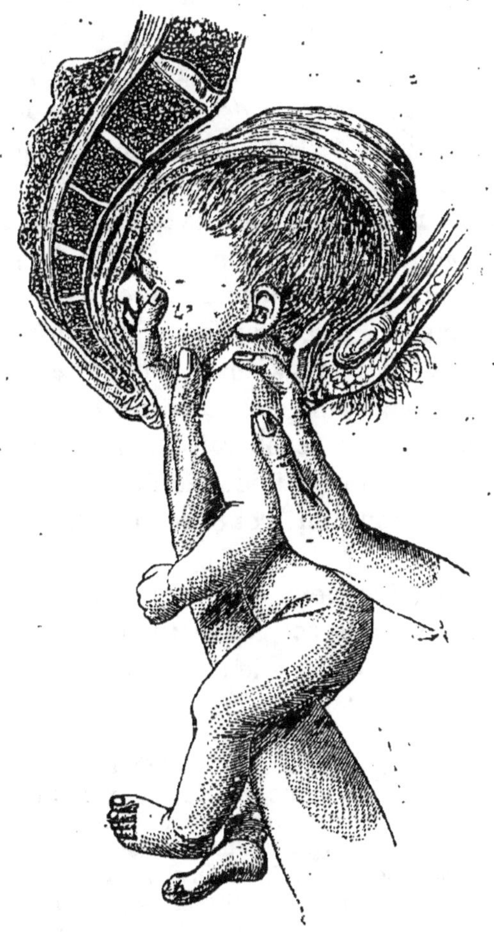

Fig. 95. — Dégagement de la tête par la manœuvre des deux doigts sur les côtés du nez.

Quand, par hasard, le dos de l'enfant, quoi qu'on

ait pu faire, est resté tourné en arrière, il ne faut
point désespérer; la plupart du temps, le dégagement de la tête se fera sans trop de difficulté. Ou
la tête restera *fortement fléchie*, et alors il suffira
de deux doigts portés sur la mâchoire inférieure
et du grand mouvement de *dos sur dos* (Pajot) imprimé au tronc du fœtus, pour que le front de
celui-ci glisse derrière les pubis et se dégage le
premier à la vulve ; — ou la tête *se défléchira complétement, le menton s'arc-boutant au-dessus des pubis,*
et alors on n'aura qu'à imprimer au fœtus le grand
mouvement que M. Pajot appelle *ventre sur ventre,*
pour voir l'occiput se dégager le premier en avant
du périnée. — Dans l'un et l'autre cas, si la manœuvre échouait, on recourrait bien vite au forceps, malgré toutes les difficultés de son application, quand le haut du tronc remplit encore la
vulve (1).

L'enfant est bien venu d'abord, le dos tourné
vers l'une des cavités cotyloïdes; mais la tête n'a
pas achevé sa rotation et elle est restée en travers
dans l'excavation. Pour la faire évoluer, il n'y a

(1) Pour dégager la tête restée *fléchie* dans l'excavation, après la sortie du tronc, M. Carrée, membre rési-
dent de la Société de médecine de Gand (*Mémoire,*
mars 1862), ne voit rien qui vaille le *levier*, qu'on engagerait à raser la face, jusqu'à ce qu'il arrivât à prendre
point d'appui sur le bregma, et avec lequel on entraînerait aisément la tête en forçant encore sa flexion.
Mais, puisque les mains suffisent si bien, en général,
à opérer ce dégagement, est-il donc nécessaire de faire
revivre un instrument, le levier, condamné comme
inutile, depuis si longtemps déjà?

qu'à glisser la main dont la paume embrasse le
plus naturellement l'occiput, entre la joue infé-

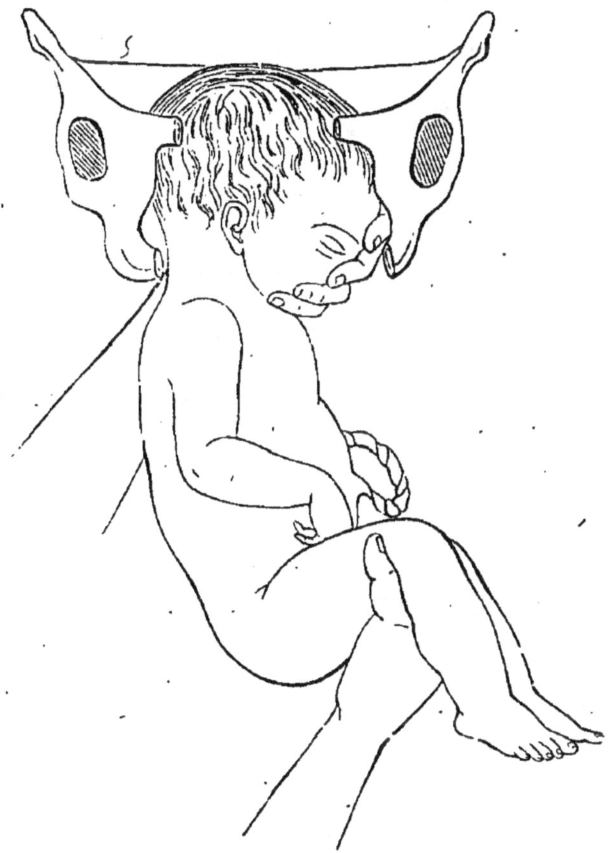

Fig. 96. — Manière de forcer la rotation de la tête restée
en travers. (Chailly.)

rieure et la concavité du sacrum, à appliquer
l'extrémité de tous les doigts sur la joue qui regarde en haut, et, avec eux, par un vigoureux mou-

vement de pronation de l'avant-bras, à amener
l'occiput derrière les pubis (fig. 96). Cette manœuvre, indiquée par MM. Pajot et Chailly, vaut
beaucoup mieux que celle qui consiste à placer

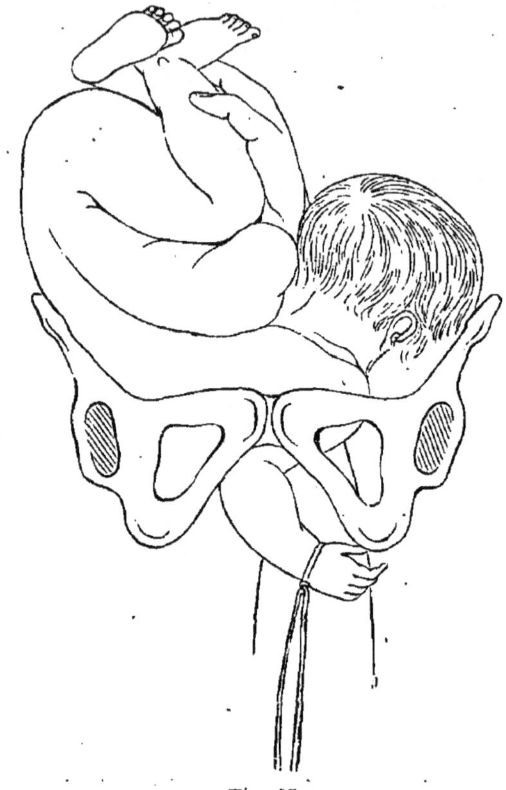

Fig. 97.

deux doigts d'une main sur la joue qui regarde en
haut, deux doigts de l'autre main derrière l'oreille
qui regarde en bas, et, par un effort synergique, à
faire venir l'occiput vers l'arcade pubienne.

Quand il y a issue d'une main dans le vagin, il n'y a pas à chercher à la repousser dans la cavité utérine, on n'y parviendrait pas. On se contente donc de placer un lacs sur le poignet (fig. 97), lacs qui servira à retenir le bras dans une bonne position, à l'empêcher surtout de remonter sur le côté de la tête ; et, cela fait, on entreprend immédiatement la version ; car on ne gagnerait rien à attendre. Sitôt qu'on aura amené les pieds ou un pied dans le vagin, on verra le bras remonter de lui-même dans l'utérus. Or, à ce moment-là, l'opérateur n'oubliera pas dans quel but il a placé un lacs sur le poignet, et il veillera à ce que l'aide qui tient ce lacs ne cesse de le tendre, mais *modérément*, à mesure que l'épaule remonte vers le fond de la matrice ; par ce moyen, le bras reste sûrement accolé au tronc.

Nous l'avons déjà dit, l'issue de la main dans le vagin n'est qu'un épiphénomène insignifiant dans la présentation de l'épaule, si insignifiant que nous avons vu plusieurs fois P. Dubois déplier un coude qui se présentait, rien que pour éclairer le diagnostic de la position et faire choix de la bonne main à introduire pour aller chercher les pieds. Mais il n'en est plus de même quand tout le bras pend au dehors de la vulve ; car il faut évidemment, pour qu'il y ait une telle procidence du bras, que l'épaule soit très-fortement engagée dans l'excavation et que l'utérus, tout à fait vide d'eau, soit complétement rétracté. Or, dans de telles conditions, la version est une opération presque impossible. Il ne reste plus guère, alors, qu'à essayer de vaincre la rétraction de l'utérus par l'administration de 10 centigrammes de tartre stibié, ou de 8 à 10 centigrammes d'extrait thébaïque, donnés en une seule dose; et, si ces moyens restent inefficaces, à recourir à l'*embryotomie*. Vouloir effectuer la version, dans de pareilles conditions, en y employant la violence, ce serait exposer la femme aux plus grands dangers.

Enfin, quand on a lieu de soupçonner l'existence de deux jumeaux dans la matrice, et, à plus forte raison, quand la main, introduite dans cet organe pour aller chercher un fœtus qui se présente mal, reconnaît positivement qu'il n'est pas seul, — on doit bien se garder de chercher à saisir à la fois deux pieds ou deux genoux ; car ils pourraient fort bien, — quoique jugés pied droit et pied gauche et, de plus, de même volume, — ne pas appartenir au même sujet, et, dans ce cas, on se créerait, en les amenant ensemble au dehors, des difficultés peut-être insurmontables. Il vaut donc bien mieux, alors même qu'il se présente deux pieds ou deux genoux sous la main, n'en saisir et n'en amener qu'un seul ; avec lui on entraîne un enfant, et l'on retourne, après cela, chercher l'autre, s'il ne naît pas spontanément.

Forceps.

Le *forceps* (fig. 98), cette grande pince destinée spécialement à aller chercher la tête du fœtus dans le bassin, est, nous l'avons déjà dit, un moyen de traction, et non un instrument de réduction. Sans

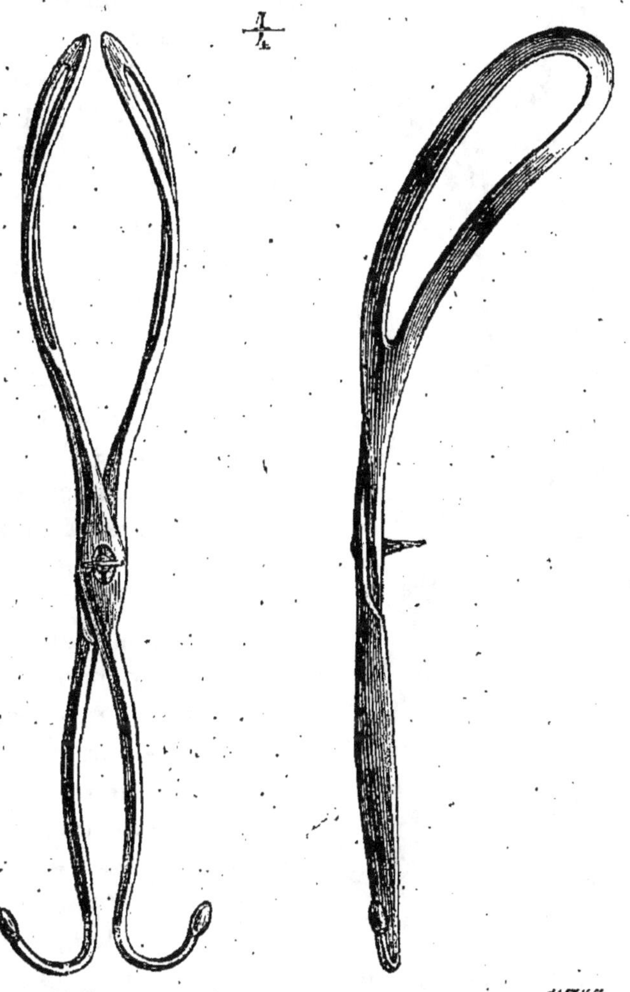

Fig. 98. — Forceps français vu
par sa face antérieure.

Fig. 99. — Forceps français
vu de côté.

doute, en rapprochant fortement les cuillers l'une de l'autre, on pourrait réduire de 8 à 10 milli-mètres le diamètre de la tête qui a été saisi ; mais, enfin, là n'est pas le but du forceps ; il n'est fait que pour tirer ou extraire, et il n'en est pas moins un ex-cellent instrument, qui rend chaque jour d'im-menses services. En l'inventant, Levret a donc fait faire un très-grand progrès à l'art des accouchements ; car il faut bien remar-quer que la pince de Chamberlen, qui était droite, et non à double courbure, comme celle de Levret, ne pouvait servir que lorsque la tête était dans l'exca-vation ; tandis que l'in-strument de Levret, modifié par Baudeloc-que, qui est le seul

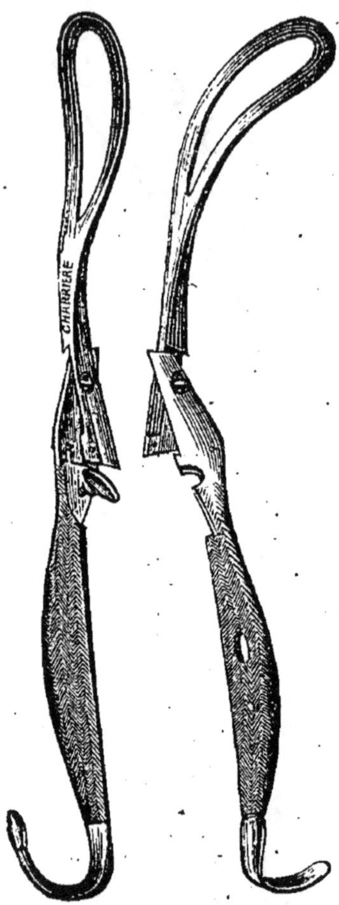

Fig. 100. — Forceps brisé
de Pajot.

usité aujourd'hui, suffit à tous les cas, c'est-à-dire qu'il peut aller saisir la tête aussi bien au dé-troit supérieur que dans l'excavation.

Le forceps est indiqué, d'une manière générale ,
toutes les fois que, la tête étant engagée au détroit
supérieur, il survient un accident grave (convulsions, hémorrhagie, chute du cordon, etc.) menaçant la vie ou seulement la santé de la mère ou

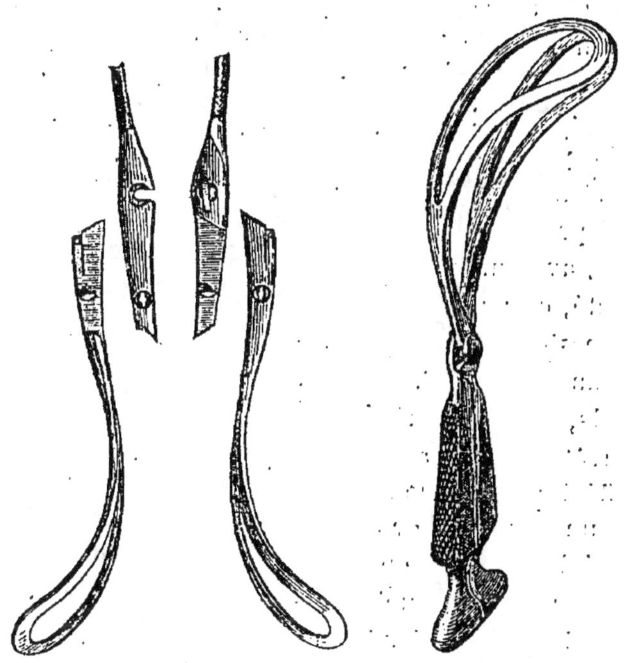

Fig. 101. — Forceps démonté   Fig. 102. — Petit forceps
de Pajot.   de Pajot.

de l'enfant, et nécessitant la terminaison prompte
de l'accouchement ; et, à plus forte raison, est-il
indiqué quand la tête, arrivée dans l'excavation,
y est retenue plus longtemps qu'il ne faut, par la
résistance des parties molles, ou par une dispro-

portion sensible entre le volume du crâne et les diamètres du détroit inférieur.

Mais il est encore indiqué, d'une manière particulière : 1° quand, bien que la tête ne soit pas engagée dans le détroit supérieur et conserve une certaine mobilité, on reconnaît que le bassin est un peu étroit ou la tête du fœtus un peu trop grosse, deux circonstances qui contre-indiquent évidemment la version podalique ; 2° quand, sans qu'il y ait disproportion entre la grosseur de la tête et l'ampleur du bassin, on diagnostique une présentation irrégulière du sommet ou de la face, avec un utérus vide d'eau et fortement rétracté, circonstances qui contre-indiquent encore la version.

Dans le cas où l'enfant s'est présenté par les pieds, il peut arriver que, le tronc sorti, la tête s'arrête *dans l'excavation*, ou parce qu'elle s'est défléchie malencontreusement, ou parce qu'elle est un peu trop grosse pour le détroit inférieur rétréci ; il y a là encore, évidemment, indication du forceps, dès que la manœuvre des deux doigts dans la bouche s'est montrée insuffisante.

Mais lorsque, dans le cas d'expulsion ou d'extraction du fœtus par les pieds, la tête est restée enclavée *au détroit supérieur*, l'application du forceps, quoi qu'en ait dit Baudelocque, n'est guère possible, à cause de la présence du tronc dans l'excavation, qui met obstacle au placement méthodique des branches. On réussit bien quelquefois, mais c'est rare, et, le plus souvent, si le tronc

du fœtus n'est pas très-petit, ou l'excavation pelvienne très-ample, on est dans la nécessité de
pratiquer la décollation, ou mieux la section du
haut du tronc en écharpe, pour aller ensuite
saisir, avec le forceps ou le céphalotribe, la tête
restée seule dans la matrice.

En résumé, si la tête se présente au détroit
supérieur et qu'un accident force à hâter l'accouchement, c'est à la version qu'il faut d'abord
songer, parce que, bien faite, elle demande moins
de temps qu'une application du forceps, — et ce
n'est que lorsqu'elle est impraticable, qu'on en
vient au forceps. Au contraire, c'est de prime abord
au forceps qu'on aura recours, si la tête est déjà
engagée et fixée dans le détroit supérieur, et, à
plus forte raison, descendue dans l'excavation. La
version et le forceps sont donc, sous le rapport de
l'opportunité, en raison inverse. Généralement,
c'est plus de la mère que de l'enfant qu'on se pré-
occupe quand on se décide pour la version, et plus
dans l'intérêt de l'enfant que dans celui de la mère,
qu'on se décide à appliquer le forceps. Ce serait
donc établir assez bien le parallèle entre la version
et le forceps, que de dire que la première prend
mieux, en général, les intérêts de la mère, et le
second, mieux, en général, les intérêts de l'enfant.

Il est trois conditions à peu près indispensables
pour qu'on puisse songer au forceps. Il faut :
1° que l'orifice utérin soit assez dilaté pour livrer
passage aux cuillers de l'instrument; 2° que les
membranes soient rompues; 3° que le bassin n'ait

pas moins de 8 centimètres. Il est ensuite favorable, mais non indispensable, que la tête du fœtus (car ce n'est que sur elle qu'on applique le forceps) soit engagée et immobile au détroit supérieur.

Soins préliminaires.

L'opération résolue, on prévient la femme qu'on a *quelque chose* à lui faire pour faciliter l'accouchement, sans lui dire, cependant, ce que c'est au juste, à moins qu'on ne la sache courageuse, ou qu'elle ne demande à être délivrée n'importe comment; — mais, si l'on a quelque raison pour ne pas prévenir complétement une jeune primipare timide de ce qu'on va lui faire, on a bien soin, pour mettre sa responsabilité à couvert, de ne rien cacher aux parents (qu'on a pris *à parte* pour cette communication) du danger que peut faire courir toute application du forceps. En général, c'est une opération bien simple et bien inoffensive; mais, après tout, c'est une opération, et, vu les prédispositions maladives particulières attachées à l'état puerpéral, on n'est jamais sûr qu'elle ne sera pas suivie d'une métro-péritonite.

On s'occupe ensuite, ce qui est très-important, de faire vider le rectum et la vessie, si toutefois c'est nécessaire, et de préparer tout ce dont on peut avoir besoin, soit pour l'opération elle-même (forceps, ciseaux, cérat ou axonge, et serviettes demi-usées); — soit pour ranimer l'enfant s'il naissait asphyxié ; — soit, enfin, pour le panser. — Il serait même bon d'avoir sur soi un petit flacon de *chloroforme*, pour le cas où la femme se montrerait trop indocile ou trop craintive, — et du *seigle ergoté*, pour celui où l'utérus tomberait à l'état d'inertie, après l'extraction du fœtus.

La position à donner à la patiente est absolument la même que pour la version ; seulement, on ne doit pas tenir à ce que le lit soit aussi élevé ; à hauteur de ceinture, c'est bien ; plus haut, c'est gênant ; plus bas, c'est plus gênant encore.

Les aides sont aussi les mêmes, plus un que l'accoucheur charge de lui présenter les branches de l'instrument quand il les lui demandera ; et pour que cet aide, si ce n'est pas un médecin ou une sage-femme, ne présente pas une branche pour l'autre, on les lui désigne sous les noms de *branche à pivot* et de *branche à mortaise*, qu'il comprendra, et non sous ceux de *branche gauche* et *branche droite*, qu'il ne comprendrait pas.

Ces branches ont, du reste, été préalablement trempées un instant dans de l'eau chaude pour les *tiédir*, puis *graissées* de cérat ou d'axonge *sur la convexité seule des cuillers*, — la concavité de celles-ci devant saisir une partie du fœtus qui n'est déjà que trop lubréfiée.

Enfin, au moment de commencer l'opération, on doit s'assurer que c'est bien la tête qui se présente, que le col est suffisamment dilaté et que les membranes sont rompues. Et, pour être certain que la tête est bien à nu dans un col suffisamment dilaté, il faut engager l'extrémité du doigt entre cet orifice et la tête qui est en train de le franchir ; et, la chose reconnue, sans retirer la main, procéder de suite à l'introduction de la première branche.

Sauf de très-rares exceptions, c'est la branche à pivot ou branche gauche qu'on applique la première, avec la main gauche et du côté gauche du bassin de la femme. La branche à mortaise ou branche droite ne se place qu'après, avec la main droite et du côté droit. *Branche gauche, tenue de la main gauche, appliquée à gauche, toujours la première, — et branche droite, tenue de la main droite, appliquée à droite, toujours la seconde,* — sont deux formules établies par M. Pajot, et qu'il est essentiel de se loger dans l'esprit, pour ne pas éprouver d'embarras au moment d'entreprendre l'opération. Si l'on introduit la branche gauche la première, c'est pour n'avoir pas, après l'introduction de la droite, à opérer un décroisement souvent difficile èt, en outre, compromettant pour la vulve et même pour l'orifice utérin.

Règles de l'application du forceps.

Il y a trois temps distincts dans cette opération : l'introduction des branches de l'instrument ; l'articulation de ces branches ; et l'extraction de la partie fœtale saisie. Or, il y a des règles pour chaque temps.

1er *Temps. Introduction des branches du forceps.* — En faisant cette introduction, on doit chercher autant que possible à saisir la tête du fœtus suivant son diamètre bipariétal, c'est-à-dire à embrasser une bosse pariétale avec chacune des cuillers. Rien, en effet, n'est plus avantageux. Mais, malheureusement, ce n'est pas toujours possible. Si, par exemple, la tête est encore *au détroit supérieur*, il est bien rare qu'elle y soit assez *directe* pour que les cuillers embrassent, même à peu près, les bosses pariétales. On ne peut, à cette profondeur, que placer une branche à gauche et l'autre à droite, dans le sens même, ou peu s'en faut, du diamètre transversal du bassin, et comme la tête est, en général, située de façon à avoir son diamètre occipito-frontal presque parallèle à l'un des diamètres obliques du détroit, il s'ensuit qu'une cuiller de l'instrument embrasse une bosse frontale et l'autre cuiller la bosse occipitale opposée. Ce n'est pas régulier; mais on doit compter que la tête, à mesure qu'elle descendra, se placera d'elle-même en meilleure position, l'occiput ou le front presque directement en avant, — si toutefois on a bien soin de ne pas trop rapprocher les manches du forceps et de ne faire de celui-ci qu'un instrument de traction.

Mais il n'en est plus de même, si la tête est arrivée dans l'excavation. Là, quand rien ne s'oppose au diagnostic précis de la position, il est facile d'embrasser du premier coup les bosses pariétales avec les cuillers. La tête, d'abord, est devenue presque *directe*, de très-oblique qu'elle était plus haut; — et, ensuite, les branches du forceps n'ont plus à pénétrer à une si grande profondeur dans le canal pelvien, qu'on ne puisse très-bien donner à l'instrument lui-même, à présent, une notable obliquité. — Toujours est-il qu'on devrait tâcher de saisir la tête par son diamètre bipariétal et de faire en sorte que le bord concave du forceps correspondît à la partie du crâne ou de la face, qui, dans la parturition *spontanée*, se dégage la première sous l'arcade pubienne; par conséquent, vers l'occiput, s'il s'agit d'une présentation du sommet, et vers le menton, s'il s'agit d'une présentation de la face.

Si quelque chose, une bosse sanguine considérable, par exemple, empêche de reconnaître la position du sommet, il ne faut nullement se laisser déconcerter par cet incident; on dirige les cuillers, comme dans le cas de 1re position, — qui est de beaucoup la plus commune, — et l'on essaye d'amener la tête par quelques tractions ménagées, quitte à la reprendre mieux, si l'on s'aperçoit qu'on s'est trompé et que les efforts auxquels on se livre n'aboutissent à rien de bon.

Quelle que soit, du reste, la branche que l'on introduise la première, il faut la tenir, au niveau de son entablure, *comme une plume à écrire* (fig. 104), si le lit sur lequel est placée la femme est un peu élevé, — *à pleine main*, au contraire, soit par l'extrémité du manche (fig. 103), soit, ce qui est préférable, au niveau encore de l'entablure, si le lit est très-bas.

L'autre main sert de conducteur et, à cet effet, est

graissée sur ses deux faces de cérat ou d'axonge.
Si la tête est encore au détroit supérieur, on introduit dans les parties génitales toute cette main
conductrice, *moins le pouce* qui reste étendu sur le
pénil (fig. 103); mais si la tête est déjà dans l'excavation et, à plus forte raison, à la vulve, on se
contente d'introduire l'index et le médius accolés (fig. 104). Du reste, dans l'un et l'autre cas, *on
doit bien veiller à engager l'extrémité des doigts entre
la tête et le bord de l'orifice utérin,* avant de faire glisser le bec de la cuiller sur la face palmaire de ces
doigts. On est sûr par là de bien faire pénétrer
l'instrument dans l'utérus même, et non, en dehors,
dans le cul-de-sac vaginal. Introduire les doigts
conducteurs profondément et en bien engager l'extrémité *dans l'utérus, jusqu'à dépasser son orifice,* est
une précaution de la plus haute importance et souvent, comme le fait judicieusement remarquer
M. Tarnier (1), l'unique secret qui fait réussir un
opérateur là où un autre avait échoué.

Chaque branche, au moment où l'on va commencer à l'introduire, *doit être presque couchée sur
l'aine opposée au côté du bassin où sera portée la cuiller,*
le crochet tourné par en haut (fig. 103 et 104); de
cette façon, le bec de l'instrument se présente à la
vulve dans un sens convenable. Mais, à mesuré
que ce bec entre dans le vagin, en rasant la face
palmaire des doigts conducteurs, on a soin d'a-

____

(1) Tarnier, *in* Lenoir, *Atlas complémentaire de tous
les Traités d'accouchements,* p. 257.

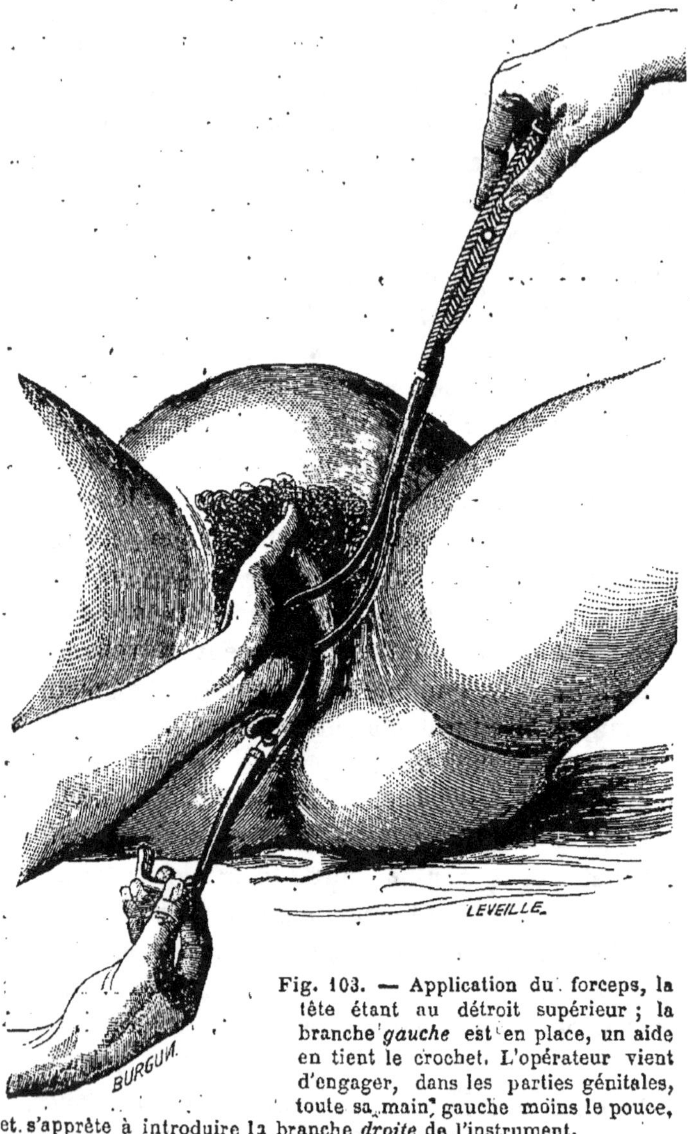

Fig. 103. — Application du forceps, la tête étant au détroit supérieur ; la branche *gauche* est en place, un aide en tient le crochet. L'opérateur vient d'engager, dans les parties génitales, toute sa main gauche moins le pouce, et s'apprête à introduire la branche *droite* de l'instrument.

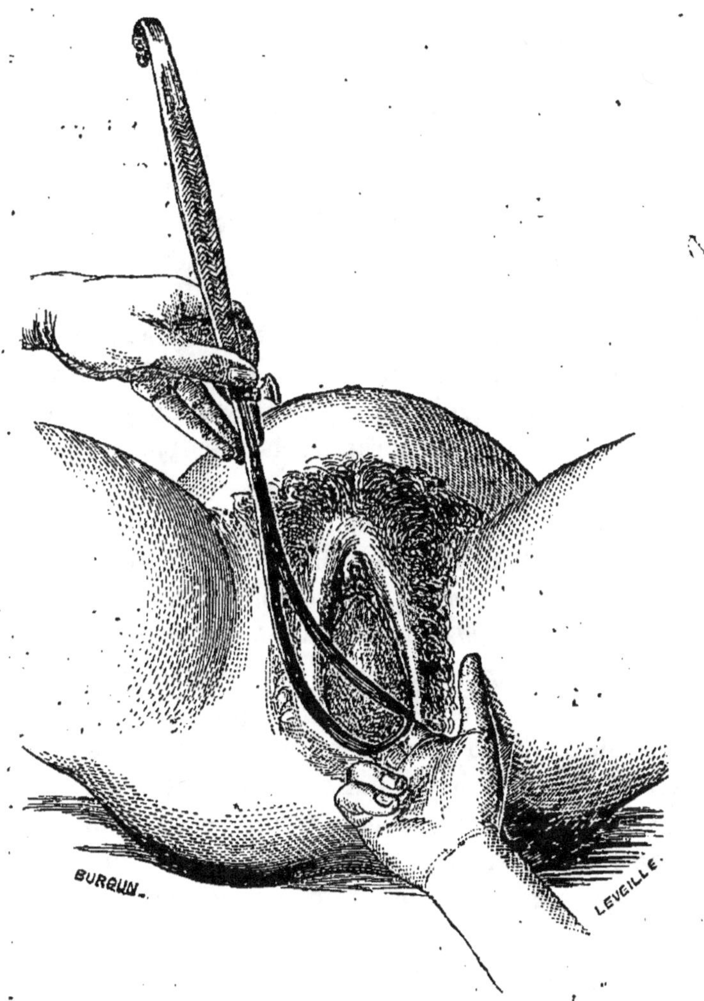

Fig. 104. — Application du forceps, la tête étant à la vulve. L'opérateur vient d'engager l'index et le médius de la main droite entre la tête et le conduit vulvo-utérin, et s'apprête à introduire la branche *gauche* de l'instrument.

Nous devons les figures 103 et 104 à l'obligeance de M. S. Tarnier, professeur agrégé à la Faculté de médecine de Paris.

baisser peu à peu le manche entre les cuisses de la femme, jusqu'à ce qu'il soit en bas et presque sur la ligne médiane. La cuiller a suivi nécessairement, dans le petit bassin, un trajet inverse, celui de l'axe même de cette cavité, et est arrivée sur le côté correspondant de la tête du fœtus. Quand cette tête est au détroit supérieur, le crochet, si la branche est bien placée, doit être très-bas, au-dessous des cuisses, et le pivot à toucher la vulve. Mais quand la tête est déjà dans l'excavation, le crochet n'a pas besoin d'être autant abaissé, ni le pivot d'être aussi rapproché des parties génitales.

M. Pajot fait avec raison une règle de la *nécessité de transférer la main* qui tenait la branche, *de l'entablure au crochet, au moment où la cuiller est à moitié engagée dans le conduit vulvo-utérin;* et cela, pour pouvoir imprimer plus facilement à cette cuiller le mouvement de demi-spire dont il sera parlé plus loin. La main, en glissant ainsi jusqu'à l'extrémité du manche, par un mouvement lent de pronation, doit ne pas cesser un seul instant de soutenir l'instrument, et arriver au crochet, la face palmaire regardant en bas et non pas en haut.

Il ne faut jamais pousser les branches avec force, elles doivent aller se placer, pour ainsi dire d'elles-mêmes, où il convient; aussi, est-il établi en principe que, dès qu'on rencontre de la résistance, on doit s'arrêter, retirer un·peu ·la branche et la repousser doucement, en lui donnant une meilleure direction. *Ce serait une grande faute que de vouloir forcer une résistance.*

On reconnaît, d'ailleurs, qu'une branche est bien placée, quand, en la poussant avec douceur, une fois qu'elle paraît introduite au degré voulu, on sent qu'elle pénétrerait plus profondément sans difficulté, et lorsqu'en la retirant directement vers soi, on la sent arrêtée par une surface qn'embrasse exactement la concavité de la cuiller.

Du reste, pendant l'introduction de celle-ci, la main sur-laquelle elle glisse est avertie de la plus légère fausse route et des changements de direction qu'il faut dès lors lui imprimer. Si l'on abaisse trop tôt le manche, on sent que la cuiller échappe aux doigts conducteurs par devant; si on le relève trop, c'est par derrière; si on le porte trop peu vers la ligne médiane, elle s'arrête sur les plis articulaires des doigts; si, enfin, on le porte au delà de la ligne médiane, elle ride le cuir chevelu du fœtus et ne va pas plus loin. *Il faut* donc *être très-attentif aux avertissements de la main conductrice*, pour rectifier rapidement les mauvaises directions communiquées à la cuiller par de fausses inclinaisons du crochet.

Baudelocque glissait *directement* chaque cuiller sur le point de la tête du fœtus où elle devait rester appliquée. Mais telle n'est pas la manière de faire des grands accoucheurs de notre époque. Imitant, en cela, Levret et madame Lachapelle, ils portent d'abord la cuiller vis-à-vis du grand ligament sacro-sciatique correspondant, pour de là l'amener où il faut par un *mouvement de demi-spire*. Si la tête est encore au détroit supérieur, ce mouvement de demi-spire est nécessaire des deux côtés au même degré; mais si elle est déjà dans l'excavation et placée, comme d'habitude, encore assez obliquement, le mouvement de spire est très-faible ou même nul d'un côté, et, au contraire, très-étendu de l'autre. Dans la 1re position (*o. i. g. a.*), c'est la branche droite qui fait le grand mouvement, quand la branche gauche reste à sa place, et *vice versâ* dans la 5e position (*o. i. d. a.*).

Dans les positions obliques du sommet, si la tête est déjà fortement engagée dans le haut de l'excavation, on éprouve quelquefois, pour peu que le bassin soit étroit, de très-grandes difficultés à placer la branche antérieure, si l'autre est déjà placée; alors, il faut retirer celle-ci, et refaire l'opération en commençant cette fois par l'antérieure qui est la plus difficile à placer; et si, par hasard, cette antérieure se trouve être la *droite*, on pratique le *décroisement des branches* pour les articuler, ou bien on fait, à ces mêmes branches, au moyen d'un lacs solide, une articulation *artificielle*.

Quelle que soit, du reste, la branche que l'on ait placée la première, on en donne le crochet à tenir solidement à un aide, pendant qu'on s'occupe d'introduire l'autre. (V. la figure 103.)

Mais nous avons, à ce sujet, un conseil à donner, c'est de bien veiller à ce que l'aide à qui l'on confie, pour le tenir immobile, le manche de la première branche placée, ne ramène pas trop ce manche vers la ligne médiane; car il agirait alors, avec un véritable levier du premier genre, sur la tête, pour l'appliquer étroitement à la paroi opposée du bassin, et fermerait ainsi tout passage à la cuiller de la seconde branche, qui ne pourrait pénétrer qu'au moyen de grands efforts toujours dangereux.

2ᵉ Temps. Articulation des branches. — Quand on en est rendu à articuler les branches du forceps, il faut le faire avec lenteur et ménagement, pour ne pas contondre l'orifice utérin; et, lorsque la mortaise rencontre bien le pivot, on n'a qu'à faire tourner celui-ci par l'un des aides, ou à le tourner soi-même, pour que l'instrument soit solidement articulé.

Mais il n'est pas toujours aussi facile d'engager le pivot dans la mortaise, parce que les cuillers ne se regardent pas exactement et que les deux entablures sont un peu obliques l'une par rapport à l'autre; il faut, dans ce cas, saisir un crochet de chaque main, et, en y mettant un peu de force, pas trop cependant, — essayer d'amener le pivot à entrer franchement dans la mortaise; et si l'on n'y réussit pas, avec une force moyenne, — plutôt que de s'entêter à articuler quand même, — on doit sans hésitation retirer tout à fait la seconde branche pour la réappliquer plus convenablement. L'enfoncement inégal des branches dans l'utérus ne crée jamais une difficulté sérieuse pour leur articulation.

Nous avons dit qu'on était forcé, dans certaines

circonstances , d'introduire la branche *droite* la première. Mais, alors, la mortaise est par-dessous le pivot, au lieu d'être par-dessus, et les branches ne peuvent s'articuler qu'après avoir été *décroisées.*

Or, pour faire ce *décroisement,* on n'a qu'à saisir un crochet de chaque main et à écarter les branches *doucement* et *de juste ce qu'il faut* pour que la gauche passe en dessous de la droite. Mais si, parce que la tête est embrassée par les cuillers suivant son plus grand diamètre, on sent qu'on n'arriverait pas à opérer ce décroisement sans contondre violemment le col de l'utérus ou l'orifice vaginal, on prend un lacs solide (bande ou large galon), on le passe dans la mortaise, on relie entre elles les deux branches par plusieurs 8 de chiffre embrassant étroitement les deux entablures d'une part et le pivot de l'autre, et, au moyen de cette *articulation artificielle,* si elle est faite avec intelligence et solidement, on peut très-bien terminer l'opération.

Du reste, si l'on prévoit une extraction laborieuse, dans n'importe quel cas, et, sans cela, si l'écartement des crochets est un peu considérable, il sera bon d'enrouler autour des manches un mouchoir ou une serviette, qui maintiendra le rapprochement des branches et évitera beaucoup de fatigue aux mains de l'opérateur.

3e *Temps. Extraction du fœtus.* — Les branches du forceps étant articulées, n'importe comment, on doit, avant de tirer, s'assurer, en portant le doigt dans le vagin entre les cuillers, que la tête de l'enfant est *bien saisie* et *seule saisie*. On n'a, d'ailleurs, qu'à tirer un peu, pour savoir de suite à quoi s'en tenir sur ce double sujet; car, si la tête n'est pas bien saisie, on sentira le forceps qui glisse sans rien entraîner; et, si quelque partie maternelle a été pincée avec la tête, on en sera averti par les cris de douleur de la femme. Or, s'il en était ainsi, on s'empresserait de désarticuler l'instrument pour le réappliquer mieux. Quelquefois, pourtant, on peut rectifier parfaitement le placement des branches sans les retirer.

Pour tirer sur le forceps, on le saisit d'une main, au niveau des entablures, et, de l'autre, immédiatement en avant des crochets, les doigts toujours en dessus et les pouces en dessous (fig. 105), puis, on fait des tractions combinées à des mouvements de latéralité et même de circumduction, c'est-à-dire un vrai *brassement*. S'il n'y a rien qui presse, on attendra, pour tirer, que la matrice se contracte, — ces contractions aidant puissamment à l'extraction; — dans le cas contraire, on tirera d'une manière continue et l'on engagera même la femme à *pousser*, jusqu'à ce que la tête se présente à la vulve; car, quand elle sera arrivée là, il faudra, au contraire, engager la femme, pour peu qu'elle ait la vulve étroite ou le périnée rigide, à ne pas *pousser*, et, qui plus est, avec la forceps, on retiendra la tête, au lieu de la tirer : sans cela, il se produirait quelque déchirure regrettable. On aurait soin, du reste, à ce même moment, de bien veiller sur le périnée, de le soutenir d'une main, pendant que, de l'autre, on relève *peu à peu* le manche de l'instrument vers le ventre de la femme

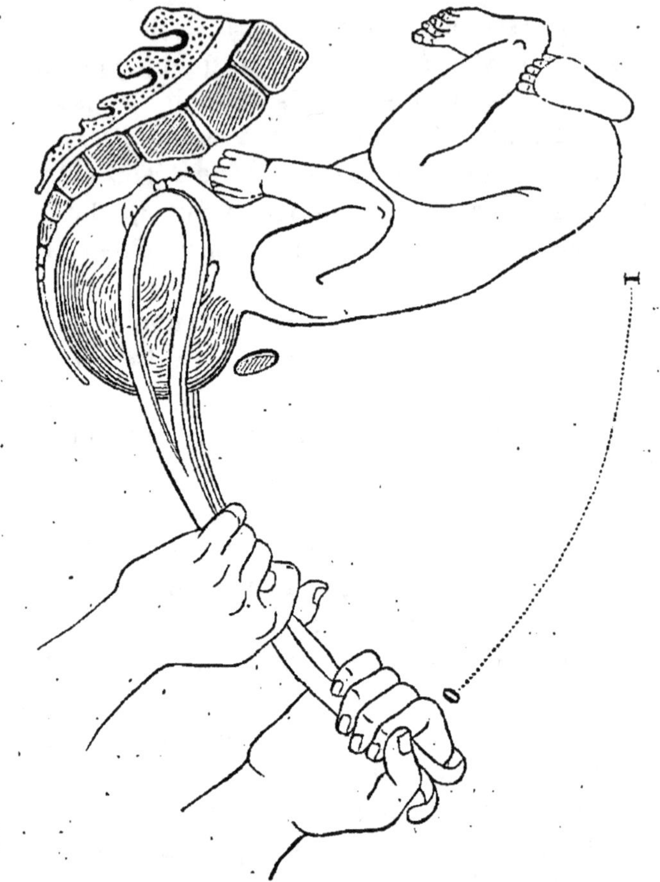

Fig. 105. — Manière de saisir les branches du forceps au moment de tirer. (Chailly.)

(fig. 106), et de pratiquer, à la moindre menace de déchirure, les deux petites incisions *postéro-laté-rales* de Paul Dubois.

Lorsque la tète est à la vulve, il faut donc modérer les tractions autant que possible, et, en

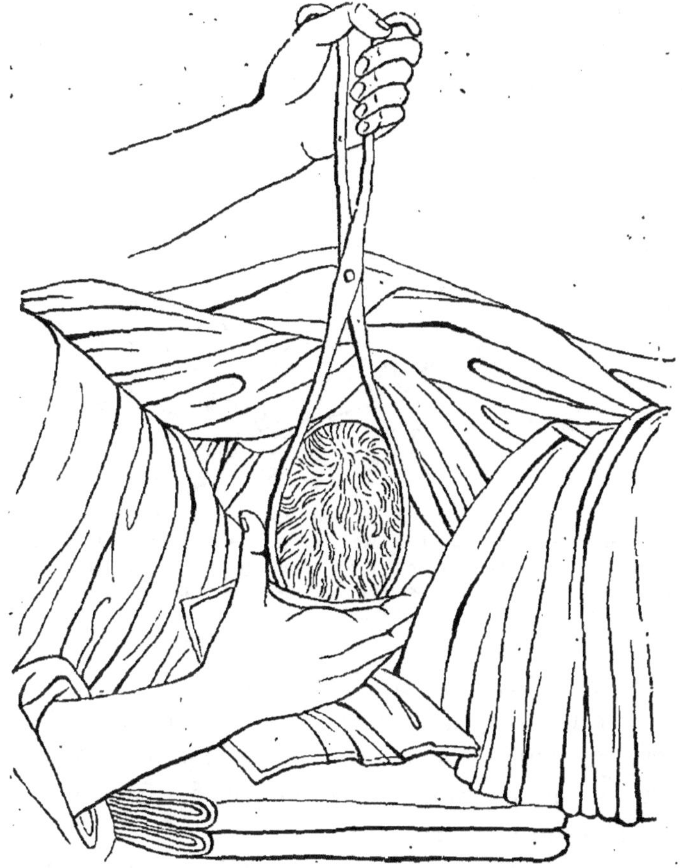

Fig. 106. — Manière de tirer en dernier lieu pour ne pas trop exposer le périnée; manière française de soutenir celui-ci. (Chailly.)

même temps, se bien rappeler le mécanisme du dégagement spontané de la tête en position *occi-*

pito-pubienne et en position *occipito-sacrée*, afin, dans
le premier cas, de tirer *par en bas* jusqu'à dégagement de l'occiput sous les pubis, avant de relever
le manche du forceps, — et, dans le second, de
tirer *par en haut* jusqu'à dégagement de l'occiput
sur le bord antérieur du périnée, avant d'abaisser

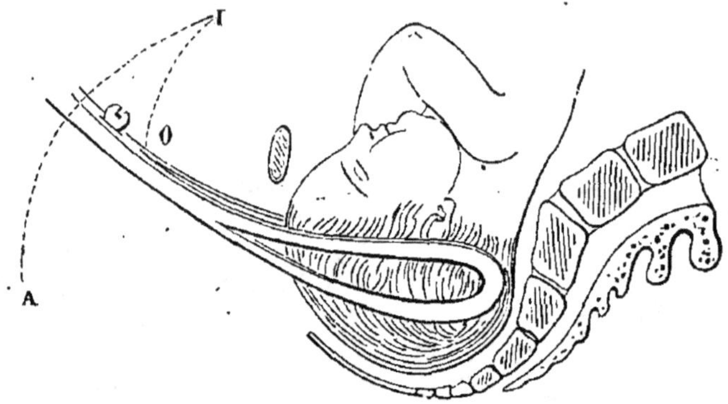

Fig. 107. — Manière de tirer dans le cas de position occipito-sacrée
secondaire : commencer par élever le manche du forceps de O en
I, tout en faisant des tractions directes, et, quand l'occiput a franchi le bord antérieur du périnée, abaisser l'instrument de I en A.
(Chailly.)

ce manche (fig. 107). Ces deux modes de dégagement de la tête, dans le cas de présentation du
sommet, sont les seuls, toutes les positions obliques devant être ramenées soit en *occipito-pubienne,*
soit en *occipito-sacrée.*

Il faut, dans tous les cas, dès qu'on commence
à tirer sur la tête, faire suivre exactement aux
cuillers du forceps la direction connue des axes du
bassin (fig. 108).

Il est des circonstances difficiles où l'accoucheur

a besoin d'employer beaucoup de force pour faire
descendre la tête. Néanmoins, il doit bien se garder de prendre un point d'appui sur le lit avec un
pied et de se pendre en quelque sorte à l'instrument : *il faut qu'il tire des bras seulement*, les pieds
restant toujours fixés solidement au sol.

Si, malgré des tractions presque immodérées,

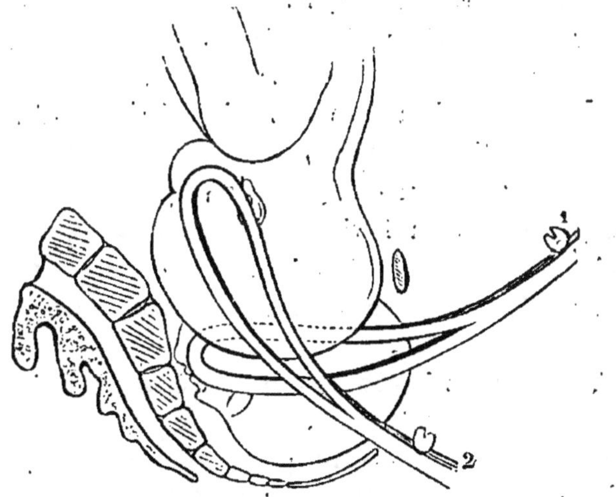

Fig. 108. — Sens dans lequel on doit tirer, suivant que la tête est
au haut ou au bas de l'excavation. (Chailly.)

la tête restait immobile, on devrait naturellement
supposer ou un bassin rétréci ou une tête trop
grosse, retirer le forceps, attendre quelques heures, réappliquer l'instrument, recommencer de
fortes tractions dans divers sens, imprimer même
un mouvement de rotation assez marqué à gauche
ou à droite, et, si tout cela restait encore sans
résultat — l'état de la femme devenant alarmant,

— se décider à pratiquer la perforation du crâne et même, s'il le fallait, la céphalotripsie.

La tête dégagée, si l'extrémité des cuillers est encore dans la vulve, on doit désarticuler les branches du forceps et les retirer l'une après l'autre, par un mouvement qui ramène chacune vers l'aine du côté opposé, et non pas enlever l'instrument tout articulé; on n'agit ainsi que lorsqu'on voit clairement les becs des cuillers tout à fait en dehors des parties génitales.

Enfin, quand la tête est dégagée et le forceps enlevé, si l'utérus n'a pas des contractions suffisantes, et si l'on craint pour l'enfant qui a déjà trop souffert, on invite la femme à *pousser*, et, en même temps, avec les indicateurs engagés sous les aisselles en sens inverse, on hâte le dégagement des épaules.

Telles sont les règles qui doivent présider à l'application du forceps, dans les cas les plus ordinaires. Il ne nous reste plus, maintenant, qu'à ajouter quelques mots sur la manière d'appliquer cet instrument dans certaines circonstances particulières, savoir : *présentation de la face;* — *présentation de la base du crâne,* le tronc du fœtus étant venu le premier; — et *tête restée seule dans l'utérus,* après détroncation.

1° *Présentation de la face.* — La tête étant encore au haut de l'excavation, si le menton est tourné en avant, on applique le forceps absolument comme dans le cas de présentation du sommet. Le menton ici remplace l'occiput; c'est donc vers lui qu'on doit diriger le bord concave de l'instrument, et lui aussi qu'on doit amener à se dégager le premier sous les pubis. *On abaisse d'abord* le manche du forceps, jusqu'à dégagement du menton ; puis *on relève ce même manche,* pour opérer le dégagement du reste de la tête en avant du périnée.

Lorsqu'au contraire le menton regarde en arrière, une seule application du forceps n'est généralement plus suffisante ; il en faut deux successives pour dégager la tête comme le fait habituellement la nature. Chercher à ramener la tête à l'état de flexion, en la saisissant le plus près possible de l'occiput, est une mauvaise manœuvre qui manque presque constamment son but (Depaul, Pajot, P. Dubois, etc.). Il faut donc, de toute nécessité, à moins que le fœtus ne soit très-petit et le bassin très-ample, amener le menton *en avant,* sous l'arcade pubienne. Sans douté, par la manœuvre hardie des deux applications successives du forceps, on court grand risque de tordre le cou à l'enfant ; mais n'est-il pas en aussi grand danger par le fait même de la position dans laquelle il se trouve et qui ne permet guère l'accouchement sans mutilation ? Et, alors, doit-on donc prendre grand souci de le voir succomber d'une façon plutôt que d'une autre ? Ce qu'il y a d'important, c'est d'éviter à la mère le plus possible de douleurs et de chances d'inflammation, et, pour cela, de la délivrer rapidement. Du reste, il faut bien savoir qu'on ne tue pas toujours l'enfant en lui tordant le cou de la sorte, même jusqu'à 150 degrés. MM. P. Dubois, Pajot, Danyau, Blot, etc., ont réussi plus d'une fois à amener ainsi des enfants vivants.

Si la face était déjà rendue au bas de l'excavation, sur le périnée même, on pourrait, au moyen d'un petit forceps *droit*, faire exécuter à la tête son grand mouvement de rotation *en un seul temps*, en agissant, toutefois, avec une certaine lenteur, pour ne pas brusquer la résistance de la colonne cervicale et laisser au tronc le temps de suivre un peu le mouvement imprimé à la tête.

2° Présentation de la base du crâne; l'enfant étant venu par les pieds et la tête étant restée enclavée, quoi qu'on ait pu faire pour prévenir cet accident.

Si la tête est arrêtée au détroit supérieur, il n'est guère possible, nous l'avons dit, d'appliquer sur elle le forceps, sans une détroncation préalable. Cependant, on pourrait en essayer, et si le tronc du fœtus ne remplissait pas trop exactement l'excavation, peut-être réussirait-on. Nous avouons, pour notre part, avoir toujours échoué quand la tête était arrêtée au détroit supérieur par cause de déflexion, le menton se trouvant tourné vers l'une ou l'autre fosse iliaque; l'une des cuillers de l'instrument arrivait bien à embrasser assez exactement l'occiput; mais l'autre n'embrassait que très-mal la moitié inférieure de la face et les tractions n'aboutissaient à rien.

Mais l'opération ne présente plus à beaucoup près les mêmes difficultés, quand la tête est arrêtée dans l'excavation. On n'a alors qu'à faire

relever ou abaisser fortement le tronc de l'enfant,
suivant que l'occiput regarde en avant ou en ar-

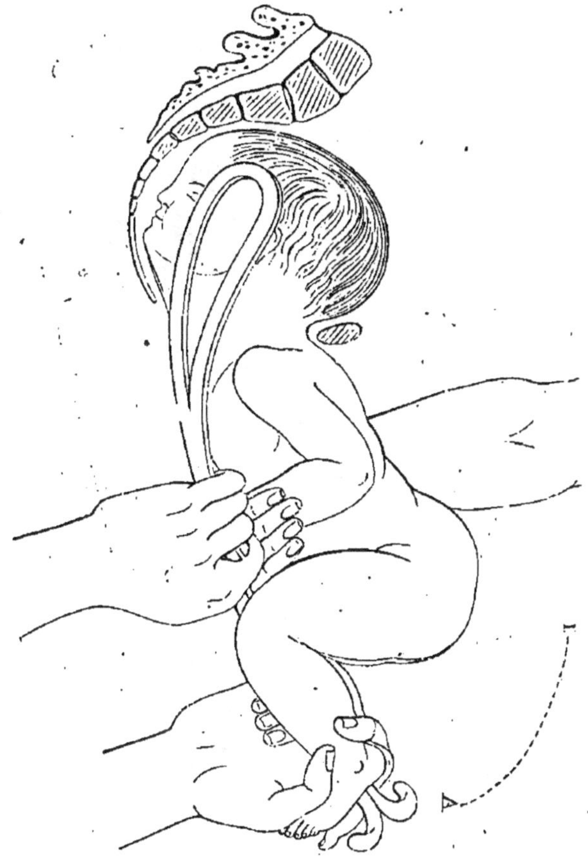

Fig. 109. — Manière de placer le forceps sur la tête se présentant
par la base, l'occiput en avant. Sens dans lequel il faut tirer, de
A en I. (Chailly.)

rière, et à procéder au placement des branches
de l'instrument, d'après les règles établies plus

haut. — C'est toujours, qu'on le remarque bien, *sur le plan sternal du fœtus*, et non sur son plan

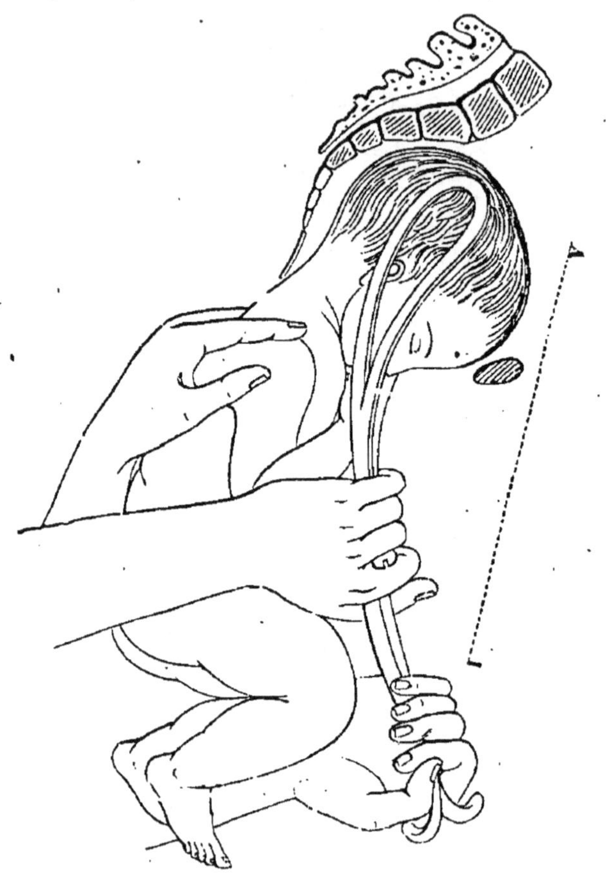

Fig. 110. — Manière de placer le forceps sur la tête se présentant par la base, l'occiput en arrière. Sens dans lequel il faut tirer, de A en I, c'est-à-dire vers soi et un peu de haut en bas. (Chailly.)

dorsal, qu'on insinue alors les branches de l'instrument (fig. 109 et 110). — Pour faire relever plus

exàctement le tronc du fœtus sur les pubis, dàns
le cas où la face regarde en arrière, il faut avoir

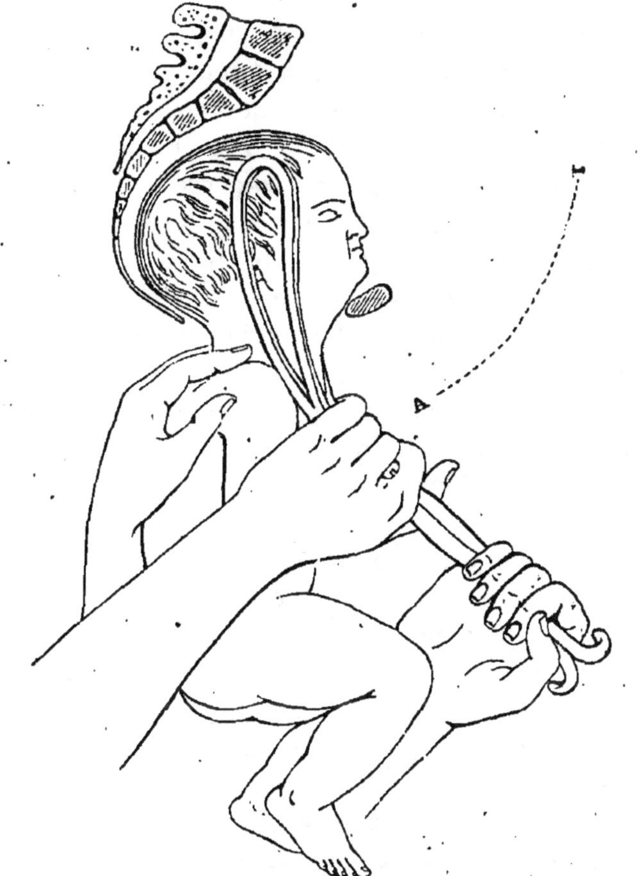

Fig. 111. — Sens dans lequel il faut tirer, de A en I, si le menton
s'est arc-bouté sur les pubis. (Chailly.)

soin d'envelopper préalablement d'une serviette le
tronc et les bras tout ensemble. —Quand, au con-

traire, la face regarde en avant, cette précaution est inutile, on n'a presque qu'à abandonner le tronc à son propre poids pour qu'il s'abaisse suffisamment vers le périnée. — Une fois la tête saisie (et nous la supposons restée à l'état de flexion), on tire en relevant le manche du forceps, si la face regarde en bas (fig. 109), et, au contraire en abaissant ce manche, si la face regarde les pubis (fig. 110); car, dans ce dernier cas, c'est le front et non l'occiput qui doit être dégagé le premier. Si, la face étant tournée en avant, la tête était défléchie et le menton accroché au-dessus des pubis, il faudrait relever le manche de l'instrument, comme lorsque la face regarde en arrière, c'est-à-dire de A en I (fig. 109 et 111).

Dans le cas d'enclavement de la tête *défléchie* dans l'excavation, avec le menton tourné *en arrière*, il est plus que probable qu'on ne parviendra pas à la dégager et qu'on se verra contraint de recourir au céphalotribe.

Au contraire, dans le cas d'enclavement de la tête, toujours défléchie, mais avec le menton tourné *en avant*, il est possible qu'on arrive à pouvoir repousser le menton au-dessus des pubis, et alors le cas cesse d'être grave; car il suffit, en général, pour achever l'accouchement, de quelques tractions sur le tronc, aidées du grand mouvement de *ventre sur ventre*, ou, tout au plus, du forceps appliqué comme l'indique la figure 111.

3° *Tête restée seule dans la matrice après détroncation.* — L'application, soit du forceps, soit du céphalotribe, est ici assez difficile, à cause de l'élévation de la tête, et surtout à cause de sa mobilité. Pour conduire sûrement les cuillers sur les côtés de la tête, il faut, d'abord, faire fixer cette tête le mieux possible par les mains d'un aide intelligent, comprimant la région hypogastrique et, par conséquent, l'utérus (1); puis, introduire la main entière jusque dans cet organe, pour servir de guide dans le placement des branches de l'instrument. Mais, cette introduction des deux mains entières, l'une après l'autre, dans des parties fatiguées, gonflées, irritées par la longueur du travail et les tentatives d'extraction déjà faites, cause d'assez vives douleurs à la femme et l'expose évidemment à une inflammation consécutive. Or, c'est pour diminuer les souffrances et tout à la fois les chances d'inflammation, que M. Hatin a eu l'idée de se servir d'une seule main pour conduire, sans désemparer, les deux branches du forceps sur les côtés d'une tête arrêtée au-dessus du détroit supérieur. Le procédé de M. Hatin (fig. 112 et 113) consiste donc à introduire, par exemple, la main *gauche* entière dans la cavité utérine pour guider dans le placement des cuillers, et à ne se servir que de la main *droite* pour l'introduction des branches de l'instrument. Pendant l'introduction et le placement de la branche *gauche*, la main gauche, qui est dans la matrice, est tenue *en supination forcée*, et, au contraire, *en demi-pronation*, pendant l'introduction et le placement de la branche *droite*. Or, pour

(1) Voir, du reste, l'article *Céphalotripsie*. -

opérer ce changement de position, cette main

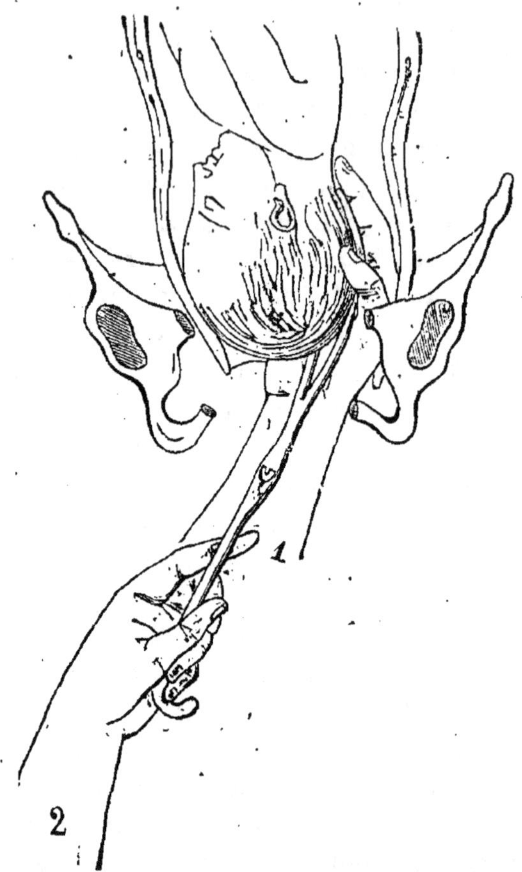

Fig. 112. — Procédé Hatin pour le placement des branches du forceps sur la tête encore mobile au-dessus du détroit supérieur (1).

(1) Dans les figures 112 et 113, c'est la main *gauche* 2 qui tient les branches du forceps, et la main *droite* 1 qui les conduit, sur les côtés d'une tête tenant encore au tronc. Malgré cela, ces figures n'en feront pas moins bien comprendre le procédé.

gauche n'a pas besoin de sortir de l'utérus; elle
n'a besoin que d'être glissée *par derrière la tête,*

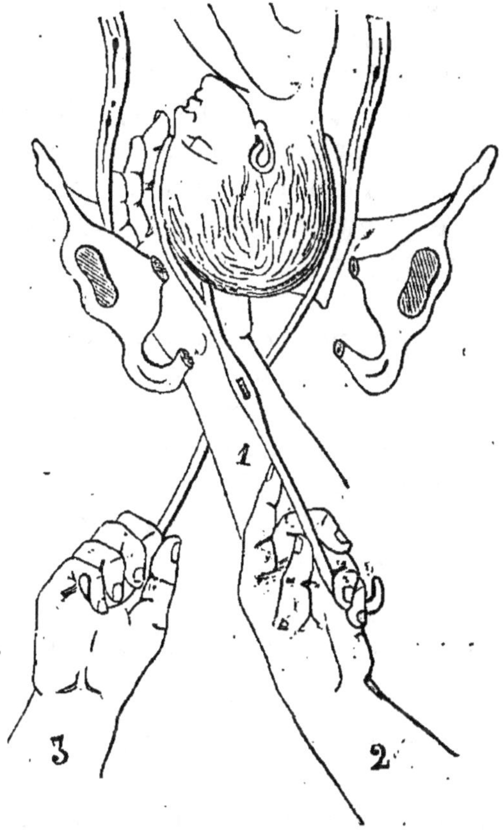

Fig. 113. — Procédé Hatin pour le placement des branches du forceps
sur la tête encore mobile : 1, main droite faisant l'office de conducteur; 2, main gauche introduisant la branche droite; 3, main
d'un aide retenant en place la branche gauche déjà introduite.

pour passer d'un côté de cette tête à l'autre et, par
suite, de la supination forcée à la demi-pronation.
Si c'était la main *droite,* elle passerait de la demi-

pronation à la supination forcée (fig. 112 et 113).

Tant mieux, si l'on a pu réussir, préalablement à l'introduction de l'instrument, à faire que la tête se présente franchement par le menton au détroit supérieur; car, si le menton s'arc-boute sur un point quelconque de la circonférence du détroit, il est plus que probable que le forceps restera insuffisant et qu'il faudra recourir à une application répétée du céphalotribe. Qu'on se serve, du reste, du forceps ou du céphalotribe, c'est le cas ou jamais de suivre le conseil que nous avons donné plus haut, de *bien veiller à ce que l'aide, qu'on charge de tenir immobile le manche de la première branche placée, ne rapproche pas trop l'extrémité de ce manche de la ligne médiane*, de peur d'un mouvement de bascule qui porterait la tête sur la fosse iliaque droite, d'où impossibilité d'arriver à placer convenablement la seconde branche.

Crâniotomie ou perforation du crâne.

La *crâniotomie* est une opération qui a pour résultat la perforation de la boîte crânienne, afin de permettre l'écoulement de la matière cérébrale et de réduire par là les diamètres de la tête. Ce n'est point un moyen direct d'extraction; c'est tout simplement un moyen de réduction, mais un moyen de réduction très-efficace. Aussi, dans certains cas, avons-nous vu P. Dubois se contenter de pratiquer la crâniotomie, laissant ensuite aux contractions utérines, si elles étaient assez énergi-

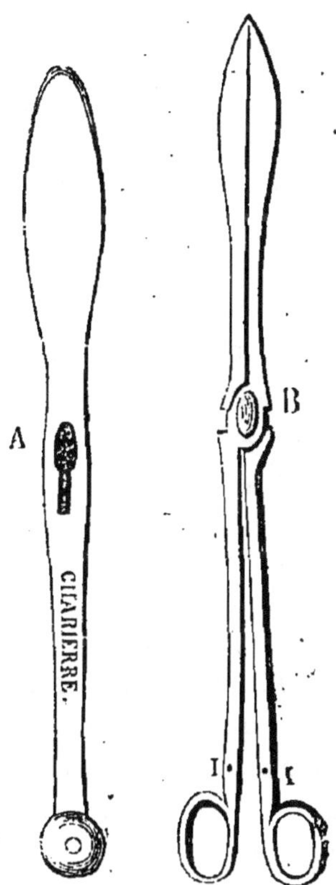

Fig. 114. — Ciseaux de Smellie à gaine
protectrice.

Cet instrument est composé de deux
lames dont les tranchants fonctionnent
en sens inverse des ciseaux ordinaires,
et qui, réunies à leur extrémité en forme de pointes, servent de perforateur;
une gaine en maillechort, échancrée au
milieu A, se fixe sur l'articulation B des
ciseaux, et se trouve maintenue dans
deux petits trous I, I, près des anneaux,
et couvrant parfaitement les tranchants
et la pointe, rend l'instrument complétement mousse; cette gaine se retire
facilement quand l'instrument est placé.

Fig. 115. — Perce-crâne
de Blot fermé; même ins-
trument ouvert.

Cet instrument n'a pas
besoin de gaine, le tran-
chant d'une des lames
étant masqué par le dos
de l'autre, et *vice-versâ*.

Ces ciseaux sont introduits recouverts de leur gaine dans le vagin;
et quand leur pointe est arrivée à toucher la tête du fœtus, la gaine
étant retirée, d'un coup sec ils sont enfoncés dans le crâne, où on
les ouvre pour broyer le cerveau par un mouvement de circumduction.

ques, le soin d'amoindrir la tête, en faisant écouler la matière encéphalique.

La crâniotomie s'exécute avec les ciseaux de Smellie (fig. 114), ou le perce-crâne de M. H. Blot (fig. 115), ou les ciseaux de Nægelé (fig. 116), ou, au besoin, avec n'importe quel instrument tout à la fois solide, piquant et un peu tranchant vers la pointe. Un grand scalpel à double tranchant, dont on garnirait la pointe, comme on le fait pour les ciseaux de Smellie sans gaîne, d'une boulette de cire, et la lame d'une bandelette de linge roulée sur elle-même en spires peu serrées, — serait un instrument parfaitement couvenable pour pratiquer la perforation du crâne. Voici, du reste, comment se fait l'opération :

La femme étant placée comme s'il s'agissait d'une application de forceps, c'est-à-dire sur le bord de son lit et le périnée tout à fait en dehors, on engage la main gauche, moins le pouce, dans le vagin, les quatre doigts disposés en cône, et, des qu'on sent à nu la tête de l'enfant, on relève, s'il le faut, la moitié antérieure du col et on glisse la lame du perce-crâne, quel qu'il soit, dans le vide résultant de l'arrangement des doigts et à raser exactement la face palmaire de ceux-ci. S'il se

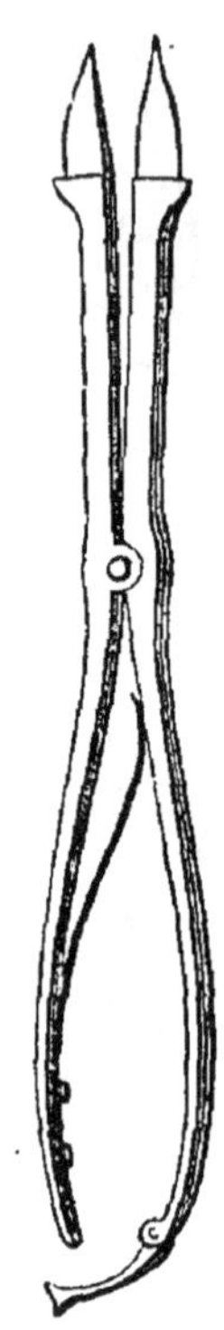

Fig. 116.
Ciseaux
de Nægelé.

trouve sous la pointe de l'instrument une fontanelle
ou une suture, tant mieux, la ponction sera des
plus faciles ; un coup sec suffira pour entrer dans
le crâne. Mais il n'y pas à se laisser déconcerter,
si c'est un os qu'on rencontre au centre de l'orifice
utérin : on applique sur lui la pointe du perce-
crâne *le plus perpendiculairement possible à sa surface,
ayant soin, à cet effet, d'abaisser le manche de l'instrument jusqu'à déprimer le bord antérieur du périnée,* et,
par une forte pression combinée à de petits mouvements de rotation à droite et à gauche, on pé-
nètreda ns la cavité crânienne. La sensation d'une
résistance vaincue et la sortie d'un mélange de
sang noir et de pulpe cérébrale avertissent l'opérateur qu'il a bien pénétré où il le fallait. Alors, il
n'y a plus qu'à écarter les lames du céphalotome
et à leur imprimer quelques mouvements de cir-
-cumduction pour broyer le cerveau; après quoi,
on retire l'instrument, en protégeant toujours le
vagin avec la , main conductrice. S'il paraissait
nécessaire d'agrandir l'ouverture, on retirerait le
perce-crâne les lames ouvertes.

Cela fait, si le rétrécissement du bassin n'est
pas très-considérable, si le diamètre sacro-pubien
n'a pas moins de 8 centimètres 1/2, on essaye d'a-
-bandonner le reste du travail à la nature, quitte à
aider celle-ci avec le forceps, si elle est impuis-
-sante. Mais, si le diamètre rétréci du bassin a moins
de 8 centimètres, on fait suivre de suite la perforation du crâne de l'application du céphalotribe.

Dans le cas où l'on ne se servirait pas du céphalo-

tribe, Cazeaux voudrait que l'on fît des injections
dans le crâne lui-même, avec une seringue armée
d'une longue canule, pour faciliter la sortie de la
pulpe nerveuse broyée. Mais, évidemment, cette
précaution est inutile ; ces injections ne feraient
que compliquer et rendre plus repoussante, sans
aucun avantage, une opération qu'il convient de
laisser dans toute sa simplicité et d'envelopper
du plus grand secret possible ; et il est bien plus
sage de se borner, comme le veut Chailly (1),
à disposer devant la vulve un linge pour recevoir
la bouillie encéphalique, à mesure qu'elle s'écou-
lera, et la soustraire, si cela se peut, aux regards
des assistants. La pression que les contractions
de l'utérus ou le forceps, et, à plus forte raison, le
céphalotribe, exercent sur la tête, suffisent à l'é-
vacuation de cette bouillie.

« La perforation du crâne, quand la tête se pré-
« sente par le sommet, est une opération facile et
« qui n'expose nullement la femme (fig. 117). Mais il
« n'en est plus de même dans le cas où la tête,
« après l'extraction du tronc, se trouve arrêtée au
« détroit supérieur rétréci ; alors, la perforation est
« difficile et peut être dangereuse pour la mère, si
« l'on veut percer le crâne par l'occiput ou par le
« front. En effet, agissant sur ces parties, l'instru-
« ment n'est pas dirigé perpendiculairement à
« leur surface, et, comme ces parties résistent
« plus que ne le fait habituellement le sommet, la

(1) Chailly-Honoré, *Traité pratique de l'Art des accouchements*, 5e édition. Paris, 1867.

« pointe du céphalotome peut glisser et aller bles-
« ser les organes maternels. Il vaut mieux, à l'aide
« de deux doigts introduits dans la bouche, abais-

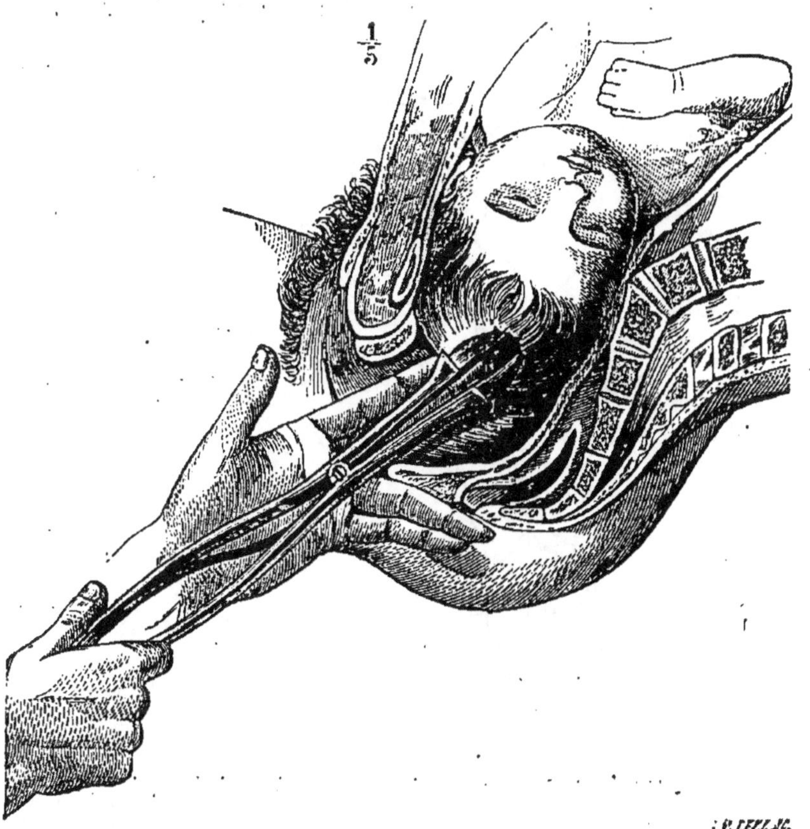

Fig. 117. — Perforation du crâne par le sommet.

« ser fortement la mâchoire inférieure et faire,
« alors, pénétrer le perce-crâne dans la masse
« cérébrale, en perforant la voûte palatine (fig. 118).
« Par ce procédé, on peut agir perpendiculaire-

26.

« ment, et, dans tous les cas, on n'a pas de glis-
« sement à craindre. » (Chailly.)

Cependant, L. J. Hubert, de Louvain, trouve
qu'il y a mieux à faire encore que de perforer la

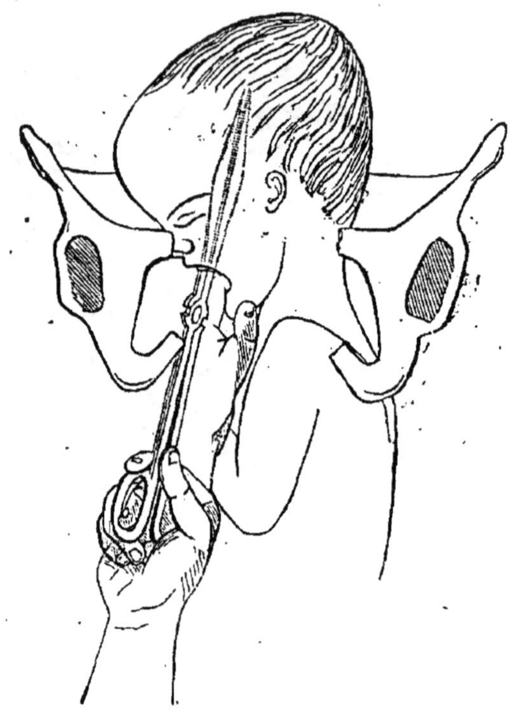

Fig. 118. — Perforation du crâne par la voûte palatine. (Chailly.)

base du crâne par la voûte palatine (1). Suivant
lui, c'est en brisant l'arc-boutant même des os du

(1) L.-J. Hubert, *Cours d'accouchements professé à
l'université de Louvain*, publié par son fils. Louvain,
1869. t. II.

crâne, le *sphénoïde,* qu'on réduira le plus sûrement
le volume de la tête. Le sphénoïde brisé, les tem-
poraux et les pariétaux, qui prennent leur point
d'appui sur lui, s'affaisseront avec une grande facilité et passeront par un rétrécissement de 6 et
même de 5 centimètres. Quant à l'occipital et au
frontal, il n'y aura pas à s'en inquiéter, ils s'inflé-
chiront, s'inclineront, s'engageront obliquement
et passeront toujours.

Partant de cette donnée anatomique, M. Hubert
procède ainsi, le cas échéant : Le tronc du fœtus
étant dehors, la tête seule arrêtée au détroit supérieur, il pratique, à la partie supérieure du sternum
et *transversalement,* une incision de 6 à 7 centimètres; il en dissèque le lambeau supérieur dans l'é-
tendue d'un centimètre et y introduit une longue
pince à polype qu'il pousse jusqu'à la base du
crâne. En ouvrant alors cette pince, en sens divers,
et en tenant ses branches écartées au moment où
il la retire, il fraye une route que le *perforateur*
parcourra ensuite sans difficulté et sans danger,
puisqu'il se trouve dans une véritable gaîne qui
le conduira sûrement à la voûte du pharynx, c'est-
à-dire à peu près sur la base du sphénoïde.

Si les deux doigts qui ont guidé la pince arrivent
sans peine à la bouche, ils accrocheront la mâchoire et la fixeront pendant que le perforateur
agira. Mais cette précaution n'est pas de rigueur,
puisqu'une légère traction continue sur le tronc
peut donner à la tête une fixité suffisante.

Le perforateur, auquel M. Hubert donne la pré-

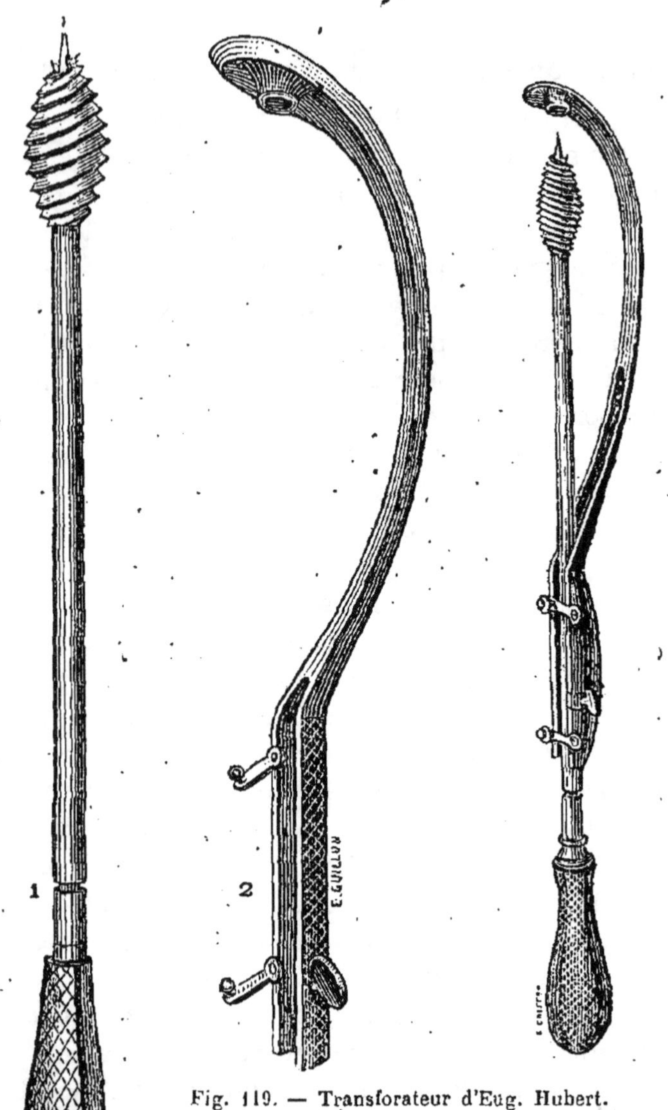

Fig. 119. — Transforateur d'Eug. Hubert.

1. Térébellum, perce-crâne, perforateur consistant
en une tige d'acier très-solide, montée sur une poignée
et surmontée d'une poire qui est parcourue par un
triple pas de vis et terminée par un poinçon semblable
à celui des trocarts.

2. Branche protectrice, ou branche femelle, assez semblable à une
branche de forceps, mais n'offrant que 32 millimètres de largeur.
Elle représente une cuiller dont le bec un peu renflé est percé d'un
trou évasé et assez large pour recevoir sûrement et masquer la pointe
du térébellum. Son manche est creusé en gouttière pour recevoir
la tige du perforateur. Sur un des bords de cette gouttière se trouvent deux clavettes sur pied.

férence sur les ciseaux de Smellie ou de Nœgelé et sur le perce-crâne de M. Blot, est le *térebellum* de Dugès, modifié de manière à ce que la tête de l'instrument, en forme de fuseau et un peu grosse, pour faire éclater la base du crâne en la perforant, soit, en outre, garnie partout d'un triple pas de vis, qui le fait marcher plus vite et pour l'entrée et pour la sortie.

Donc, après avoir pratiqué la gaîne tégumentaire à la région antérieure du cou, M. Hubert y engage le *terebellum*, que deux doigts introduits dans le vagin guident jusqu'à la voûte pharyngienne : ces deux doigts vont, de plus, accrocher la mâchoire, s'ils le peuvent; et alors, la tête étant fixée, soit par ces doigts, soit par une traction continue qu'opère un aide sur le tronc, il perfore, ou la gouttière basilaire de l'occipital, ou la base même du sphénoïde, avec la tête du *perforateur* auquel il imprime un mouvement de vis de gauche à droite; et, celui-ci ayant pénétré de 5 ou 6 centimètres, Hubert cherche à lui imprimer quelques mouvements latéraux, pour broyer l'encéphale; puis, il le ramène, par un mouvement de rotation en sens inverse du premier, jusqu'au-dessous de la base du crâne, mais sans le retirer de la gaîne tégumentaire; il se contente de changer un peu sa direction, et l'enfonce de nouveau, mais dans un autre point solide; et, ainsi de suite, pour un plus ou moins grand nombre de perforations, selon que le vice de conformation du bassin est plus ou moins considérable.

Quoi qu'il en soit, une fois la base du crâne disloquée, quelques fortes tractions suffiraient à entraîner le fœtus; il n'y aurait plus besoin du céphalotribe.

C'est à l'expérience à prononcer entre le procédé de Chailly et celui de Hubert. Mais, en attendant, nous aurions une certaine tendance à préférer le procédé Hubert, comme moins dangereux pour la mère et plus facile à exécuter.

Enfin, si la tête arrêtée se présentait par la face, on choisirait nécessairement l'orbite la plus accessible, comme point d'introduction de l'instrument perforateur, et l'on arriverait par là dans le crâne presque aussi facilement qu'en passant au travers d'une fontanelle.

Céphalotripsie.

Quand le bassin rétréci n'a pas moins de 8 centimètres, la perforation du crâne, suivie surtout de l'application du forceps, peut suffire au dégagement de la tête, réduite de beaucoup par l'évacuation de la matière cérébrale. Mais, lorsque le plus petit diamètre du bassin a moins de 8 centimètres, il faut nécessairement ajouter à la crâniotomie l'action du *céphalotribe*, espèce de forceps dont les branches sont très-fortes, les cuillers longues, étroites, fenêtrées ou non, et les manches munis à leur extrémité, pour le rapprochement des cuillers, d'un mécanisme puissant, soit vis à manivelle (fig. 120), soit vis à volant (fig. 121), soit tige

crénelée mue par une clef à engrenage (fig. 122),
soit lanière de cuir qui s'enroule (fig. 123, 123 *bis*). ·

· Le *forceps-scie* de M. Van-Huevel (fig. 124 et 125)
est fort ingénieux sans doute ; mais il a le grave

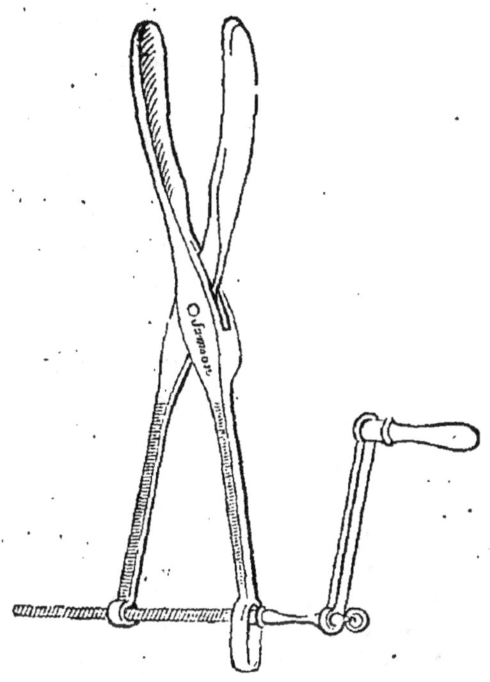

Fig. 120. — Céphalotribe à manivelle, de A. Baudelocque.

Instrument volumineux, difficile à appliquer, exigeant un trop grand
écartement des cuisses de la femme pour le jeu facile de son mécanisme, et aujourd'hui complétement abandonné.

inconvénient d'être trop compliqué ; et, après tout,
il ne vaut pas mieux que notre céphalotribe ordinaire qui, dans des mains habiles, suffit à tous
les cas.

- L'application de ce dernier se fait suivant les

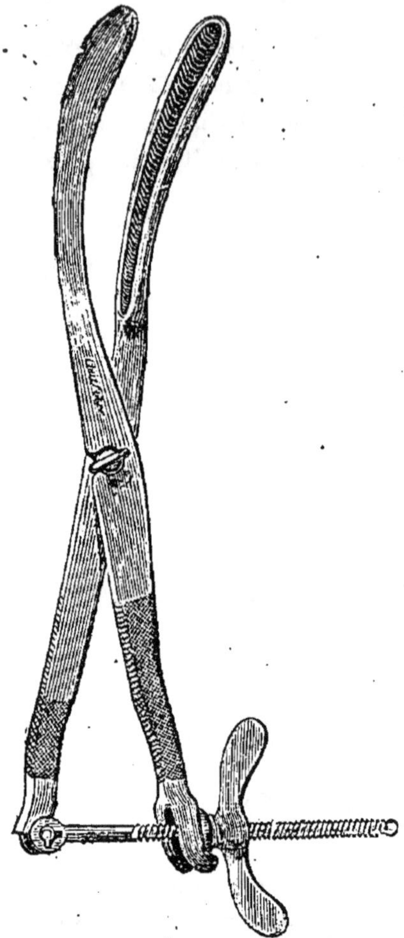

mêmes règles que l'application *directe* du forceps. Seulement, il est bon de redoubler de précautions à cause de la longueur, du poids et de la force de l'instrument. Qu'on se figure quels désordres affreux on produirait, si on allait pincer maladroitement la paroi utérine en même temps que la tête du fœtus ! C'est donc ici le cas, ou jamais, d'appliquer le procédé Hatin au placement des cuillers (main entière introduite comme

Fig. 121 — Céphalotribe de M. Pénard. — La grande manivelle de Baudelocque a été remplacée par une vis à larges filets et indépendante, que l'on articule sur la branche gauche de l'instrument, en l'engageant, parallèlement à l'axe de cette branche, dans le clou en forme de T qui y est rivé solidement. Cette vis est placée ensuite à angle droit sous la branche droite, et un volant léger, proportionné à une force moyenne, roule sur cette même vis pour serrer à volonté les deux branches du céphalotribe. — C'est le plus simple et le moins susceptible de se déranger; c'est en même temps le moins cher. Il a été adopté par la généralité des praticiens.

guide dans l'uté-
rus). Du reste, pen-
dant qu'on intro-
duit celles-ci, *un*
aide, monté sur le
lit à côté de la
femme, doit fixer
solidement l'utérus
avec ses deux mains,
pour que la tête
n'abandonne pas
le détroit supé-
rieur après le pla-
cement de la pre-
mière branche ;
c'est là une précau-
tion tout à fait
indispensable. On
n'oubliera pas, non
plus, de *porter for-*
tement par en bas,
vers le périnée, *le*
manche de l'instru-
ment, si l'on veut
saisir la tête fran-
chement, par sa
partie moyenne, et

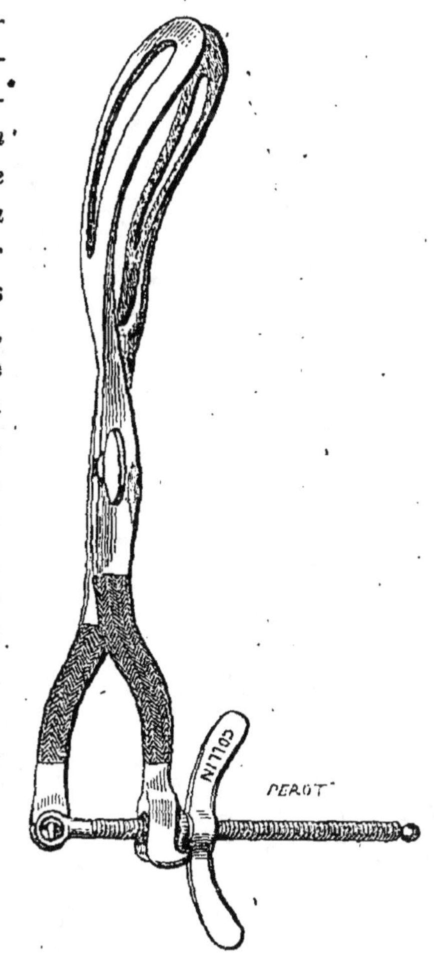

Fig. 122. — Nouveau céphalotribe de
Blot, à mors fenêtrés.

ne pas s'exposer à la voir fuir en avant des mors
aux premiers tours de clef ou de volant. Quoi qu'il
en soit, une fois la tête saisie suivant l'un de ses
diamètres, n'importe lequel (et l'écartement des

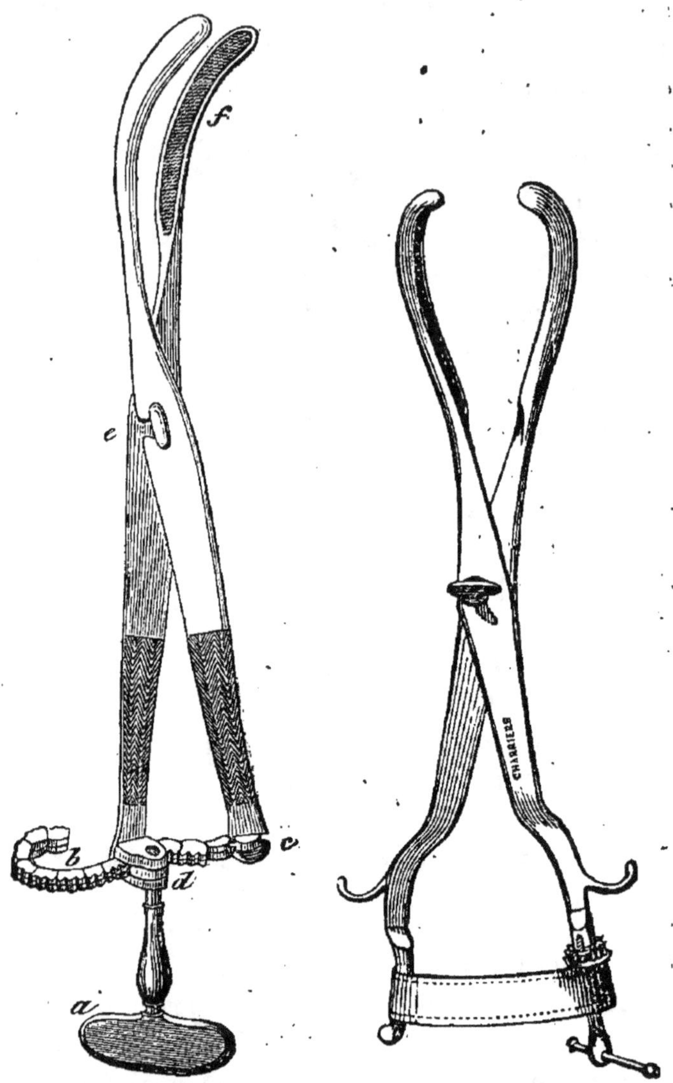

Fig. 123. — Céphalotribe de M. Depaul, modifié.

Fig. 123 *bis*. — Céphalotribe de Chailly.

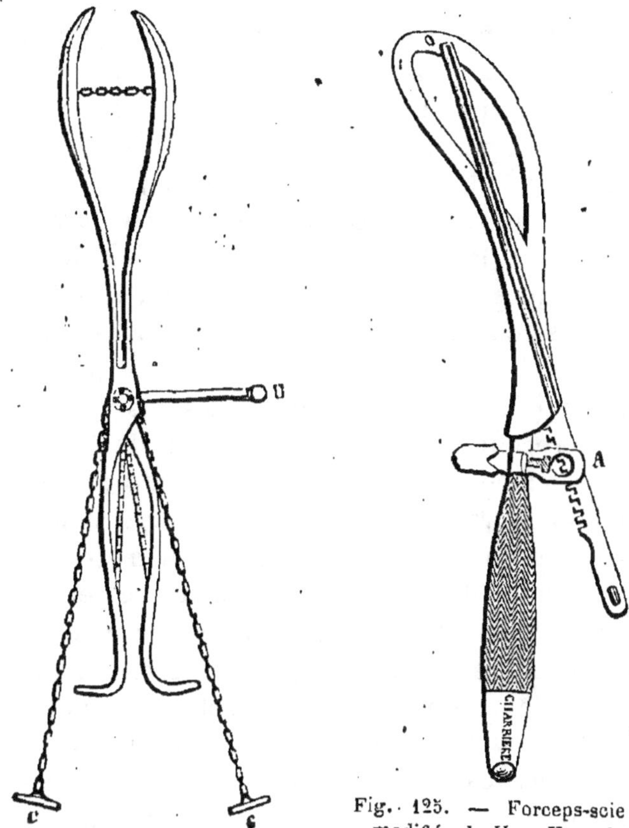

Fig. 125. — Forceps-scie
modifié de Van-Huevel.

Fig. 124. — Forceps-scie de Van-Huevel.

Cet instrument a la forme d'un forceps ordinaire, ses cuillers sont assez épaisses pour y faire glisser une petite scie articulée, dont les chaînons du milieu sont taillés comme ceux de la scie à chaîne ordinaire. Au moyen de poulies de renvoi, on fait monter cette scie qui va ainsi jusqu'à l'extrémité des cuillers.

B, manche servant à soutenir l'instrument. C, C, petits manches fixés aux extrémités de la scie à chaîne.

Les cuillers en sont plus minces. La scie à chaîne, faite comme la précédente, passe à travers un tube soudé au centre des cuillers de l'instrument. On fait fonctionner la chaîne à l'aide d'une clef à pignon, placée dans la crémaillère A qui fait monter et descendre la tige qui porte la scie.

branches de l'instrument suffit seul à indiquer si les mors sont bien placés ou non), on fait jouer le mécanisme jusqu'à ce que les becs des cuillers se touchent ou à peu près.

Si l'on a suivi le précepte de P. Dubois, qui veut qu'on fasse toujours précéder l'application du céphalotribe de la perforation du crâne, on voit, après quelques tours de clef ou de volant, la pulpe cérébrale s'échapper de la vulve et annoncer que le broiement de la tête se fait bien. On continue, malgré cela, de comprimer cette boîte osseuse, et quand on reconnaît au peu d'écartement des branches que les becs des mors en sont presque à se toucher, on tourne le bord concave de l'instrument à gauche ou à droite, pour placer le diamètre réduit de la tête dans le sens du diamètre rétréci du bassin, et l'on exerce alors d'assez fortes tractions, suivant l'axe général du canal vulvo-utérin.

Il est bien entendu que ces tractions, quoique fortes, doivent encore être faites avec un certain ménagement ; car il serait possible que quelques pointes osseuses eussent transpercé les téguments du crâne et menaçassent les parties maternelles de dilacérations plus ou moins graves.

Eh bien, c'est pour éviter le danger de semblables dilacérations, soit du col de l'utérus, soit du vagin, par des esquilles crâniennes, que M. Pajot a proposé dans ces derniers temps une nouvelle méthode de céphalotripsie, sous le nom de *céphalotripsie répétée*. Ce savant professeur supprime le 4e temps de l'opération (l'extraction) et répète, au contraire, le 3° (le broiement) jusqu'à 4, 5 et 6 fois, s'il le faut : *Plus d'extraction*, mais, aussi, *de trois à quatre broiements* en moyenne. Après le premier, M. Pajot imprime à la tête un assez grand mouvement de rotation à gauche ou à droite, suivant la position reconnue, et, cela fait, il désarticule les branches de l'instrument, pour les retirer l'une après l'autre. Il abandonne, alors, le travail à la nature *pendant deux ou trois heures*. Au bout de ce temps, si le fœtus n'est pas descendu, il fait une nouvelle application du céphalotribe et un nouveau broiement de la tête suivant un diamètre autre que le premier saisi; puis, il imprime un nouveau mouvement de rotation, *toujours dans le même sens que le premier*, et enfin, l'instrument encore enlevé, il fait un nouvel abandon du travail à la nature, *pendant encore deux ou trois heures;* et, ainsi de suite, jusqu'à 5 et 6 fois, si c'est nécessaire. Le nombre des reprises variera évidemment selon le degré du rétrécissement et l'énergie des contractions utérines. Dans un cas, M. Pajot a dû répéter le broiement jusqu'à 8 fois, à une ou deux heures d'intervalle en moyenne, et il n'est survenu aucun accident primitif ni consécutif.

L'expérience ayant démontré : — 1° qu'il est sage, si rien ne s'y oppose, de livrer l'expulsion du produit, une fois la réduction de la tête opérée, aux seules forces de la nature; — 2° que le céphalotribe, à l'inverse du forceps, est un excellent instrument de réduction, mais un très-mauvais agent d'extraction; — 3° que, dans le cas où il a pu saisir assez solidement la tête une fois broyée, le col de l'utérus et le vagin, pour peu que le rétrécissement soit considérable, sont exposés, pendant les tractions, à des dilacérations toujours fâcheuses; — nous ne pouvons que nous prononcer (sans pourtant avoir encore trouvé l'occasion de l'appliquer) en faveur de la nouvelle méthode de céphalotripsie, qui laisse le céphalotribe *exclusivement* agent de réduction, — qui se contente de broyer à plusieurs reprises la tête du fœtus, pour livrer ensuite l'expulsion de celui-ci aux seules contractions utérines, — et qui, dès lors, n'expose plus les parties molles de la mère à être dilacérées de la même façon. Assurément, tout accoucheur habile retirera de ce nouveau mode opératoire les mêmes avantages que M. Pajot lui-même, qui l'a déjà appliqué plusieurs fois, nous le savons, avec un succès complet, même dans des cas où l'opération césarienne paraissait devoir être l'unique ressource (rétrécissement porté à moins de 5 centimètres, l'enfant étant à terme). Mais s'ensuit-il qu'il faille rejeter entièrement la méthode ancienne? Non, sans doute; car, si cette dernière expose, dans quelques circonstances, les parties génitales à une plus vive inflammation, elle est aussi plus expéditive; et il n'est certes pas indifférent pour le praticien, s'il n'a pas de temps à perdre, comme pour la femme, si elle a déjà beaucoup souffert, que l'accouchement, pour sa terminaison, exige encore 8 ou 10 heures au lieu d'une seule.

Quelques accoucheurs ont eu recours avec avantage à la version pelvienne, immédiatement après avoir écrasé la tête du fœtus, aussi bien que possible, par deux ou trois applications rapprochées du céphalotribe. M. le docteur Bertin a récemment commenté les faits de ce genre qui ont été publiés, et il en a tiré cette conclusion, que c'est encore une nouvelle méthode opératoire destinée à rendre de grands services. Mais, évidemment, elle ne sera applicable que dans des cas de rétrécissement médiocre, permettant l'introduction de la main dans l'utérus.

Parfois, après la sortie du tronc (soit version, soit accouchement spontané par le siége), la tête est arrêtée au détroit supérieur par un rétrécissement. On essaye d'amener le fœtus par de fortes tractions, puis par le forceps; mais on n'y réussit pas. Que faire alors? La pratique la plus générale consiste à détronquer, d'abord, l'enfant, pour dégager le conduit vulvo-utérin, et à appliquer, après cela, le céphalotribe sur la tête restée seule dans l'utérus. — La *détroncation* se fait au moyen de longs et forts ciseaux droits ou courbes sur le plat (voy. plus loin, fig. 126), que l'on conduit sur le cou de l'enfant avec deux ou trois doigts de la main gauche, et à l'aide desquels on coupe chairs et os, à petits coups répétés. — Quant à la *céphalotripsie*, elle s'exécute d'après les règles établies plus haut. Seulement, l'accoucheur veille plus que jamais à ce que l'utérus et la tête par conséquent soient maintenus immobiles par les mains d'un aide monté, à cet effet, sur le lit, à côté de la femme; — à ce que

les mors de l'instrument soient bien exactement
conduits sur les côtés de la tête par la main (procédé Hatin) introduite tout entière dans la cavité
utérine ; — et, enfin, à ce que le manche du céphalotribe soit tenu fortement abaissé vers le périnée, pendant qu'on fait jouer la clef à engrenage
ou le volant : au degré d'écartement des branches
il jugera, du reste, très-bien si la tête est ou non
solidement saisie, s'il y a à craindre ou non que
les mors, glissant sur elle par devant ou par derrière, ne viennent pincer et déchirer peut-être la
paroi utérine.

Depuis quatre ans, — pour des rétrécissements
ne dépassant pas 8 centimètres 1/2, mais alors que
la tête des fœtus était d'un volume excessif, — nous
avons pratiqué deux fois (avec un succès merveil-
leux, du reste) le *broiement*, par la méthode ordinaire, *de la tête restée seule dans l'utérus* après
version et détroncation ; et nous avons pu nous
convaincre qu'en vertu de l'étroitesse des mors du
céphalotribe et de leur forme parfaitement arrondie
en dehors, il est assez facile, après avoir aplati la
tête dans un sens et lui avoir imprimé un mouvement de rotation à droite ou à gauche, de la reprendre suivant un autre diamètre, sans retirer
les branches de l'instrument (comme on le ferait
pour le forceps) et sans cependant exposer beaucoup la paroi utérine à un pincement. Pour cela,
il suffit de désarticuler et de faire ensuite exécuter
aux mors de petits mouvements en sens inverses.

Mais nous avons également pu remarquer combien le défaut de fixité de la tête, après la détroncation, rend difficile l'exacte application des mors du céphalotribe sur les extrémités d'un diamètre céphalique quelconque.

Fixer la tête restée seule au détroit supérieur d'un bassin très-rétréci, de façon à pouvoir placer régulièrement les mors du céphalotribe, est, dit M. Pajot, l'une des grandes difficultés de la pratique obstétricale. On sait, en effet, que les mains de l'aide le plus intelligent, appliquées sur l'hypogastre, n'arrivent pas toujours à immobiliser le corps de l'utérus. Aussi, cet habile professeur a-t-il cherché un moyen d'atteindre plus sûrement ce but; et voici celui qu'il proposerait et dont il s'est servi déjà, du reste, avec succès :

Perforer la base du crâne avec une tréphine, et, par cette ouverture, introduire à l'aide d'une longue pince, jusque dans la cavité crânienne, un petit bâtonnet solide, de 5 à 6 centimètres de longueur, sur 5 à 6 millimètres d'épaisseur, et lié, par sa partie moyenne, à un lacs assez fin, mais solide cependant. Une fois l'introduction faite, tirer doucement sur le lacs, de façon à faire que le bâtonnet prenne une position transversale ou d'avant en arrière, peu importe; puis, confier le lacs à un aide qui le maintienne roide. La tête, par cela seul, est fixée comme on le désirait.

Ce procédé, dit *du bâtonnet* (dont l'auteur nous avait donné la primeur, dès 1865), a l'avantage de maintenir la tête au détroit supérieur par un instrument ne pouvant gêner en aucune façon la manœuvre des branches du céphalotribe, comme le ferait un instrument rigide, tant mince fût-il ; et puis, autre avantage, si le lacs est solide, il peut servir à favoriser l'extraction de la tête une fois broyée.

Mais, est-il bien facile de perforer la base du crâne, si rien ne fixe déjà la tête? M. Pajot ne fait pas d'observation à ce sujet, et c'est à tort, pensons-nous. Il doit souvent y avoir danger à tenter de perforer la tête, si elle n'est préalablement immobilisée. Aussi, persistons-nous dans la pensée que nous émettions dans nos dernières éditions, à savoir : qu'au lieu de pratiquer la décollation de prime abord, il serait plus sage de commencer par la *simple ablation des deux bras, épaules comprises* ; — ablation qui suffirait certainement à dégager l'entrée du conduit vulvo-utérin, assez pour faciliter de beaucoup l'introduction des mors du céphalotribe, et qui, en même temps, aurait le grand avantage de laisser persister la charpente même du tronc. Ce tronc serait enveloppé d'un linge et confié à un aide intelligent, qui exercerait sur lui des tractions soutenues, d'abord pour fixer la tête au détroit supérieur, soit qu'on voulût appliquer de suite le céphalotribe, soit que, préalablement à l'application de cet instrument, on voulût recourir au *procédé du bâtonnet.* Dans le premier cas, le tronc du fœtus conservé viendrait en aide au céphalotribe pour l'extraction de la tête ; et, dans le second cas, il servirait à fixer la tête pour le placement sans danger du bâtonnet. Celui-ci introduit, on ferait la *décollation,* et, cette décollation opérée, on pratiquerait le broiement du crâne bien plus facilement, rendant l'opération plus sûre, plus rapide et partant moins dangereuse.

Car, qu'on ne se fasse pas trop illusion: malgré les immenses services qu'elle rend chaque jour, la céphalotripsie n'est pas du tout une opération exempte de dangers. Elle fait, au contraire, un assez bon nombre de victimes, puisque, d'après un relevé de M. Rillet, directeur de la Maternité de Paris, sur soixante céphalotripsies pratiquées dans cet établissement, de 1852 à 1862, 17 auraient été suivies de mort.

Il est vrai de dire que la mort est ici bien plus souvent le résultat des circonstances dans lesquelles l'opération est pratiquée, que des manœuvres opératoires elles-mêmes. Ainsi, la terminaison n'est bien souvent fatale que parce qu'on opère trop tard, quand la femme est épuisée par la longue durée d'un accouchement laborieux et par des tentatives prolongées d'extraction, avec meurtrissures profondes des parties molles.

Les cas les plus favorables sont donc ceux où les forces de la femmes sont encore entières, où l'obstacle mécanique au passage de la tête du fœtus n'est pas trop considérable, et où la tête, soit qu'elle vienne la première, soit qu'elle vienne après le tronc, peut être solidement fixée au détroit supérieur, pour favoriser le placement rapide et régulier du céphalotribe.

Embryotomie.

Perforer et, à plus forte raison, briser le crâne d'un fœtus, c'est faire déjà, sans aucun doute, de l'*embryotomie*. Néanmoins, on réserve, en général, ce nom pour l'opération qui consiste, dans le cas de présentation de l'épaule, avec un engagement profond de la partie et rétraction tétanique de l'utérus, à séparer le tronc de l'enfant en deux parties qu'on extraira ensuite séparément, l'inférieure d'abord, puis la supérieure, celle à laquelle tient la tête. Se borner à désarticuler le bras qui pend dans le vagin, serait une opération absurde, qui ne conduirait à rien, et, qui plus est, priverait maladroitement l'accoucheur du seul moyen d'agir efficacement par traction sur l'une ou l'autre des moitiés du tronc, une fois la section de celui-ci achevée. C'est, suivant Davis et P. Dubois, le thorax qu'il faut couper en écharpe, soit du dessous de l'épaule engagée à aller joindre la base du cou du côté opposé, soit du dessus de l'épaule engagée à aller tomber sous l'aisselle opposée. Or, cette section ne s'exécute guère aujourd'hui qu'à l'aide de longs et forts ciseaux droits ou légèrement incurvés sur le plat (ciseaux de P. Dubois, fig. 126), que l'on fait agir *à petits coups*, pendant que de la main gauche on apporte le plus grand soin à protéger les parties maternelles.

Autrefois on se servait, pour faire cette sépara-

tion du tronc du fœtus
en deux parties, du *cro-
chet à lame tranchante*, de
Ramsbotham ; mais c'est
un mauvais instrument et
de nos jours, on l'a com-
plétement abandonné. Si
les ciseaux ne devaient
pas suffire, il vaudrait
mieux recourir au moyen
qu'a proposé M. Pajot, et
qui consisterait à con-
duire autour du tronc de
l'enfant une petite corde
solide, comme celle dite
fil à fouet, et à scier les
tissus embrassés par
cette corde, en imprimant
à celle-ci des mouve-
ments un peu forts de
va-et-vient. Pour proté-
ger l'orifice utérin, les
parois vaginales et la
vulve elle-même contre
l'action de la corde, il
faudrait évidemment faire
passer les bouts de celle-
ci à travers un speculum
plein, dont on applique-
rait exactement l'extré-
mité sur la partie fœtale

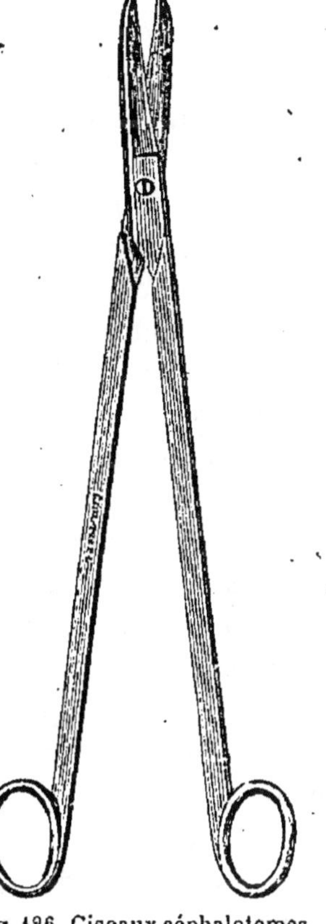

Fig. 126. Ciseaux céphalotomes.
Il se fait deux modèles : l'un
à branches droites, comme les
ciseaux de Percy, l'autre de
même forme, mais à branches
décroisées près des anneaux,
pour qu'elles s'écartent moins
quand les lames sont ouvertes.
L'un et l'autre peuvent, du reste,
avoir leurs lames droites ou
courbes sur le plat. Les modèles Charrière sont à tenon.
Les ciseaux à branches décroisées seraient préférables aux
autres, s'ils n'étaient un peu
plus faibles.

qui se présente, avant de commencer les mouvements de scie. Mais, comment arriver à passer
cette corde autour du tronc de l'enfant? M. Pajot
dit y réussir parfaitement au moyen du crochet
mousse, ordinaire, sur la convexité duquel il a
fait creuser une rainure pouvant recevoir le *fil à
fouet* et dont il coiffe la pointe d'une grosse balle
de plomb disposée en calotte et à laquelle est fixée
une des extrémités de la corde. C'est en tendant
celle-ci sur sa poulie de réflexion, qu'il maintient
la calotte de plomb à sa place. — Il porte donc le
crochet ainsi garni dans la matrice, *par derrière*
le fœtus, le recourbe par-dessus ce même fœtus
quand il le présume être rendu à hauteur voulue,
dégage facilement la calotte de plomb de la pointe
du crochet, rien qu'en abandonnant la corde à
elle-même, va à la recherche du plomb avec une
longue pince à polype, s'il n'apparaît pas de lui-
même en avant de la partie fœtale engagée, et, le
speculum mis en place, commence immédiatement à imprimer au *fil à fouet* de vigoureux mouvements de va-et-vient.

Cette manière de scier un fœtus est très-ingé-
nieuse. Nous l'avons vu exécuter sur le cadavre
par M. Pajot lui-même, et nous avons admiré avec
quelle promptitude cette *ficelle* sectionne un fœtus,
n'importe où, tout aussi bien au niveau du thorax
qu'au niveau du cou. Le procédé a déjà, du reste,
été appliqué plusieurs fois sur le vivant, et chaque
fois avec succès. Il a réellement, sur les autres
procédés d'embryotomie, les avantages que voici :

1° La possibilité de se procurer partout les objets
nécessaires pour l'opération (1); 2° la facilité de
l'application ; 3° l'innocuité pour les organes de la
mère ; 4° la rapidité de la section.

La *décollation* ou détroncation, — section du cou
seul, — est encore évidemment de l'embryotomie ; mais elle ne se pratique guère que lorsque
l'enfant est arrivé, soit spontanément, soit par
suite de version podalique, à avoir tout son tronc
dehors, et que la tête seule, arrêtée au détroit supérieur, met obstacle à la terminaison de l'accouchement ; et encore vaudrait-il mieux, suivant
nous, ne pas pratiquer alors la décollation, mais
bien seulement l'ablation des deux bras, épaules
comprises. Dans le cas d'engagement irréductible
de l'épaule, ce n'est donc pas, quoi qu'en dise
Cazeaux, à la section du cou qu'il faudrait donner
la préférence, mais bien à la section oblique du
thorax, d'après la méthode de P. Dubois ; car
il n'est pas du tout indifférent de laisser ou non
un des bras attenant au tronçon supérieur du
fœtus. Il faudrait que ce fût le cou lui-même qui
se présentât en plein dans le champ de l'orifice
utérin, et qu'avec cela il parût absolument impossible d'amener le bras en procidence, pour qu'on

(1) Car, à défaut d'une branche de forceps préparée
exprès, c'est-à-dire, portant une rainure sur sa convexité, il serait facile de se servir d'une sonde de trousse
dont on aurait enlevé d'un coup de lime le cul-de-sac
terminal. Un fil de fer servirait de passe-galon pour y
introduire la *ficelle* et celle-ci, une fois tendue, donnerait à la sonde pour bec inoffensif la balle de plomb.

songeât à pratiquer tout d'abord la décollation. Du reste, cette décollation ne serait, alors, que le premier temps d'une opération très-complexe, consistant à extraire le tronc au moyen d'un crochet, — puis *la tête*, au moyen du céphalotribe, — horrible opération ! qui nécessairement fera toujours courir à la femme les plus grands dangers. M. Pajot dit n'avoir pas vu périr moins de 4 femmes sur 5 délivrées de la sorte ; et encore, la 5e n'a-t-elle échappé à la mort que par miracle, après une foule d'accidents de la plus haute gravité (1). Aussi, d'accord avec cet éminent professeur, donnerions-nous sans hésiter, dans des cas de ce genre, la préférence à l'opération césarienne, qui n'exposerait pas plus la femme, et qui au moins donnerait beaucoup de chances de sauver l'enfant. — Si le fœtus n'était pas à terme, ce serait différent ; nous nous en tiendrions à l'embryotomie qui, du reste, ne présenterait probablement pas, alors, de très-grandes difficultés. — Quant à la circonstance d'un fœtus à terme, mais *mort*, elle nous mettrait dans un extrême embarras ; cependant, nous croyons qu'après avoir cherché à changer la position de l'enfant par des manœuvres externes bien entendues (*version céphalique*) et n'y avoir pas réussi, nous nous déciderions pour l'opération la plus facile, la gastro-

---

(1) Pajot, *De la présentation du tronc dans les rétrécissements extrêmes du bassin et d'un nouveau procédé d'embryotomie* (*Bull. de l'Acad. de méd.*, juillet 1863, t. XXVIII, p. 872.)

hystérotomie, si toutefois les médecins appelés en
consultation n'étaient pas d'une opinion contraire.

Voilà pour les cas de présentation de l'épaule
avec rétrécissement extrême du détroit supérieur.
Mais si le bassin était presque normal et avait
permis à l'épaule de s'engager profondément, la
version n'étant plus possible, quelle conduite devrait tenir l'accoucheur?

M. Pamart, dans une circonstance grave — (engagement profond d'une épaule, avec impossibilité
de faire la version, bien qu'il n'y eût pas de rétrécissement), — a employé un procédé d'extraction
fort ingénieux et qui lui a réussi. Plutôt que de
perforer le thorax pour aller saisir la colonne
vertébrale avec un crochet mousse, comme le
faisait le docteur Lee, — ou de sectionner le fœtus
en deux parties à la façon de P. Dubois, — il
porta de suite le crochet mousse d'une des branches du forceps jusqu'au delà des fausses côtes,
par derrière le fœtus, et, le retournant vivement,
de manière que son extrémité correspondît aux
téguments de l'enfant, il le fit pénétrer dans l'abdomen : alors, tirant vigoureusement sur la colonne vertébrale ainsi ployée en double, il força
le siége à descendre dans la concavité du sacrum,
par derrière l'épaule engagée sous l'arcade pubienne, et parvint ainsi à faire exécuter au fœtus
le mouvement complexe que nous avons décrit en
parlant de l'*évolution spontanée.* Si l'on se trouvait
en face d'un cas semblable, et qu'on fût certain
qu'il n'y eût pas un rétrécissement notable du

bassin, on ne courrait aucun risque à essayer du procédé Pamart, avant d'en venir à l'embryotomie proprement dite. L'enfant n'en serait pas plus ménagé; mais, au moins, de deux opérations meurtrières, on aurait choisi la moins dégoûtante pour les assistants.

Opération césarienne ou gastro-hystérotomie.

La *gastro-hystérotomie* consiste, ainsi que l'indique son nom, dans l'extraction du fœtus par une grande incision pratiquée à la paroi abdominale-antérieure et à la paroi correspondante de la matrice.

Appliquée à la femme qui vient d'expirer, pour tâcher de sauver son enfant, elle a très-probablement été pratiquée de tout temps. Mais, appliquée à la femme vivante, elle ne remonte guère au delà du commencement du seizième siècle.

Trop exaltée par les uns, trop dépréciée par les autres, elle n'est réellement jugée ce qu'elle vaut que depuis 1827, date de l'invention du céphalotribe par A. Baudelocque, neveu du célèbre accoucheur du XVIIIe siècle. De nos jours on s'accorde à reconnaître que, dans le cas de présentation, soit du sommet, soit de la face, soit du siége, tant que le rétrécissement du bassin reste dans des limites qui permettent d'espérer l'extraction du fœtus par les voies naturelles, en réduisant le volume de sa tête par le céphalotribe, c'est à la céphalotripsie qu'il faut donner la préférence; et que l'opération césarienne doit être alors exclusivement réservée pour les cas où le rétrécissement est tel qu'il est impossible d'avoir l'enfant par les voies naturelles, même en lui broyant la tête. Sans doute, on recourrait bien plus volontiers à l'opération césarienne, si elle était moins dangereuse pour la mère; car la vie d'un enfant vaut bien quelque chose! mais, lorsque les relevés statistiques viennent démontrer que cette opération tue 5 femmes sur 6 dans les petites villes et les campagnes salubres, et 29 femmes sur 30 dans les grandes villes, à Paris, par exemple, comment ne pas préférer la céphalotripsie, qui sacrifie nécessairement, il est vrai, un enfant parfois plein de vie, mais qui, au moins, ne fait pas courir d'aussi grands dangers à la mère? Serait-il donc raisonnable de prendre plus les intérêts d'un pauvre petit être dont les chances d'existence prolongée et la valeur morale dans l'avenir sont tout à fait problématiques, que ceux d'une jeune femme que mille liens attachent à la famille et même à la société! Non; la vie d'une femme adulte est évidemment plus précieuse que celle d'un enfant qui n'est pas encore né. Comme le dit fort bien M. Tarnier, la question a été sérieusement débattue, et la conclusion est que l'accoucheur peut et doit même disposer de la vie de l'enfant, pour éviter à la mère les immenses dangers de l'opération césarienne. Mais une pareille décision est évidemment trop grave pour qu'on la prenne seul; il faudra donc demander l'avis de confrères instruits, et ne s'arrêter à un parti définitif, qu'après avoir pesé avec eux *très-attentive-ment* toutes les indications, et, par suite, toutes les chances de succès ou d'insuccès.

Dans tous les cas, avant de sacrifier l'enfant, il ne faudrait pas oublier de lui donner le baptême intrà-utérin.

On a raison, quand c'est la tête ou le siége qui se présente au détroit supérieur, de réserver la gastro-hystérotomie pour les seuls cas exception-nels où la céphalotripsie cesse d'être applicable, et où, par conséquent, il n'est pas possible de dé-livrer la femme autrement ; — ce qui revient à dire qu'il faut se trouver en présence d'un rétré-cissement du bassin. porté à moins de 5 centim., pour songer à l'opération césarienne.

Mais, quand il y a présentation de l'épaule au-dessus d'un détroit supérieur rétréci à un tel de-gré (moins de 7 centim.) qu'il soit absolument impossible d'introduire la main dans l'utérus, pour changer la position de l'enfant, la question reste-t-elle la même ? et doit-on, alors, préférer l'em-bryotomie à l'opération césarienne ? Non , sans doute; ainsi que le fait remarquer M. Pajot, dans le Rapport déjà cité, lorsque le bassin a moins de 7 cent. et que, par conséquent, il n'y a pas possi-bilité d'aller avec la main changer la position du fœtus, c'est à l'opération césarienne qu'il faut donner la préférence, attendu qu'elle n'expose pas beaucoup plus la mère que l'embryotomie faite dans de pareilles conditions de rétrécisse-ment, et qu'elle permet au moins, comme compensation, d'avoir l'enfant vivant. Mais ce choix, nécessairement, ne serait plus motivé, si l'enfant n'était pas à terme, ou si, bien qu'à terme, il était jugé mort ou seulement très-faible. Car, s'il était loin d'être à terme, peu volumineux, par conséquent, ce serait à l'embryotomie qu'on devrait recourir comme exposant alors beaucoup moins la mère que l'opération césarienne ; — et, s'il avait cessé de vivre ou seulement paraissait très-souffrant, bien qu'à terme, ce serait encore l'embryotomie qu'il faudrait préférer, à moins, toutefois, que le fœtus ne fût reconnu trop volumineux pour pouvoir passer par les voies naturelles, quelques mutilations qu'on lui fît subir.

En résumé, c'est du salut de la mère, et non de celui de l'enfant, qu'on doit se préoccuper avant tout, en se décidant à entreprendre l'opération césarienne. Tant mieux, si l'on sauve l'enfant par la même occasion ; ce sera une heureuse compensation aux risques si grands que l'on fait courir à la mère. Mais, enfin, il n'en est pas moins vrai que ce n'est pas l'intérêt de l'enfant qu'on fait passer en première ligne ; puisque, si l'on pouvait, en le sacrifiant, délivrer la femme d'une autre façon moins dangereuse pour elle, on n'hésiterait pas à prendre un tel parti.

Voici donc, tout bien considéré, comment nous serions tenté de formuler les indications de la céphalotripsie, de l'embryotomie et de l'opération césarienne :

1° *Le rétrécissement du bassin est entre 9 1/2 et 8 centi-*

mètres. Expectation; puis forceps, à diverses reprises s'il le faut; *céphalotripsie,* dernière ressource.

2° *Le rétrécissement est entre 8 et 7 centimètres.*

Si présentation de la tête, tentatives avec le forceps, et, dans le cas d'insuccès, *céphalotripsie.*

Si présentation du pelvis, la tête, une fois le tronc dehors, enrayant la fin de l'accouchement, — *céphalotripsie* seule, ou avec *embryotomie* préalable.

Si présentation irréductible de l'épaule, — *embryotomie,* alors facile et peu dangereuse ; — à moins que la femme ne réclame elle-même l'*opération césarienne,* dans l'intérêt de son enfant reconnu *être plein de vie et de santé.*

3° *Le rétrécissement est entre 7 et 5 centimètres.*

Si présentation de la tête, — *céphalotripsie,* soit simple, soit *répétée* (Pajot) ; — à moins que, l'enfant étant plein de vie, la femme ne veuille absolument courir les risques de l'*opération césarienne.*

Si présentation du pelvis, la tête, le tronc une fois dehors, s'arrêtant au détroit supérieur, — *embryotomie* suivie de *céphalotripsie.* L'enfant est mort, évidemment ; rien ne peut donc inviter de préférence à l'*opération césarienne,* qui ne devra être proposée que si le fœtus est trop volumineux pour être extrait par les voies naturelles.

Si présentation de l'épaule irréductible, — *choix difficile* à faire entre l'*embryotomie* et l'*opération césarienne;* la première étant très-difficile, mais un peu moins dangereuse que l'opération césarienne ; celle-ci exposant un peu plus la mère, mais permettant de sauver l'enfant.

Si l'enfant, donc, était à terme et bien vivant, nous nous prononcerions pour l'*opération césarienne*.

Si, au contraire, il était reconnu mort, ce serait pour l'*embryotomie*; à moins que le produit ne fût trop volumineux pour passer, même broyé, par les voies naturelles.

A plus forte raison, donnerions-nous la préférence encore à l'*embryotomie*, si le fœtus, bien que vivant, n'était pas à terme et paraissait être de petites dimensions.

4° *Enfin, le rétrécissement est au-dessous de 5 cent.*

Quelle que soit la présentation, si le fœtus n'est pas très-petit, — *opération césarienne*, qui est alors *de nécessité*.

Quoi qu'il en soit, lorsqu'on est en présence d'un cas qui nécessite cette opération, il faut songer à la faire avant 72 heures de travail ; car, passé ce temps, il y a moins de chances de succès. Quant à ce qui est de l'intérêt de l'enfant, évidemment, le plus tôt sera le mieux ; et nous croyons que la mère y gagnerait également ; car, plus le travail a duré longtemps, plus elle doit se trouver disposée au développement d'une phlegmasie consécutive. Il est inutile d'ajouter que le pronostic serait plus grave pour la mère et pour l'enfant, si, avant d'en venir à l'opération, on avait fait quelques tentatives violentes ou prolongées d'extraction du fœtus, soit par la version, soit par le forceps.

Les insuccès étant la règle dans les grandes villes, où l'air est toujours plus ou moins vicié par l'encombrement, — et les succès étant, au contraire, assez nombreux dans les petites villes et les campagnes surtout, où l'on vit généralement dans de meilleures conditions hygiéniques, — il serait sage de transporter *extra muros* la femme que l'on doit opérer, si elle vit dans un grand centre de population : on multiplierait ainsi pour elle les chances de salut.

En outre, si la nécessité de recourir à la gastro-hystérotomie était reconnue avant que le travail fût commencé, on ferait bien de préparer la femme à l'opération par un régime convenable, des bains répétés, quelques légers purgatifs et même quelques émissions sanguines, suivant les circonstances.

Mais si le travail était commencé, on s'occuperait de *débarrasser le rectum*, au moyen d'un ou deux lavements, et on procéderait à l'opération dès qu'on trouverait le col assez dilaté pour livrer passage aux lochies ; se gardant bien, naturellement, de rompre les membranes, si elles étaient encore intactes, attendu que la crainte, manifestée par certains auteurs, de voir les eaux s'épancher dans le péritoine, n'est rien à côté de l'avantage qu'il y a à agir sur une matrice bien pleine et dont le retrait rapide, après l'incision, sera on ne peut plus favorable à la suspension de l'hémorrhagie.

Les instruments et objets de premier pansement sont : deux bistouris, l'un convexe ordinaire, l'autre droit à lame roite et boutonnée ; — des pinces à disséquer ; — des fils à ligature ; — des aiguilles courbes garnies de fils cirés doubles ; — des tuyaux de plumes ou de petits rouleaux de linge ou de sparadrap, pour une suture enchevillée ; — des bandelettes adhésives ; — un linge fenêtré, de la charpie, des compresses, et un bandage de corps.

Outre cela, il faut avoir de l'eau tiède, de l'eau froide, des éponges fines et des linges secs.

Enfin, à tout hasard, un petit forceps.

Un aide est chargé de plonger la femme dans le sommeil anesthésique ; un autre, de présenter à l'opérateur les instruments et objets de pansement ; un troisième, *qui joue un rôle très-important,* de fixer l'utérus sur la ligne médiane, en se servant, pour cela, des deux mains appliquées bien à plat et les bords radiaux le plus rapprochés possible de la ligne que suivra l'incision ; un quatrième, *qui joue encore un rôle très-important,* d'éponger avec soin les tissus au fur et à mesure qu'ils seront divisés, pour que l'opérateur ne soit pas arrêté à chaque pas, faute d'y voir assez clair ; — enfin, trois autres aides sont encore nécessaires, un pour fixer les mains, deux pour fixer les cuisses, la femme devant être maintenue dans la plus complète immobilité.

On la couche, — non-seulement pour le temps de l'opération, mais encore pour au moins les 15 ou 20 jours qui suivront, — sur un lit un peu élevé, le dos et la tête soutenus par des oreillers, et les jambes maintenues légèrement fléchies par un coussin placé sous les jarrets.

Les choses ainsi disposées, l'opérateur s'assure, par la percussion, qu'il n'y a pas d'intestin interposé entre la paroi antérieure de la matrice et la

paroi abdominale, et aussi que la vessie est vide
(deux précautions de la plus haute importance);
puis, placé *à la gauche* de la femme, il fait avec le
bistouri convexe, sur la ligne médiane, depuis
3 centimètres au-dessus des pubis jusqu'à 2 centimètres au-dessous de l'ombilic, une première
incision qui comprend la peau et le tissu cellulo-
adipeux sous-cutané, et qui doit, du reste, avoir
au moins 15 centimètres de longueur; si la petite
stature de la femme ne permettait pas de donner
à cette incision une pareille étendue, tout en restant dans les limites indiquées, il la prolongerait
par en haut de ce qui serait nécessaire, en passant
à gauche de l'ombilic. Il divise ensuite, *couche par
couche*, les plans aponévrotiques de la ligne blanche
et, arrivé sur le péritoine, il le perce en bas d'une
petite boutonnière dans laquelle il engage immédiatement l'indicateur gauche; il ferait mieux encore, s'il y engageait ensemble l'indicateur et le
médius qu'il écarterait ensuite légèrement et entre
lesquels il ferait filer le bistouri boutonné ou une
lame de ciseaux mousses, pour diviser à *petits coups*
la membrane séreuse dans la même étendue que
les tissus extérieurs. En agissant ainsi, il serait
sûr de ménager l'intestin s'il se présentait.

Pendant toutes ces incisions et celles qui vont
suivre, l'aide qui fixe l'utérus doit appliquer bien
à plat ses deux mains, ainsi que nous l'avons déjà
dit, au-dessus et sur les côtés de la plaie, — non-
seulement pour s'opposer autant que possible à
l'épanchement des liquides (sang et eau de l'am-

nios) dans la cavité péritonéale, mais aussi pour retenir en même temps le paquet intestinal en haut; car, si ce paquet faisait par hasard irruption par la solution de continuité, l'opérateur se trouverait dans un très-grand embarras : c'est bien assez de celui que lui cause le sang qui s'échappe de partout et qui vient l'empêcher de voir clair, malgré tout le soin qu'apporte l'aide chargé des éponges à éclairer la route.

L'utérus étant, enfin, mis à nu, l'opérateur entame son tissu *couche par couche*, de dehors en dedans, avec le bistouri convexe; et, quand il est arrivé à avoir les membranes de l'œuf ou le placenta sous les yeux, il fait en bas une simple boutonnière dans laquelle il engage immédiatement l'extrémité de l'index, qui sert alors de guide pour achever la section de la paroi utérine avec le bistouri boutonné. Cela fait, il opère de suite l'extraction du fœtus, en le saisissant par l'extrémité qui se présente à l'ouverture accidentelle : si ce sont les pieds, comme cela a lieu le plus habituellement, il les entraîne avec la main; mais si c'est la tête, il ne peut souvent l'avoir qu'à l'aide du forceps.

De quelque façon que se soit faite l'extraction, du moment qu'elle est achevée, l'utérus revient sur lui-même et opère le décollement du placenta, qui est poussé naturellement vers la plaie; l'opérateur saisit là ce corps et l'entraîne en le roulant doucement sur lui-même, pour ne laisser derrière aucun débris des membranes; et, après cela, il cherche à reconnaître s'il ne s'est pas épanché du sang dans la cavité utérine; car, s'il en est ainsi, il l'enlèverait avec la main ou une éponge fine; enfin, il s'assure que rien ne bouche l'orifice utérin.

Comme le fait observer judicieusement M. le professeur Pajot, le péritoine est d'autant plus adhérent au tissu de la matrice qu'on est plus près de la ligne médiane de cet organe; et c'est précisément là aussi que les vaisseaux artériels ont leur moindre calibre. C'est donc au milieu même de l'utérus qu'il faut tâcher de faire tomber son incision, pour avoir le moins de chances possible d'hémorrhagie artérielle et d'infiltration sanguine dans le tissn cellulaire sous-péritonéal.

Planchon voulait qu'avec une sonde flexible on conduisît le cordon, de l'intérieur de la matrice dans le vagin, par l'orifice utérin, pour faire sortir ensuite du placenta par cet orifice et ouvrir aux lochies leur route naturelle. Mais tel n'est pas l'avis de nos maîtres actuels, qui déclarent cette manœuvre inutile, outre qu'elle peut être d'une difficile exécution.

Enfin, l'opération terminée, on a à s'occuper de nettoyer la plaie faite à la paroi abdominale et de la réunir dans toute son étendue par la suture *enchevillée*.

Chailly voudrait que, pour faciliter l'écoulement lochial par les voies naturelles, on passât une bandelette de linge effilée sur ses bords, de la plaie dans le vagin, pour en nouer les extrémités sur le pubis (1). Mais, nous ne conseillerons pas d'user de cette sorte de séton, qui, s'il doit réellement faciliter l'écoulement des lochies par la vulve, peut bien aussi faciliter le passage, par en haut, d'un peu de ce liquide putride dans le péritoine, et amener, par conséquent, juste ce que l'on cherchait à éviter, une péritonite! Il vaut mieux, suivant nous, livrer l'écoulement lochial à lui-même; et il ne manquera pas de suivre la voie naturelle, si, avec le doigt introduit par le vagin, on a su dégager le col de l'utérus de toute cause d'obstruction.

Une fois la suture pratiquée avec le plus grand soin, on met en place le linge fenêtré, les plumasseaux, les compresses et le bandage du corps, — et l'on prescrit à la femme (qu'on laisse, ainsi que nous l'avons dit, sur le lit où elle a été opérée, de peur de quelque mouvement dangereux) un repos absolu, la diète et une boisson délayante, rien de plus pour le moment; mais, *à la moindre menace d'accidents inflammatoires*, la saignée, les sangsues, les cataplasmes émollients, les onctions mercurielles et les grands bains eux-mêmes, seraient parfaitement indiqués(2).

Au bout de 4 ou 5 jours, on peut renouveler le

(1) Chailly, *Traité pratique de l'art des accouchements.* Paris, 1867, 5ᵉ édition.

(2) Le Dʳ Metz dit avoir réussi sept fois sur huit en appuyant l'opération ordinaire de l'application du *froid* sous toutes les formes (fomentations, lavements, boissons), et cela sans désemparer durant les 7 ou 8 premiers jours.

pansement, *mais sans toucher encore aux points de sulure.* Ce n'est qu'après 12 ou 15 jours, que les lèvres de la plaie, si elles doivent se réunir par du tissu inodulaire, adhèrent l'une à l'autre assez solidement pour permettre d'enlever les fils et les rouleaux. Malheureusement, comme nous l'avons fait pressentir, en signalant la gravité extrême de l'opération, c'est presque toujours sur un cadavre qué se fait ce dernier pansement, dans nos grandes villes du moins. A Paris, on a dû pratiquer l'opération aussi bien que possible assurément! et, cependant, dans une de ses doctes leçons (1858), M. Depaul nous faisait savoir que de 23 femmes qu'il avait jusqu'alors opérées lui-même ou vu opérer par d'autres, pas une seule n'a guéri!...

Opération césarienne *post mortem.*

L'accoucheur qui se trouverait en présence d'un cas indiquant l'opération césarienne *post mortem* devrait, pour régler convenablement sa conduite, tenir grand compte des propositions suivantes de Depaul (1).

1° L'enfant qui, encore dans l'utérus, survit à sa mère, ne lui survit jamais qu'un temps très-court, *dix à douze minutes au plus ;* passé ce temps, on ne trouve plus qu'un cadavre dans la cavité utérine.

2° Le fœtus, dont le cœur a cessé de battre depuis cinq ou six minutes, est définitivement mort;

(1) Depaul, *Bulletin de l'Académie de médecine,* Discussion, avril 1861, t. XXVI, p. 517.

on lui prodiguerait en vain, pour le ranimer, tous les soins imaginables.

3º Avant d'opérer une femme qui vient d'expirer, il faut bien s'assurer, au moyen de l'auscultation, que l'enfant vit, et s'assurer aussi, par le toucher vaginal, qu'un accouchement un peu rapide par les voies naturelles, même en ayant recours à un large débridement du col, est absolument impossible.

4º L'opération césariene *post mortem*, si le fœtus est reconnu vivant et *viable*, ou seulement soupçonné tel, ne peut pas être assimilée à une autopsie ordinaire faite sur un corps où il n'y a plus rien de vivant : le médecin a donc, dans le premier cas, le droit de se soustraire aux ordonnances de police relatives aux délais prescrits pour les ouvertures de cadavres : c'est pour lui, tout à la fois, une affaire de conscience et une question de responsabilité médicale.

Mais, ajouterons-nous, s'il n'a pas besoin d'en référer à la police, il a absolument besoin de prendre l'avis des plus proches parents et d'obtenir leur consentement avant d'agir.

Du reste, comme la mort de la femme pourrait fort bien ne pas être encore tout à fait réelle, il aurait soin de faire l'opération comme sur le vivant ; seulement *avec toute la célérité possible*.

Nons avons dit, ailleurs, à propos de l'oblitération du col de l'utérus au moment du travail, ce que nous avions à dire de l'*hystérotomie vaginale*, ou *opération césarienne vaginale* de quelques auteurs.

Nous n'y reviendrons pas ; nous rappellerons seulement qu'à côté de la *gastro-hystérotomie*, c'est une opération très-facile à pratiquer et presque exempte de tout danger.

Extraction du Fœtus dans le cas de grossesse extra-utérine.

Ce que nous allons dire, à ce sujet, nous l'emprunterons presque textuellement au remarquable mémoire de M. Tarnier (1).

« En dehors de la cavité utérine, l'œuf ne trouve
« pas de conditions assez favorables pour assurer
« sa vitalité et protéger son développement; aussi,
« arrive-t-il rarement à sa complète maturité. Le
« plus souvent, avant le cinquième mois, le kyste
« qui renferme le produit de la conception se
« rompt, et l'embryon est entraîné dans la cavité
« péritonéale, avec une quantité de sang plus ou
« moins considérable.

« Au point de vue de l'accouchement, il est
« utile de distinguer les grossesses extra-utérines
« en deux classes, savoir :

« Celles qui peuvent se terminer par les voies
« naturelles ; et celles qui ne peuvent pas se ter-
« miner de cette façon.

« En effet, le mode de traitement sera essentiel-
« lement différent : dans les premières, de simples

(1) Tarnier, *Des cas dans lesquels l'extraction du fœtus est nécessaire et des procédés opératoires relatifs à cette extraction*. Paris, 1860.

.« manœuvres, le forceps, et plus souvent encore,
.« les seules forces de la nature termineront l'ac-
.« couchement; tandis que, dans les secondes, si
« l'art intervient, ce ne pourra être que par une
« opération sanglante. »

1re Classe. Grossesses extra-utérines pouvant
se terminer par les voies naturelles.

« L'ovule fécondé s'est alors arrêté, soit dans la
« partie du tuber qui traverse la corne de l'utérus;
« soit dans l'épaisseur même de la paroi utérine,
.« après avoir déchiré la trompe; — et, en se dé-
« veloppant, il finit par proéminer du côté de la ca-
« vité utérine, si bien qu'au moment de l'accou-
« chement il occupe réellement cette cavité. Dans
« ce cas, il n'y a plus, en fait de difficultés, rien
« qui soit spécial aux grossesses extra-utérines,
« et la conduite de l'accoucheur, quand le travail
« commence, n'est pas autre que celle qu'il tien-
« drait dans un cas tout ordinaire. »

2e Classe. Grossesses extra-utérines ne permettant pas
l'accouchement par les voies naturelles.

Ici, l'œuf fécondé s'est développé en dehors et
loin de la cavité utérine, et s'il arrive au 7e ou
8e mois, ce qui est rare, il se trouve logé dans la
cavité abdominale. Alors, il y a des indications
particulières à remplir, variables du reste, suivant que le kyste est intact ou rompu, le fœtus
mort ou vivant.

Si le kyste est intact et l'enfant vivant, on attend que le travail commence ou qu'il survienne quelque accident chez la mère, pour en venir à l'extraction du fœtus; or, cette extraction ne peut alors se faire que par la gastrotomie. Mais, ici, l'incision abdominale ne se pratique pas sur un point déterminé, toujours le même, comme dans la véritable *opération césarienne;* sa place varie nécessairement avec la position du kyste. Tout ce qu'on peut dire, c'est qu'on devra inciser la paroi abdominale dans le point où le kyste est le plus facilement accessible.

Si le kyste est intact et l'enfant mort, on s'abstient de toute opération tant que la mère n'éprouve aucun accident grave; mais s'il apparaît des symptômes de péritonite, il faut de toute nécessité songer à l'extraction du fœtus et chercher, dès lors, vers quel point le kyste a le plus de tendance à se porter. Quelquefois c'est vers le rectum, d'autres fois vers le vagin, ailleurs vers l'une des régions iliaques. Dans une circonstance semblable, P. Dubois, malgré l'avis contraire de plusieurs consultants, fit une large incision au vagin, et bien que, contre son espérance, il ne put extraire le fœtus avec le forceps, il n'en eut pas moins un succès complet; le kyste s'enflamma; après quelques jours, le produit putréfié sortit par lambeaux; et, grâce à la situation déclive de la large ouverture, on put, par des injections à grande eau, déterger le foyer, dont les parois se recollèrent encore avec assez de rapidité, puisque, deux mois après, la femme quittait l'hôpital entièrement rétablie.

Il est évident que, si le kyste tendait à s'ouvrir dans le rectum, rien n'empêcherait de faire là ce que P. Dubois a fait dans le vagin.

Enfin, si l'on ne pouvait atteindre le kyste, ni par le vagin ni par le rectum, et que des accidents graves fissent un devoir de pratiquer l'extraction, il faudrait la tenter par la paroi abdominale ; seulement, dans cette circonstance, puisque l'enfant est mort, on devrait faire l'opération en deux temps, — n'inciser d'abord que jusqu'au péritoine, laisser le temps au kyste d'adhérer solidement à la séreuse pariétale, et, après cela, ouvrir le kyste et extraire le fœtus.

Si le kyste est rompu et l'enfant vivant, il n'y a pas à hésiter un seul instant, il faut en toute hâte praquer la gastrotomie ; tarder un seul instant à extraire le fœtus, c'est sûrement le sacrifier. Quant à la mère, que peut-on craindre ? une péritonite ? mais ne l'aura-t-elle pas infailliblement si le fœtus reste dans la cavité abdominale, avec les membranes, le sang qui s'épanche, etc. ? Si elle a quelque chance d'y échapper, n'est-ce pas plutôt par l'opération, qui enlèvera la cause principale de l'inflammation du péritoine ? Tout bien considéré, en pareil cas, l'intérêt de la mère, aussi bien que l'intérêt de l'enfant, commande la gastrotomie dans le plus bref délai.

Enfin, *si le kyste est rompu et l'enfant mort*, on n'a a considérer que l'intérêt de la mère ; et comme elle est évidemment exposée à une péritonite qui pourra l'enlever en quelques heures, il faut proposer encore la gastrotomie à pratiquer de bonne heure, sinon à l'instant même. Il est certain que la présence du fœtus mort et du contenu du kyste dans la cavité abdominale amènera infailliblement le développement d'une péritonite très-étendue ; par conséquent, il est sage de chercher à la prévenir, et le meilleur moyen est sans contredit d'enlever la cause. — Mais, si la péritonite existe déjà, il faut bien se garder de pratiquer une opération qui n'aurait d'autre résultat que d'avancer le terme fatal : on se livrera donc alors à l'expectation ; et il n'est pas sans exemple que la nature, après une péritonite limitée, un nouvel enkystement du fœtus, puis des abcès consécutifs, soit parvenue à expulser le corps étranger par lambeaux et à sauver la femme d'une mort qui paraissait presque inévitable.

Symphyséotomie.

La *symphyséotomie* est une mauvaise opération, qu'on ne pratique plus aujourd'hui que dans les amphithéâtres, et qu'il faudrait, dès lors, rayer définitivement du cadre des opérations obstétricales. Nous garderons donc sur elle, — dans un petit ouvrage comme celui-ci, qui n'a pour but que de guider le médecin patricien, — le silence le plus absolu ; — renvoyant à n'importe quel *Traité d'accouchements* ceux qui voudraient connaître l'histoire de l'invention, alternativement si vantée et si sévèrement proscrite, de l'étudiant français Sigault (1768).

Accouchement prématuré spontané (1).

C'est la naissance d'un fœtus non arrivé à sa complète maturité, mais *viable* cependant ; par conséquent assez bien organisé pour pouvoir continuer de vivre hors du sein maternel.

Les phénomènes dynamiques et mécaniques, dans ce genre d'accouchement, sont à peu près les mêmes que dans l'accouchement à terme ; seulement, l'expulsion est d'ordinaire plus facile et plus prompte, — à moins que, comme cela se voit alors assez souvent, la présentation du fœtus ne soit anormale ; et, en effet, le fœtus, quand il naît avant terme, se présente fréquemment par le siége.

Dans tous les cas, l'accouchement prématuré est pathologique, contre nature, provoqué par des causes non naturelles (Voy. celles de l'avortement) et, par suite, plus grave pour la femme que l'accouchement à terme, bien pourtant que le corps expulsé soit moins volumineux.

Puis, ce qui ajoute encore à ce pronostic assez peu favorable, c'est que l'expérience a enseigné qu'une femme qui a accouché prématurément, — surtout par l'effet d'une cause *interne*, générale, obscure, qui a mis en jeu trop tôt la contractilité utérine, — est prédisposée à accoucher ainsi de

(1) C'est à l'excellent article *Accouchement* de M. le professeur Stoltz, *Nouveau Dictionnaire de médecine et de chirurgie pratiques*, t. I, que nous avons emprunté, souvent même presque textuellement, ce qui nous a permis de rendre plus complètes, et plus pratiques en même temps, nos considérations sur l'accouchement prématuré, soit spontané, soit artificiel.

nouveau, peut-être même toujours, et au même terme de la gestation, si la cause n'a pas pu être écartée par un traitement méthodique ou ne s'est pas spontanément dissipée.

Quant aux soins que réclame une femme qui accouche seule prématurément, ils sont évidemment les mêmes que ceux donnés à celle qui accouche à terme. Mais il y a un enfant qui n'a pas atteint sa maturité complète et dont il faut nécessairement s'occuper d'une façon toute particulière (Voy. *Soins à donner à l'enfant naissant faible.*)

Accouchement prématuré artificiel.

Il y a deux manières de terminer artificiellement l'accouchement : l'une rapide, qui consiste à aller chercher le fœtus dans le sein de sa mère *par une véritable version*, avant que les organes génitaux soient disposés à le pousser et à le laisser passer; — l'autre plus lente, qui consiste à en provoquer l'expulsion par les seules forces de la nature. La première est ce qu'on appelle l'*accouchement-forcé*; la seconde, l'*accouchement provoqué*.

A. Accouchement forcé.

Les cas où cette opération *violente* est nécessaire sont rares : elle a été conseillée et pratiquée, d'abord, pour arrêter des hémorrhagies utérines graves, survenant dans les derniers mois de la grossesse; puis, pour enrayer l'éclampsie; et, enfin, pour arrêter quelque autre accident grave et subit, dépendant de la grossesse ou arrivé pendant la gestation, et à la suite duquel la vie du fœtus pourrait être mise en danger en même temps que celle de la mère.

Mais, comme c'est une opération qui expose à la fois beaucoup et la femme et l'enfant, on en fait rarement usage.

Elle consiste, après tout, nous le répétons, en une simple *version podalique,* mais une version rendue très-difficile, en général, par la non-préparation à se laisser dilater et de la vulve et du vagin et du col utérin lui-même, qu'on ne trouve un peu ramolli et dilatable que dans le cas d'insertion du placenta sur lui. Sans doute, on a la ressource du bistouri pour vaincre la résistance de cet orifice; mais est-ce que ces débridements eux-mêmes sont toujours sans danger?

Ce n'est que lorsqu'il y a déjà eu un commencement de travail, que l'introduction de la main devient praticable sans trop de difficulté.

L'accouchement *forcé* est donc, en résumé, une mauvaise opération, qui ne doit jamais être entreprise que lorsqu'elle est formellement commandée par un grand péril couru par la femme, et qu'il y a des conditions donnant chances de succès.

Il faudrait prendre, du reste, l'avis de confrères éclairés.

B. Accouchement provoqué.

L'accouchement *provoqué* est, au contraire, une bonne opération, car il est reconnu qu'elle ne

sauve pas moins de 15 enfants sur 30, en ne laissant mourir qu'une femme sur 15, — quand, toutefois, elle n'est pas entreprise pour un autre motif
que pour *un rétrécissement du bassin* ou *une ampleur
insuffisante de la cavité abdominale*, — la femme
jouissant, d'ailleurs, de la santé la plus parfaite.
Si elle est pratiquée, pour mettre fin à une hémorrhagie, — ou pour remédier à des vomissements incoercibles, — ou pour parer au danger
de suffocation dans le cas d'hydropisie quelconque,
— ou pour atténuer les accidents d'une affection
organique du cœur ou de l'aorte, — ou, enfin,
pour interrompre le cours d'accès d'éclampsie
allant toujours en augmentant d'intensité, — elle
ne donne pas des résultats à beaucoup près aussi
favorables; mais elle n'en reste pas moins encore
une opération des plus rationnelles (1).

(1) Il n'en est pas de même dans le cas d'*ictère épidé-*
mique, quoi qu'en dise M. Bardinet, de Limoges, *De
l'ictère épidémique chez les femmes enceintes et de son
influence comme cause d'avortement et de mort* (in
Bull. de l'Acad. de méd., nov., 1863). — Avec M. Blot,
rapporteur de la Commission chargée d'examiner ce
Mémoire, nous pensons que la provocation de l'avortement, ou même de l'accouchement prématuré, n'a pas
ici sa raison d'être, qu'elle n'est pas propre, en un mot,
à conjurer le danger. Ce n'est pas, en effet, en pareille
circonstance, l'état de plénitude de l'utérus qui fait
toute la gravité de l'ictère, mais bien l'altération pathologique qui s'est développée peu à peu dans le foie (Blot),
sous l'influence de la grossesse. Or, comment espérer
que la déplétion utérine puisse faire disparaître en un
instant une modification organique qui a mis souvent
plusieurs mois à se produire? Comme le conseille
M. Bardinet, en temps d'épidémie d'ictère, on fera bien

L'époque de la grossesse où il convient le mieux de provoquer l'accouchement varie suivant le genre d'*indication*. Dans les rétrécissements pelviens, le moment doit être calculé d'après le degré approximatif de l'étroitesse; tandis que, lorsqu'il y a maladie ou accident, on n'opère qu'après avoir épuisé les ressources de la thérapeutique ordinaire, et quand il n'y a plus à espérer de salut que de l'évacuation de la matrice.

Dans le premier cas, on fixe d'avance l'époque de l'opération; c'est un *temps d'élection*. Dans le second cas, on ne peut fixer d'avance aucune époque, on ne peut que se tenir prêt à agir d'un instant à l'autre; c'est un *temps de nécessité.*

Mais, on assume évidemment une grande responsabilité en entreprenant une pareille opération; il sera donc sage de réunir préalablement en consultation quelques confrères instruits et expérimentés.

Sans parler des *frictions sur le fond et le col de l'utérus tout à la fois* (Ritgen), qui sont impuissantes à provoquer seules le travail de la parturition; — sans parler, non plus, du *seigle ergoté*, qui est non-seulement incertain, mais encore dangereux, puisque Ramsbotham, qui le vante tant, a fait la triste expérience que la plupart des en-

d'éloigner, si cela se peut, toute femme enceinte du foyer épidémique; mais, pour lutter contre le mal une fois développé, songer à la provocation artificielle de l'avortement ou même de l'accouchement, ne serait nullement rationnel. (*Bulletin de l'Académie de médecine*, Paris, 1864, t. XXX, p. 55.)

fants expulsés par ce moyen sont nés morts, —
nous allons voir qu'il reste encore dans la pratique
d'assez nombreux moyens de provoquer l'accouchement.

Les plus employés sont :

1° La *perforation des membranes* ou *ponction de
l'œuf*, — méthode à laquelle les accoucheurs anglais restent fidèles, mais qu'on applique rarement en France;

2° La *dilatation mécanique du col par un morceau
d'éponge préparée*, — méthode inventée par Bru-
ninghausen, en 1820, mais généralisée par Kluge,
un peu plus tard, en 1826;

3° Le *tamponnement du vagin;*

4° Les *douches d'eau chaude dirigées sur le museau
de tanche* (procédé de Kiwisch);

5° Le *décollement du segment inférieur de l'œuf*, —
soit par le procédé du professeur Lehmann,
d'Amsterdam, soit, de préférence, par le procédé
de M. S. Tarnier.

Ponction de l'œuf. La ponction de l'œuf se fait
habituellement dans le champ même de l'orifice
interne de la matrice (procédé ordinaire); mais
elle peut aussi être pratiquée vers le fond de
l'utérus (procédé de Meissner).

Pour ponctionner les membranes *par le procédé
ordinaire*, on se sert généralement d'un trocart fin
et légèrement courbe, comme celui représenté
ci-contre (fig. 127). La femme peut être debout ou
couchée. On retire tout à fait l'aiguille du trocart
de la canule, pour être plus sûr de ne pas blesser

le vagin ou le museau de tanche, et la canule est alors introduite le long du doigt indicateur gauche qui lui sert de guide, jusqu'à dépasser un peu l'orifice interne du col, c'est-à-dire jusqu'à toucher l'œuf. Puis, l'aiguille étant

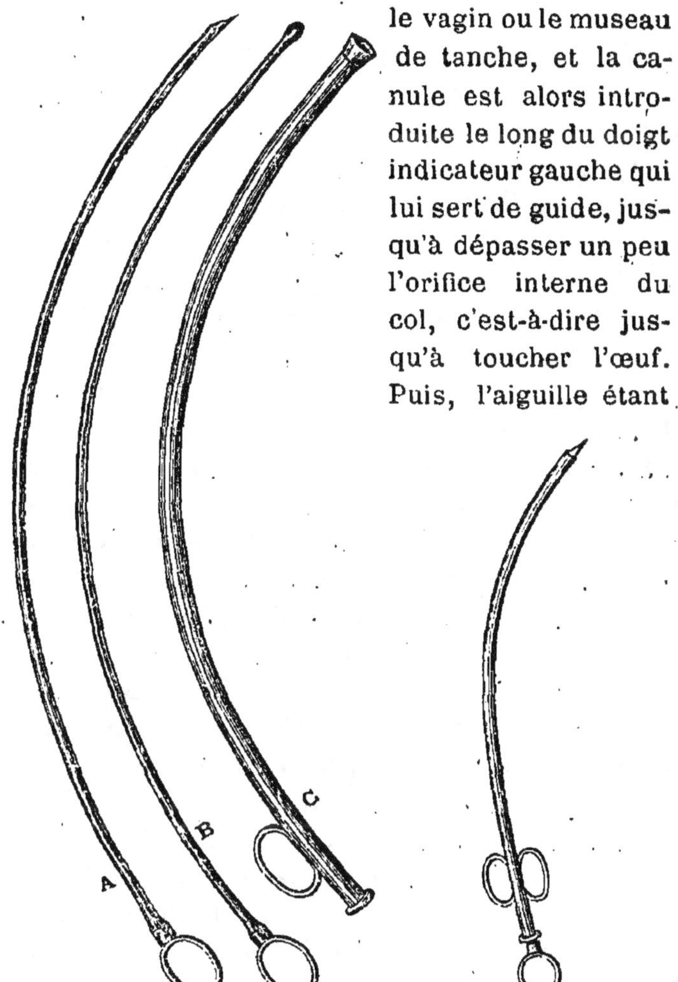

Fig. 128. — A, trocart; B, mandrin mousse; C, canule (Meissner) (1).

Fig. 127. — Trocart à ponction de l'œuf.

(1) Stoltz, *Nouveau Dictionnaire de médecine et de chirurgie pratiques*, Paris, 1864, t. I, art. ACCOUCHEMENT, p. 306 et 307.

repoussée dans la canule jusqu'à la garde, on fait pénétrer d'un petit coup de poignet l'instrument dans l'œuf. On reconnaît qu'il est entré, à un défaut de résistance, si on cherche à le pousser plus avant; on retire l'aiguille; on laisse couler une ou deux cuillerées d'eau par la canule, après quoi, on retire également celle-ci. Si l'on ne tire pas plus d'eau, c'est qu'on a remarqué que l'écoulement d'une plus grande quantité était très-défavorable, lorsque, par hasard, le col n'était pas disposé à une dilatation facile.

Pour l'exécution du *procédé de Meissner*, — qui a l'avantage de laisser se former une poche des eaux, mais qui a aussi l'inconvénient d'aller, parfois, joindre et blesser le placenta, — on se sert d'un trocart, à canule de 35 à 36 centimètres de longueur, de 3 à 5 millimètres d'épaisseur et courbée en arc de cercle d'un rayon d'environ 25 centimètres (fig. 128). A la partie inférieure de cette canule, du côté de la convexité, existe un anneau qui est tout à la fois un point de mire pour la bien diriger dans le sens où il convient, et un moyen de tenir l'instrument assez solidement pour le manier avec plus de sécurité. Deux mandrins, dont l'un à extrémité mousse et arrondie, l'autre à extrémité disposée en trocart, sont destinés à y être introduits successivement; — le premier, pour pouvoir porter l'instrument jusque vers le fond de la matrice sans risque de léser sa paroi; le second, pour perforer les membranes.

C'est le long de la paroi *postérieure* de l'utérus

que l'extrémité supérieure de la canule, garnie du mandrin *mousse*, doit cheminer jusqu'à ce que l'anneau de l'extrémité inférieure touche la vulve. Alors, on incline cette dernière extrémité vers le périnée, pour chercher à reconnaître si l'autre n'est pas en rapport, par hasard, avec une partie saillante du fœtus, et quand on est sûr qu'il n'en est rien, on n'a plus qu'à remplacer le mandrin mousse par celui terminé *en trocart*, pour percer l'œuf par un petit mouvement de ponction (1). Cela fait, on laisse s'écouler une ou deux cuillerées de sérosité, puis on retire la canule..

Pendant cette opération, du reste, la femme est tenue debout et appuyée contre un plan solide. Mais, une fois les membranes perforées, elle peut prendre telle position qu'il lui plaira. Dans la nuit, un suintement de sérosité a lieu, et, dans les 24 heures, généralement, le travail commence.

Sur 24 cas d'application du procédé Meissner enregistrés jusqu'à ce jour, voici quels ont été les résultats : « pas une femme n'a succombé, et deux enfants seulement sont nés morts. » C'est donc un bon procédé; néanmoins, comme il est un peu

---

(1) Villeneuve, de Marseille, pour qu'on soit plus sûr encore de ne pas blesser le fœtus, a substitué aux deux mandrins de Meissner un mandrin unique terminé par une pince *à crochets*, simulant l'extrémité mousse d'un stylet quand ils sont rapprochés, et s'ouvrant, à la façon de la pince de Hunter, dès qu'on pousse un peu la tige qui les termine : ils vont alors saisir les membranes de l'œuf et les déchirer. — Villeneuve a donné, du reste, à cet instrument ingénieux le nom de *perce-membranes*.

effrayant, il n'a pas eu la vogue de quelques autres.

Procédé de Kluge. — Pour appliquer le procédé de Kluge, qui avait été adopté presque
exclusivement, dans ces dernières années, par
P. Dubois, Chailly, M. Stoltz, etc., il faut avoir
nn cône d'éponge préparée (1), de 4 centimè-
tres $\frac{1}{2}$ de hauteur sur 1 centimètre $\frac{1}{2}$ d'épaisseur à
sa base, — une longue pince à anneaux un peu
courbe, — une éponge fine de la grosseur d'un œuf
d'oie ou plusieurs morceaux de vieux linge, — et
un bandage de corps muni d'une compresse destinée à être ramenée d'arrière en avant par-dessus
la vulve. — Quand on a bien sous la main tout ce
qui est nécessaire, on place la femme sur le bord
de son lit, comme pour l'application du forceps.
On va, alors, avec le doigt indicateur gauche,
chercher l'orifice du col, et lorsqu'on est sûr de
le tenir, armant sa main droite de la pince entre
les mors de laquelle on a saisi longitudinalemen t
le cône d'éponge près de sa base (V. fig 129), on
porte ce corps étranger *tout sec* jusque dans le col,
en se guidant, bien entendu, pour ne pas faire
fausse route, sur l'index gauche. Le cône est en-
foncé avec force; puis, pendant qu'on le retient
dans le col avec l'extrémité du doigt qui a servi

(1) L'éponge, préparée *à la ficelle*, se laisse tailler facilement, avec un instrument bien acéré toutefois, se
laisse même polir à la lime, et a l'avantage sur la tige
de la *Laminaire digitée*, qui a été aussi conseillée, de
se dilater plus vite.

de conducteur, on bourre le vagin de la grosse éponge ou des morceaux de vieux linge qu'on a préparés à cet effet, et qu'on retient en place au moyen du bandage en T. La femme est ensuite maintenue immobile au lit, dans le décubitus dorsal. En général, il ne faut pas plus de quelques heures pour que le travail de l'accouchement commence sous l'action complexe du cône d'éponge qui, en se gonflant, dilate le col et le ramollit, — et du tampon qui irrite le vagin et, par sympathie, l'utérus lui-même : celui-ci entre en contractions, et, alors, les deux éponges sont enlevées, — la grosse en la pinçant simplement avec deux doigts, — la petite en tirant sur le fil dont on a eu soin de

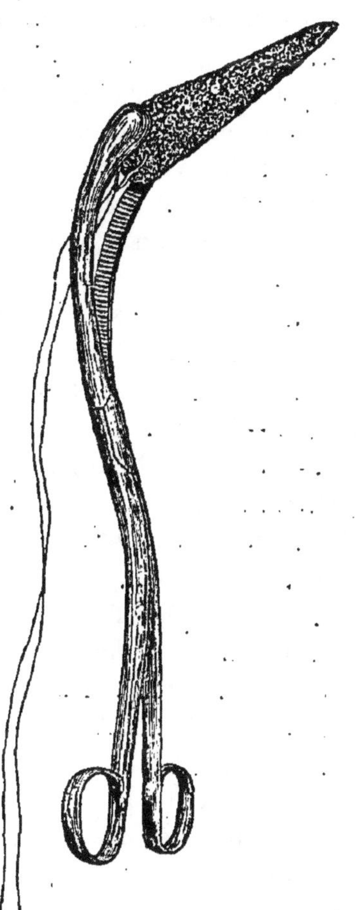

Fig. 129. — Éponge préparée saisie avec la pince à polypes.

traverser sa base. Enfin, plus tard, quand le col est suffisamment dilaté et les contractions utérines bien établies, on se comporte comme si l'accouchement était tout à fait spontané.

Nous avons fait cette opération dernièrement avec succès (pour arrêter les progrès d'une hydrémie extrême), mais en nous servant du speculum plein qui, en embrassant le col et rendant l'orifice parfaitement visible, ainsi que le fait observer également M. Stoltz, facilite beaucoup et l'introduction du cône d'éponge et le tamponnement vaginal. — Le corps dilatant était à peine dans le col depuis *deux heures*, que la matrice entrait franchement en contractions, et douze heures plus tard, un fœtus mort était expulsé le siége le premier. — L'éponge et le tampon n'étaient restés en place que trois heures, et cela avait suffi pour mettre le travail en train.

Procédé du tamponnement. — C'est un jeune médecin de Berlin, le Dr Schœller, qui, ayant assisté, à Paris, en 1839, à l'application du *tampon*, dans un cas d'hémorrhagie par cause d'insertion vicieuse du placenta sur l'orifice utérin, et ayant constaté son effet sur l'accélération du travail de l'enfantement, a le premier songé à se servir du *tamponnement vaginal* dans le but de provoquer l'accouchement prématuré. De retour dans son pays, il en fit de suite l'essai, et, dès 1842, il avait recueilli cinq cas de succès. Son tampon se composait d'une série de bourdonnets de charpie trempés dans de l'huile, pour en faciliter l'introduction dans le fond du vagin, *jusqu'à contact aussi immédiat que possible avec le museau de tanche,* et il en renouvelait l'appli-

cation tous les jours et même deux fois par jour
s'il le fallait. Mais, en général, peu de temps après
l'installation du tampon, le ventre se tendait, dit
Schœller, la matrice
devenait dure, et les
douleurs pour accou-
cher se déclaraient. A
ce tamponnement fait à
l'aide de bourdonnets,
on préfère générale-
ment aujourd'hui celui
plus simple fait avec
une poche en caout-
chouc vulcanisé, qu'au
moyen d'une seringue
on remplit peu à peu
d'eau tiède, jusqu'à ce
qu'elle paraisse modé-
rément distendue (fig.
130). La femme reste
ensuite couchée tran-
quillement sur le dos.
Au bout de quelques
heures, on fait une

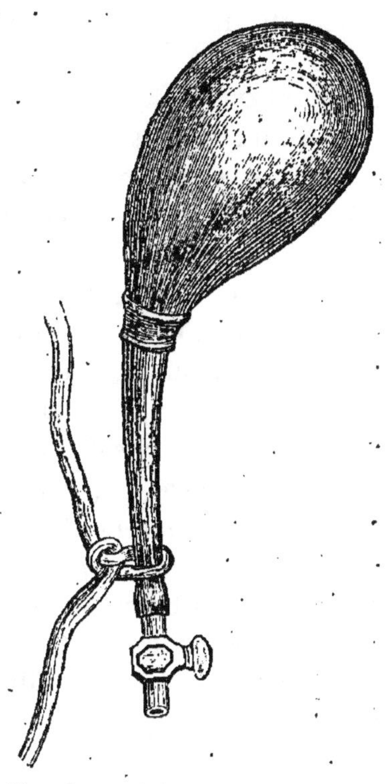

Fig. 130. — Colpeurynter de Braun.

nouvelle injection pour augmenter la distension
du tampon, et on continue ainsi jusqu'à ce qu'il
survienne des douleurs.

Quel que soit le moyen employé, quand le travail
est bien en train, que le col est complètement
effacé et l'orifice dilaté d'environ 3 centim., on
peut enlever le tampon, il a produit son effet; et

l'on n'a plus qu'à soutenir son action par des frictions sur le fond de l'utérus, l'administration d'un peu de seigle ergoté et la titillation du pourtour de l'orifice utérin, pour voir l'accouchement se terminer.

Pendant que le tampon est en place, si l'on s'apercevait qu'il y eût rétention d'urine, il faudrait recourir à la sonde pour vider la vessie.

Procédé des douches chaudes ou de Kiwisch. — Pour l'application du procédé de Kiwisch, il faut avoir un vase en bois ou en fer-blanc, de la contenance de 8 à 10 litres, et muni d'un long tube élastique à robinet, — ou, mieux encore, un irrigateur-Éguisier de grandes dimensions (fig. 131). Si l'on se sert du vase ordinaire à long tube, il faut le placer sur un point élevé, sur une armoire, par exemple ; mais, avec l'irrigateur-Éguisier, cette précaution est inutile ; on met l'instrument sur la première table venue. — La canule que l'on ajuste à l'extrémité du tube, et qui doit être introduite dans le vagin, aura au moins 4 millimètres de calibre, et l'eau dont on chargera l'instrument, quel qu'il soit, sera chaude à 38° centig.

L'irrigateur étant préparé, la femme est placée sur le bord d'un lit préalablement garni d'une toile cirée, disposée de façon à conduire l'eau dans un bassin quelconque, au fur et à mesure qu'elle sortira du vagin ; et l'accoucheur, assis entre les genoux de la femme, tient et dirige lui-même la canule, pour que le jet du liquide atteigne bien directement le museau de tanche. Peut-être avec un petit speculum plein arriverait-il mieux, au

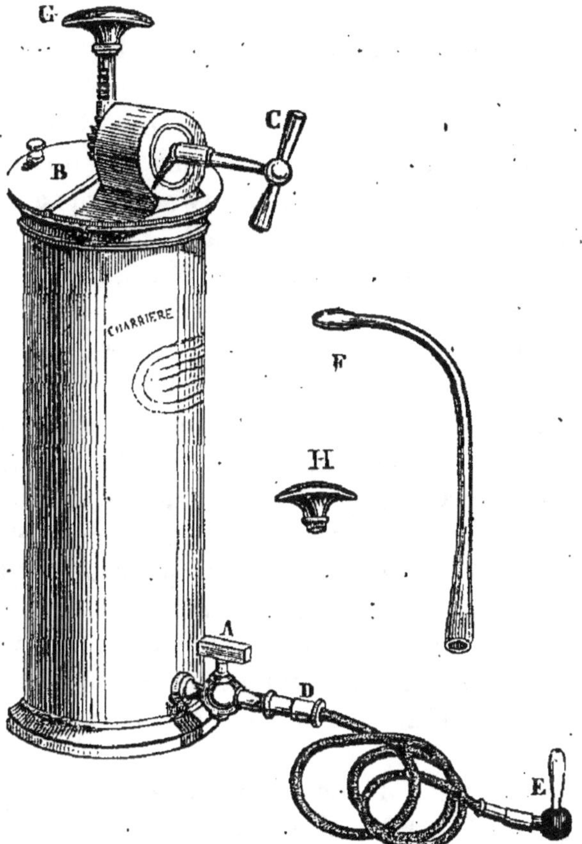

Fig. 131. — Irrigateur Eguisier.

A, robinet que l'on ouvre pour donner passage au liquide; B, cou-
vercle qui s'ouvre pour remplir l'irrigateur; C, clef qu'il faut tourner pour soulever la crémaillère et monter l'irrigateur; D, tube en
caoutchouc, sur lequel on visse la canule; E, canule pour injection
intestinale; F, canule de femme pour injection vaginale que l'on
adapte en E; G, piston à crémaillère, qui se soulève en tournant la
clef C, et qui s'abaisse pendant l'injection; H, pomme que l'on visse
en G sur la crémaillère pour qu'on puisse appuyer dessus et augmenter la pression.

but?... Quoi qu'il en soit, on fait durer chaque douche de 10 à 15 minutes, et on en administre de 3 à 4 par jour. Or, en moyenne, il en faut 10 pour arriver au résultat désiré, c'est-à-dire à un commencement réel du travail, — ce qui demande, par conséquent, *de 3 à 4 jours* : dans certains cas, il n'a fallu que 43 heures ; mais, d'autres fois aussi, il n'a pas fallu moins de 7 jours.

Naguère encore, nous l'avons dit, la plupart de nos maîtres dans l'art (en Allemagne et en France, du moins), donnaient la préférence, pour provoquer l'accouchement prématuré, au cône d'éponge préparée introduit dans le col ; mais maintenant, ils donnent presque tous leurs suffrages aux douches d'eau chaude, et voici pourquoi : c'est qu'elles ne causent à la femme aucune douleur ; qu'elles n'ont même rien de désagréable ; qu'elles sont faciles à employer ; qu'elles demandent peu de temps ; qu'elles ne peuvent blesser ni la mère ni le fœtus ; qu'elles ramollissent et lubréfient le passage ; et qu'enfin elles manquent rarement leur effet.

Sur 81 cas, les douches, employées *seules*, ont réussi 68 fois ; 13 fois seulement, il a fallu leur venir en aide par un moyen plus énergique.

Décollement des membranes. — Les procédés de Kluge et de Kiwisch, les plus employés de tous, dans ces dernières années, méritent tous deux leur vogue, comme étant tout à la fois faciles, sûrs et innocents. Et, cependant, si l'on doit s'en rapporter aux faits assez nombreux qui ont été publiés à l'appui, le *décollement des membranes* serait encore préférable.

Dans le double but de décoller une portion de l'œuf et d'exciter l'utérus à se contracter, Lehmann introduisait purement et simplement, à une profondeur de 18 à 25 centimètres dans la matrice, une bougie élastique de moyenne grosseur, qu'il retirait immédiatement après avoir pénétré à la profondeur voulue. Or, dès 1852, il publiait huit observations de succès par cette simple opération. Dans un cas, la bougie dut être introduite deux fois; dans un autre, trois fois. La durée du travail fut de 1 à 5 jours; et le résultat définitif, pour les mères et les enfants, des plus satisfaisants.

A. Krause agissait de même, mais avec cette différence qu'il laissait la bougie en place jusqu'à ce que l'effet fût obtenu.

Mais, on se demanda si des injections d'eau tiède, poussées entre les membranes de l'œuf et l'utérus, n'agiraient pas encore avec plus de douceur et de promptitude; et Cohen, de Hambourg, réalisa cette proposition. Il injecta de l'eau de goudron, de préférence à de l'eau pure, et il vit, au bout d'un quart d'heure seulement, dans plusieurs circonstances, le travail débuter, pour marcher très-vite ensuite.

Enfin, pour décoller l'œuf plus facilement et plus sûrement encore, M. S. Tarnier a eu l'idée d'employer un instrument de son invention, qu'il appelle *dilatateur intra-utérin*, et avec lequel il

provoque rapidement les contractions de l'utérus (1).

L'instrument consiste en un tube de caoutchouc
vulcanisé, monté sur une tige métallique creuse
ou canule, destinée à en faciliter, d'abord, l'introduction à travers le col jusqu'au-dessus de l'orifice
interne, — ·puis, la dilatation au moyen d'une injection d'eau tiède (fig. 132, 133 et 134).

Le tube en caoutchouc (fig. 132 A) est dilatable
à son extrémité seulement (de *a* en *b*); un fil très-
fort, attaché à l'extrémité de ce tube (en *a*), s'engage ensuite dans des trous dont le conducteur
B est percé, en suivant le chemin indiqué par les
lettres *cccc ;* en tirant sur le fil, on amène l'extrémité du tube à se coller sur l'extrémité de la canule;
et, pour maintenir ces deux parties solidement
réunies, on arrête le fil sur un petit cliquet (fig. 133 *a*)
et quelques circulaires achèvent de fixer le tube
sur sa gouttière.

Quand l'instrument est monté (fig. 133), il a le
volume d'une sonde pour homme. On l'introduit
dans l'utérus, et puis on y pousse une injection
d'eau tiède qui donne à son extrémité dilatable la
forme d'une boule (fig. 134); après quoi, le fil est
détaché du cliquet et le conducteur retiré. La
sphère de caoutchouc est laissée dans la matrice,
jusqu'à son expulsion par l'effet du travail mis en
train.

Le procédé de M. S. Tarnier, non-seulement est

(1) Tarnier, *Bulletin de l'Académie de médecine*,
Paris, 1862-1863, t. XXVIII, p 86.

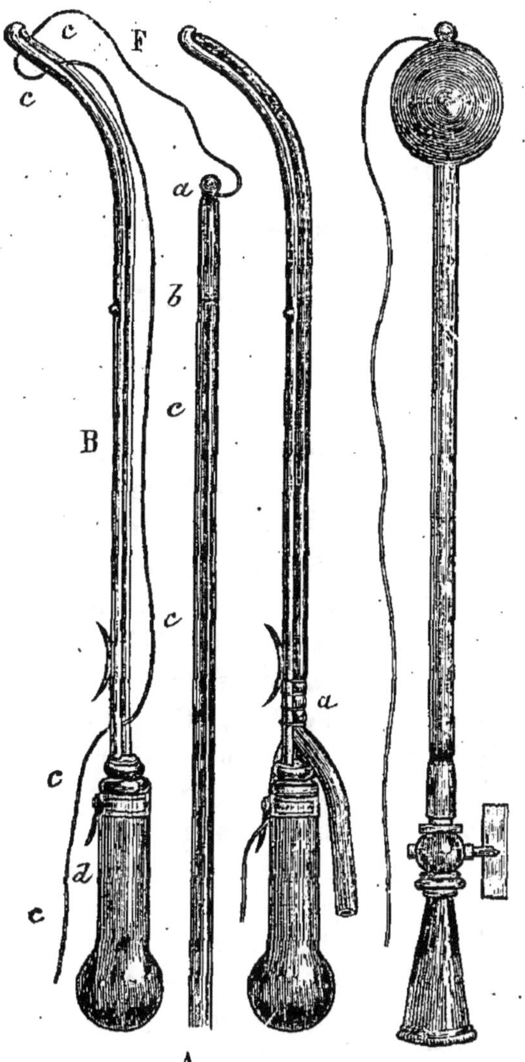

Fig. 132. Fig. 133. Fig. 134.
Dilatateur utérin de S. Tarnier (1).

(1) *Nouveau Dictionnaire de médecine et de chirurgie pratiques*, t. I, art. ACCOUCHEMENT, p. 305.

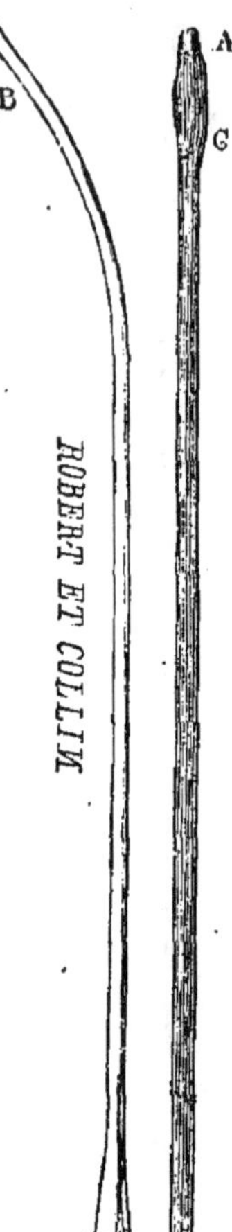

Fig. 135. — Instrument de Pajot pour la provocation de l'accouchement.

ingénieux, mais paraît de plus excellent; il a été employé nombre de fois déjà, non seulement par l'inventeur lui-même, mais encore par MM. Danyau, Depaul, Pajot, Blot, etc., et, presque toujours, il a provoqué l'accouchement d'une manière rapide, soutenue et inoffensive; et jamais il n'a entraîné d'emblée la rupture des membranes.

Plus tard, le professeur Pajot a imaginé, pour arriver au même but, un instrument presque semblable au précédent, mais bien moins compliqué (fig. 135); il est même de la plus extrême simplicité, et, rien que pour cette seule raison, nous lui donnerions volontiers la préférence.

Tels sont les moyens qui ont été conseillés et même mis *souvent* en pratique pour

Il est composé d'un tube en caoutchouc dont l'extrémité supérieure A C, à parois moins épaisses que le reste, est dilatable, et d'une canule courbe en métal B, s'introduisant dans le tube de caoutchouc et servant à la fois de mandrin et de conducteur pour l'eau ou l'air destinés à gonfler l'ampoule. Il est bien entendu qu'avant d'injecter l'air ou l'eau, on retirerait la canule-mandrin de A en C.

provoquer l'accouchement entre le 7e et le 9e mois
de la grossesse. Si l'on se demande maintenant
quel est le meilleur d'entre eux, on reste embarrassé; car tous ont donné des succès assez
nombreux. Le mieux serait de se guider, pour
le choix à faire, sur le cas qui se présente et
les circonstances où l'on se trouve. Quelquefois, la nature a d'avance préparé, sans qu'on
s'en soit douté, un travail de dilatation du col
et même de contractions du corps de l'utérus;
alors, évidemment, le choix est indifférent : le
plus simple procédé réussira, même le procédé
des frictions aidées d'un peu de seigle. — Ailleurs,
au contraire, quand il n'y a encore aucune disposition à un travail expulsif, on ne réussira
que par un procédé radical, c'est-à-dire capable
de déterminer en peu de temps des contractions
utérines énergiques, en même temps que l'ouverture prompte du col de la matrice, comme
le procédé de Kluge, celui de Kiwisch, celui de
Lehmann, ou celui de M. S. Tarnier; — aidés, s'il
le faut, de la ponction. Si, dit M. Stoltz, par l'introduction pure et simple d'une bougie à 5 ou 6
centim. de profondeur au-dessus de l'orifice interne de l'utérus, on pouvait provoquer sûrement
l'accouchement, il n'y aurait pas à hésiter un instant; ce serait là, assurément, le moyen à préférer, comme étant le plus simple et le plus facile à
appliquer, n'importe où l'on se trouve; mais, malheureusement, l'expérience n'a pas encore sanc-
tionné l'excellence de ce procédé si simple. Du

reste, il ne serait pas raisonnable de vouloir absolument atteindre le but par un seul et unique
moyen : très-souvent, quand quelque danger pressant obligera à aller vite, il sera indiqué de faire
suivre le moyen employé d'abord, par un autre
qui complétera son action.

Mais, quel que soit le procédé mis en usage, du
moment que les *douleurs* sont devenues régulières
et bien franches, il n'y a plus qu'à abandonner le
travail à la nature, à moins que quelque accident
ne vienne nécessiter une intervention par la version ou le forceps. Quant aux suites de couches,
elles sont absolument les mêmes que dans le cas
d'accouchement spontané; la femme n'a besoin
d'aucun soin particulier.

Pour ce qui est de l'enfant, c'est différent.
Comme il n'a pas son complet développement, il
demande beaucoup de soins de tous genres, et
surtout *à être parfaitement préservé du froid et à n'être
pas forcé de nourriture.* (Voir ce qui a été dit *des
soins à donner à l'enfant né faible.*)

Maintenant, comment arrivera-t-on à retirer de
l'accouchement prématuré artificiel tous les avantages qu'il peut donner? — En mesurant de bonne
heure, aussi exactement que possible, par les
moyens indiqués ailleurs, le bassin des femmes
enceintes contrefaites, et en se représentant, en
regard des mesures obtenues, les diamètres de
la tête du fœtus à ses divers âges.

On sait que la tête du fœtus a, d'une bosse pariétale à l'autre :

A 7 mois de 6 cent. 1/2 à 7 centimètres.
A 7 mois 1/2............   7   —   1/2
A 8 mois................   8   —
A 8 mois 1/2...........   8   —   1/2
A 9 mois.... de 9 cent. à 9   —   1/2

Or, il est facile, avec cela, de résoudre le problème suivant : *Un rétrécissement du bassin étant donné, à quelle époque convient-il de provoquer l'accouchement prématuré?* — tout en n'oubliant pas, toutefois, que le plus tard sera le mieux dans l'intérêt de l'enfant, qui est d'autant plus viable nécessairement, quoi qu'en puissent dire les bonnes femmes, qu'il est plus près du terme; — que, dans le cas de grossesse gémellaire, les fœtus étant plus petits chacun qu'un fœtus unique, on peut attendre plus longtemps; — que la tête, au 7e et même au 8e mois, est réellement réductible de plus de 1 centimètre, par les seules contractions de l'utérus; — et, enfin, que si l'on sait l'enfant mort, il n'y a plus à entreprendre l'accouchement prématuré artificiel, mais bien à attendre le développement d'un travail spontané, pour en venir alors à la *céphalotripsie* sans hésitation; car, le but de l'accouchement prématuré artificiel n'est pas autre que celui-ci : *Faire naître un enfant vivant, et épargner en même temps à la mère, pour plus tard, une opération dangereuse.*

Il est des faits qui prouvent qu'une présentation vicieuse, de l'épaule par exemple, n'est pas une contre-indication à l'accouchement prématuré artificiel, si toutefois le bassin permet l'introduction

de la main pour la version, une fois le col amené
à un degré de dilatation suffisante. M. Blot, en
particulier, a fait deux fois la version, avec succès
pour l'enfant et pour la mère, dans des cas de ce
genre. Il y a plus, remarque cet habile accoucheur,
la présentation de l'épaule est peùt-être ici une
condition favorable ; car, si la tête se présente, on
doit en principe essayer du forceps une fois, deux
fois, trois fois même, avant d'en venir à la version,
et alors celle-ci n'a généralement que de fâcheux
résultats. Au lieu de cela, si c'est l'épaule qui se
présente, on n'a pas à hésiter sur le genre de
manœuvre à mettre en pratique ; on sait que c'est
à la version qu'il faut recourir dès que la dilatation du col est suffisante; on la fait, et l'enfant et
les parties maternelles n'ayant éprouvé antérieu-
rement aucunes violences, il y a de nombreuses
chances pour que le succès soit ce qu'il serait
dans le cas de conformation normale.

Avortement provoqué.

Mais il est des cas où le rétrécissement du bassin
est tel qu'il n'est plus possible de songer à l'accouchement prématuré, et où il faudrait avoir
recours, si l'on était prévenu à temps, à l'*avortement provoqué*, — toujours dans le but d'épargner,
pour plus tard, à la femme, les dangers d'une céphalotripsie ou d'une embryotomie difficiles, ou
peut-être même ceux de l'opération césarienne.

Ce ne serait pas seulement, du reste, un rétré-

cissement au-dessous de 6 centimètres, qui indi-
querait la nécessité de l'avortement artificiel; mais
encore : 1° une tumeur volumineuse, immobile et
non opérable, siégeant dans l'excavation; 2° une
hydropisie excessive de l'amnios; 3° une rétroversion irréductible de la matrice; 4° une hémorrhagie résistant aux moyens les plus rationnels;
5° des vomissements incoërcibles.

Quant aux contre-indications, il n'y en aurait
qu'une seule, le refus formel de la femme.

La nécessité de l'avortement reconnue, si la
femme consent, il ne resterait plus qu'à préciser
l'époque où il convient le mieux d'opérer et à
choisir le meilleur procédé opératoire.

Pour l'époque, dans le cas de vice de conformation ou de tumeur intra-pelvienne, on la détermi-
nerait d'après le degré du rétrécissement et d'après
le volume présumé de la tête du fœtus; dans les
autres cas, d'après l'état où se trouve la femme,
d'après le danger qu'elle court.

Quant au procédé opératoire, on aurait le choix
entre l'éponge préparée, la ponction de l'œuf, son
simple décollement et les douches d'eau chaude.

On dit, dans les traités les plus modernes d'accouchements, que c'est à la dilatation du col par
l'éponge préparée, qu'il faudrait alors donner la
préférence, en y ajoutant, — si par hasard cela ne
suffisait pas, — la ponction de l'œuf. Mais ce n'est
pas là l'opinion de M. le professeur Pajot; il préfère
les douches d'eau chaude, et, si elles échouent,
plutôt que de se borner à ponctionner l'œuf, il

opère le décollement de son segment inférieur, à l'aide d'une sonde élastique armée de son mandrin, qu'il introduit dans le col utérin et qu'il promène circulairement, à raser la face interne de toute la moitié inférieure du corps de la matrice. « C'est là, dit-il, un des moyens les plus sûrs et « en même temps les plus innocents de provoquer « l'avortement ; il ne fait éprouver, dans le mo- « ment, aucune sensation pénible à la femme ; et, « pour plus tard, il ne l'expose à aucun danger sé- « rieux. »

APPENDICE.

EMPLOI DU SEIGLE ERGOTÉ ET DES ANES-THÉSIQUES DANS LES ACCOUCHEMENTS.

A. Emploi du seigle ergoté.

C'est un médicament qui a positivement la propriété d'accroître les contractions utérinès qui sont faibles, et de réveiller celles qui, après avoir existé, se sont éteintes par une cause quelconque. Mais il n'est pas aussi bien démontré qu'il puisse déterminer les contractions d'*emblée*, quand l'utérus n'a pas encore commencé à se contracter. Cependant, P. Dubois et Chailly disent l'avoir observé quelquefois.

Quoi qu'il en soit, quand il est donné pendant le travail, le seigle ergoté agit promptement, s'il est toutefois de bonne qualité (1). 10 à 15 minutes au plus après qu'il a été administré, les contrac-

---

(1) L'ergot paraissant perdre très-vite ses propriétés dès qu'il est pulvérisé, il serait bon que tout accoucheur, se rendant auprès d'une femme en mal d'enfant, emportât avec lui de l'ergot en grains qu'il pulvériserait lui-même, s'il avait à s'en servir.

tions utérines, qui étaient faibles et rares, deviennent fréquentes et énergiques; elles arrivent même bientôt à être permanentes. Le globe utérin n'a plus alors d'alternatives de contraction et de repos; il reste dur, contracté sans relâche, et est enfin pris d'une sorte d'état tétanique, que la femme distingue parfaitement des contractions ordinaires, et qu'elle supporte impatiemment.

En France, on ne donne guère le seigle ergoté que sous la forme de poudre que l'on délaye, au moment de l'administrer, dans un peu d'eau sucrée; et la dose ordinaire est de 1 gramme et demi à 2 grammes en 3 ou 4 paquets, que l'on fait prendre de 10 en 10 minutes.

L'action du médicament, ainsi administré, dure à peine *une heure;* après cela, pour réveiller de nouveau la matrice, il faudrait une nouvelle dose. Mais cette nouvelle dose est rarement donnée, parce qu'on a remarqué que la contraction permanente de l'utérus tue promptement le fœtus, et qu'après trois quarts d'heure, celui-ci est mis en grand danger, rien que par cette seule cause; si bien qu'il faut se hâter de l'extraire par le forceps, si, au bout de ce laps de temps, le seigle n'a pas suffi à l'expulser.

Indications.

L'ergot de seigle est indiqué : 1° Quand, pendant le travail, le col étant dilaté, les membranes rompues et la position du fœtus favorable (sommet ou pelvis), on voit l'utérus cesser de se contracter et tomber dans l'inertie.

2° Quand, après l'accouchement terminé et la délivrance faite, la matrice ne se rétracte pas, reste inerte encore, et est le siége d'une hémorrhagie inquiétante.

3° Quand, plusieurs jours après l'accouchement, il survient une hémorrhagie par inertie utérine consécutive.

4° Quand, enfin, pendant ou après un avortement, il y a hémorrhagie abondante et expulsion tardive du placenta.

Contre-indications.

Le seigle ergoté est contre-indiqué, en général, *par tout obstacle évident à une terminaison rapide de l'accouchement.* Nous l'avons déjà dit, la permanence des contractions que détermine ce remède expose l'enfant à périr d'asphyxie, soit qu'il y ait compression du cordon, soit qu'il y ait seulement trouble dans la circulation utéro-placentaire.

Par conséquent, il faut s'abstenir de donner de l'ergot de seigle :

1° Quand le bassin est rétréci ou la tête du fœtus très-grosse;

2° Quand la position est inconnue, ou mal connue, et, à plus forte raison, mauvaise (face ou épaule);

3° Quand il y a un obstacle sérieux, soit à l'orifice utérin, soit dans le vagin, soit à la vulve ou au périnée;

4° Quand le col n'est pas encore dilaté :

5° Quand les membranes, le col fût-il dilaté, ne sont pas rompues.

Si la tête reste *plus d'une heure* sur le plancher du bassin sans faire de progrès, après en être arrivée, cependant, à entr'ouvrir un peu la vulve au moment des douleurs, on peut être sûr que la matrice épuisée n'est pas loin de l'état d'inertie. Il ne faut donc pas se livrer plus longtemps à l'expectation. — Mais, est-ce donc bien au seigle ergoté qu'il faut alors avoir recours ? Non ; c'est au forceps qui est là d'une application très-facile ; — qui demande moins de temps qu'il n'en faut aux premières doses du seigle pour commencer à agir ; — et qui prend, mieux que ce stimulant spécial de la fibre utérine, les intérêts de l'enfant et du périnée. Si l'on a le moindre soupçon que l'utérus arrive à l'épuisement, on peut bien donner du seigle avant d'appliquer le forceps ; mais on ne le donne alors qu'en vue de prévenir l'inertie consécutive et l'hémorrhagie si grave qui accompagne d'habitude cette inertie.

Le seigle ergoté menace trop le périnée, pour qu'on s'empresse de le donner aux primipares. Ce n'est que dans le cas de vulve déjà faite à une grande distension par des accouchements antérieurs, qu'on peut se permettre de le prescrire, — comme *expulseur* bien entendu, — quand la tête met trop de lenteur à traverser l'excavation.

En résumé, l'ergot de seigle est un médicamen t

qui rend de très-grands services contre les hémorrhagies par inertie, mais qui n'est pas à beaucoup près aussi utile comme moyen d'expulsion
du fœtus.

Il a, dans ce dernier cas, plus d'inconvénients
que d'avantages ; et il est à regretter qu'on ne
puisse pas empêcher les sages-femmes d'en faire
aussi fréquemment usage. Car, les accoucheurs
le constatent chaque jour, ce sont elles qui, par
une application intempestive et inintelligente du
seigle, créent presque tous les cas d'engagement
profond de l'épaule avec contractions tétaniques
de la matrice, et, par suite, la nécessité d'en venir à l'embryotomie pour sauver la femme (1).

(1) Déjà, il y a plusieurs années, M. de Saint-Germain
avait vanté la faradisation *lombo-pubienne* appliquée
dans le but de stimuler les contractions utérines vers
la fin de l'accouchement. Les contractions, disait-il,
provoquées ainsi, étaient plus énergiques et plus longues que les autres, et la dilatation du col se faisait
plus vite. Dans tous les cas observés par lui, l'expulsion du placenta avait suivi immédiatement celle de
l'enfant, et, dans aucun cas, l'enfant n'avait paru souffrir des effets de l'électricité, bien qu'il eût accusé
souvent, par des mouvements manifestes, sa sensibilité
à l'action des courants. (*Nouv. Dict. de méd. et de chir.
pratiques*, art. ELECTRICITÉ, t. XII, p. 556.)
M. de Saint-Germain faisait des séances de 20 minutes, avec des repos d'une demi-heure.
Or, M. Tripier a repris ces expériences, mais en réduisant la durée des séances à 5 ou 10 minutes au plus,
ce qui lui semble suffisant, et il en est arrivé aussi à
engager ses confrères à recourir aussi souvent que possible à une pratique qui permet de précipiter l'accouchement aussi bien et même mieux qu'avec le seigle

B. Emploi du chloroforme.

Il est parfaitement démontré aujourd'hui :

1° Que la sensibilité de l'utérus en travail s'efface complétement, comme toute sensibilité, sous l'influence de vapeurs anesthésiques ;

2° Que la contractilité de l'organe résiste, au contraire, à ces inhalations, pourvu que leur action soit maintenue dans de justes limites;

3° Que la contractilité des muscles abdominaux, qui ne sont autre chose (Longet) que de grands muscles intercostaux, résiste aussi aux vapeurs anesthésiques, comme celle de tous les muscles respirateurs, tant que l'anesthésie n'est pas poussée jusqu'à la période dite *organique* par M. Bouisson (1).

ergoté, sans exposer le fœtus aux accidents qui sont fréquemment la conséquence de l'emploi de ce médicament.

Depuis plusieurs années, M. Tripier n'a pas fait un accouchement sans le terminer par une séance ou deux de faradisation *sacro-pubienne*, et toutes les femmes sur lesquelles a été appliqué ce procédé l'ont parfaitement supporté; leurs accouchements, rapides, ne se sont accompagnés d'aucun accident et les suites en ont été très-heureuses.

Son mode d'application consiste à placer l'excitateur *positif* sur la région lombaire et le *négatif* immédiatement au-dessus des pubis. (Tripier, *Tribune médicale.*)

(1) Bouisson, *Traité de la méthode anesthésique.* Paris, 1850.

Indications.

La femme, au moment d'accoucher, peut donc
d'après ce qui vient d'être dit, être soustraite à
la douleur et privée de mouvements volontaires,
tout en gardant son utérus et ses muscles abdominaux contractiles, pourvu toutefois que les inhalations ne soient pas poussées plus loin qu'il
ne faut. Et cependant en France, contrairement à
ce qui se pratique en Angleterre et en Écosse, on
répugne beaucoup à se servir du chloroforme dans
les accouchements ordinaires, le réservant uniquement pour les cas difficiles où l'on prévoit de
grandes douleurs qui pourraient plonger la femme
dans une véritable sidération nerveuse, et pour
ceux où, la femme ayant déjà beaucoup souffert,
il va falloir encore lui faire subir une opération
très-douloureuse.

C'est dire que le chloroforme (car c'est à peu
près, dans le moment présent, le seul anesthésique employé) sera particulièrement utile :

Chez les femmes très-nerveuses, redoutant beaucoup la douleur et se livrant facilement à des
mouvements inconsidérés ;

Chez les femmes prises d'éclampsie ;

Chez les femmes dont le travail est entravé
par une autre douleur très-vive (soit crampes,
soit coliques intestinales, soit rhumatisme utérin, etc.) ;

Et, surtout, chez les femmes qui vont subir une

opération obstétricale. C'est là que le chloroforme se montre avec tous ses avantages : car, non-seulement il annule la douleur si vive produite par les opérations manuelles ou instrumentales, et met la femme à l'abri des craintes que ces opérations inspirent toujours, même aux plus courageuses ; mais encore il la plonge dans une immobilité qui rend à l'accoucheur ses manœuvres bien plus faciles et plus sûres. Ajoutons, enfin, que les vapeurs anesthésiques semblent gêner le développement des accidents consécutifs, sans doute par cela seul qu'elles ont épargné à la femme des douleurs prolongées et souvent, en outre, d'une violence extrême. (P. Dubois.)

Quant au mode d'administration du chloroforme, il faut, s'il s'agit d'une opération de très-peu de durée, endormir la femme complétement; c'est-à-dire pousser l'anesthésie jusqu'à la période dite de tolérance par Chassaignac. Mais, lorsque cette opération, comme certaines embryotomies, doit durer plus d'une demi-heure, il ne faut qu'enlever à la femme la conscience nette de son état et la rendre immobile. Dans ce cas, on approche du nez l'éponge ou le cornet d'une façon *intermittente*, et l'on peut ainsi prolonger les inhalations, pendant plusieurs heures au besoin, sans aucun danger. La femme qu'on *chloroformise* doit, du reste, être tenue couchée et au milieu du silence le plus absolu.

Contre-indications.

Les seules contre-indications à l'emploi des anesthésiques sont ici, comme ailleurs, du reste :

L'existence d'une affection grave du cœur ou des poumons;

La disposition aux congestions cérébrales, par ramollissement du cerveau particulièrement;

Et un état chloro-anémique prononcé, avec tendance aux lipothymies.

Dans toutes ces circonstances, dit M. Trousseau (1), il y a disposition marquée à la syncope, et l'on pourrait craindre que, si cette syncope survenait sous l'action du chloroforme, elle ne fût mortelle, par suite de la sidération dont serait frappé l'organe principal de la circulation. Il est donc bien important de se rappeler que *toute disposition à la syncope est une contre-indication formelle à l'emploi des inhalations anesthésiques.*

Mais enfin il pourrait se faire que, malgré toutes les précautions prises, le chloroforme mît la femme en grand danger, soit par *asphyxie* (Ed. Robin, Ozanam et L. Le Fort), soit par *syncope* (Perrin, Ludger-Lallemand, Longet et Flourens). Eh bien, en pareille circonstance, que devrait faire l'accoucheur pour empêcher la mort réelle d'arriver? Il placerait tout d'abord la tête dans une position

(1) Trousseau, *Clinique médicale de l'Hôtel-Dieu* 4ᵉ édition. Paris, 1873.

déclive, plus basse que le reste du corps, ce qui est, selon Stanski et Nélaton, le meilleur et le plus urgent des moyens; il ferait ouvrir les fenêtres de l'appartement, ventilerait vivement la figure du malade, lui passerait un flacon d'ammoniaque sous le nez, et, mieux encore, lui plongerait deux doigts profondément dans la gorge, jusqu'à l'entrée du larynx et de l'œsophage (moyen de M. Escalier), ou lui pratiquerait une insufflation de bouche à bouche (moyen de Ricord), ou, ce qui serait encore plus efficace, une insufflation, dans les poumons, d'une certaine quantité de gaz oxygène presque pur (moyen de M. Duroy).

On dit que l'*hydrate de chloral* donné en potion, à la dose de 3 à 6 grammes pour un adulte, procure plus lentement, mais plus *durablement*, l'anesthésie que le chloroforme. On pourrait donc avantageusement le substituer à celui-ci, chez les femme qui vont être soumises à une opération obstétricale très-douloureuse et ne peuvent supporter l'action fragrante du gaz chloroformique.

FIN.

TABLE ALPHABÉTIQUE DES MATIÈRES

FIN DE LA TABLE ALPHABÉTIQUE DES MATIÈRES.

BIBLIOTHÈQUE DE L'ÉLÈVE EN MÉDECINE

ANATOMIE, HISTOLOGIE ET PHYSIOLOGIE

ANGER. Nouveaux Éléments d'anatomie chirurgicale, par Benjamin Anger, chirurgien des hôpitaux, professeur agrégé à la Faculté de médecine de Paris, lauréat de l'Institut (Académie des sciences). 1 vol. in-8 de 1055 pages avec 1079 figures et atlas, in-4 de 12 planches coloriées avec texte explicatif.......................... 40 fr.

    Séparément, le texte. 1 vol. in-8............ 20 fr.

    Séparément, l'atlas. 1 vol. in-4.............. 25 fr.

BEAUNIS et BOUCHARD. Nouveaux éléments d'anatomie descriptive et d'embryologie, par H. Beaunis, professeur à la Faculté de médecine de Nancy, et H. Bouchard, professeur agrégé à la Faculté de médecine de Strasbourg, *Deuxième édition.* 1 vol. gr. in-8 de xvi-1103 pages, avec 421 figures dessinées d'après nature. Cartonné. 18 fr.

CRUVEILHIER (J). Traité d'anatomie pathologique générale, *Ouvrage complet.* 5 vol. in-8.......:..... 35 fr.

KUSS. Cours de physiologie, d'après l'enseignement du professeur Kuss, rédigé par Mathias Duval, professeur agrégé à la Faculté de médecine de Paris. Deuxième édition complétée par l'exposé des travaux les plus récents. 1. vol. in-18 jésus de xxxvi-576 pages avec 152 figures. Cartonné.................................... 7 fr.

MALGAIGNE. Traité d'anatomie chirurgicale et de chirurgie expérimentale. *Deuxième édition.* 2 vol. in-8 .... 18 fr.

MASSE. Traité pratique d'anatomie descriptive, 1 vol. in-12 de 700 pages. Cartonné à l'anglaise........ 7 fr.

MOREL. Traité élémentaire d'histologie humaine, précédé d'un exposé des moyens d'observer au microscope par C. Morel, professeur à la Faculté de médecine de Nancy. 1 vol. in-8 de 200 pages, avec un atlas de 34 planches dessinées d'après nature par le docteur A. Villemin, professeur à l'École d'application de médecine militaire du Val-de-Grâce.................................... 12 fr.

MULLER. Manuel de physiologie, par J. Muller, prof. d'anatomie et de physiologie à l'Université de Berlin. *Deuxième édition,* revue et annotée par E. Littré, membre de l'Institut. 2. vol. gr. in-8 de chacun 800 pages, avec 320 figures.............................. 20 fr.

RINDFLEISCH. Traité d'histologie pathologique, par E. Rindfleisch, professeur à l'Université de Bonn, traduit par le docteur Gross, professeur agrégé à la Faculté de médecine de Nancy. 1 vol. in-8 de 740 avec 260 figures....................................... 14 fr.

Envoi franco, par la poste, contre un mandat.

ROBIN (Ch) **Programme d'histologie,** par Ch. ROBIN, professeur à la Faculté de médecine. *Seconde édition.* 1 vol. in-8, 500 pages........................ 6 fr.

PATHOLOGIE EXTERNE

CORRE. **La pratique de la chirurgie d'urgence,** 1 vol. in-18 de VIII-216 pages, avec 51 fig............. 2 fr.

GALEZOWSKI (X.) **Traité des maladies des yeux,** par X. GALEZOWSKI, professeur d'ophthalmologie à l'Ecole pratique. 1 vol. in-3 de 800 pages, avec 397 figures. 20 fr.

GAUJOT et SPILLMANN. **Arsenal de la chirurgie contemporaine;** description, mode d'emploi et appréciation des appareils et instruments en usage pour le diagnostic et le traitement des maladies chirurgicales, l'orthopédie, la prothèse, les opérations simples, générales, spéciales et obstétricales, par G. GAUJOT, médecin principal, professeur à l'Ecole du Val-de-Grâce, et E. SPILLMANN, médecin-major, professeur agrégé à l'Ecole de médecine du Val-de-Grâce. 2 vol. in-8 de 800 p., avec 1855 fig.... 32 fr.

GOSSELIN. **Clinique chirurgicale de l'hôpital de la Charité,** 2 vol. in-8, avec figures............... 24. fr.

GUYON. **Éléments de chirurgie clinique,** comprenant le diagnostic chirurgical, les méthodes opératoires, la thérapeutique et l'hygiène, le traitement des blessés et des opérés, par le docteur Félix GUYON, agrégé de la Faculté de médecine, chirurgien de l'hôpital Necker, 1 vol. in-8 de 700 pages avec 63 figures. 12 fr.

SÉDILLOT et LEGOUEST. **Traité de médecine opératoire,** bandages et appareils. *Quatrième édition.* 2 vol. in-8, avec figures intercalées dans le texte et en partie coloriées.. 20 fr.

VIDAL. **Traité de pathologie externe et de médecine opératoire,** avec des résumés d'anatomie des tissus et des régions, etc. *Cinquième édition* revue, corrigée, avec des additions et des notes, par S. FANO, 5 vol. in-8 de chacun 850 pages, avec 761 figures................... 40 fr.

ACCOUCHEMENTS

BOIVIN. **Mémorial de l'art des accouchements,** par madame BOIVIN, sage-femme en chef de la Maternité. *Quatrième édition.* 2 vol. in-8, avec 143 fig............ 6 fr.

CHAILLY. **Traité pratique de l'art des accouchements,** par CHAILLY-HONORÉ, membre de l'Académie de médecine. *Cinquième édition.* 1 vol. in-8 de XXIV-1036 pages, avec 282 figures................................. 10 fr.

CHURCHILL (Fleetwood). **Traité pratique des maladies des femmes,** hors l'état de grossesse, pendant la grossesse et après l'accouchement, par Fleetwood CHURCHILL, professeur à l'Université de Dublin. Traduit de l'anglais, par Alexandre WIELAND et Jules DUBRISAY, et contenant l'Exposé des travaux français et étrangers les plus récents par le docteur LEBLOND, ancien interne des hôpitaux de Paris, 1874. 1 vol. gr. in-8, XVI-1227 p., avec 338 fig......... 18 fr.

NAEGELÉ. **Traité pratique de l'art des accouchements,** par H.-F. NAEGELÉ et W-L. GRENSER, annotée et mis au courant des derniers progrès de la science, par G. A. AUBENAS, ouvrage précédé d'une introduction par J.-A. STOLTZ, doyen de la Faculté de médecine de Nancy. 1 vol. gr. in-8 de XXVIII-724 pages, avec 1 planche sur acier, et 207 fig. 12 fr.

PENARD. **Guide pratique de l'accoucheur et de la sage-femme.** *Quatrième édition.* In-18, XXIV-528 pages, avec 142 figures... 4 fr.

PATHOLOGIE INTERNE ET GÉNÉRALE

BOUCHUT. **Nouveaux Éléments de pathologie générale et de sémiologie.** *Deuxième édition,* 1 beau vol. gr. in-8 de X-1032 pages, avec 282 figures. Broché : 18 fr. Cartonné.. 20 fr.

CORLIEU. **Aide-mémoire de médecine et de chirurgie et d'accouchements.** Vade-mecum du praticien. *Deuxième édition.* 1 vol. in-18 jésus de 624 pages, avec 439 figures. Cartonné.. 6 fr.

DAREMBERG. **Histoire des sciences médicales,** comprenant l'anatomie, la physiologie, la médecine, la chirurgie, et les doctrines de pathologie générales, 2 vol. in-8 avec figures .... 20 fr.

RACLE. **Traité de diagnostic médical.** Guide clinique pour l'étude des signes caractéristiques des maladies, contenant un Précis des procédés physiques et chimiques d'exploration clinique. 5ᵉ *édition* présentant l'exposé des travaux les plus récents, par CH. FERNET, professeur agrégé à la Faculté de médecine, médecin des hôpitaux, et J. STRAUS, chef de clinique de la Faculté de médecine, 1874. 1 vol. in-18 de 800 pages, avec 64 fig................. 7 fr.

TROUSSEAU. **Clinique médicale de l'Hôtel-Dieu de Paris.** *Quatrième édition,* publiée par les soins de M. M. PETER. 3 vol. in-8 avec portrait de M. TROUSSEAU...... 32 fr.

VALLEIX. **Guide du médecin praticien,** résumé général de pathologie interne et de thérapeutique appliqués. *Cinquième édition,* entièrement refondue, par P. LORAIN, 5 vol. in-8 de chacun 800 pages, avec figures...... 50 fr.

HISTOIRE NATURELLE MÉDICALE, MATIÈRE MÉDICALE ET THÉRAPEUTIQUE

ANDOUARD **Nouveaux Éléments de pharmacie,** par ANDOUARD, professeur à l'Ecole de médecine de Nantes. 1 vol. gr. in-8 de 800 pages avec figures. .

BECLU (H.). **Nouveau manuel de l'herboriste,** ou traité des propriétés médicinales des plantes exotiques et indigènes du commerce. 1 vol. in-12 de xiv-256 pag. avec 55 fig.
. 2 fr. 50

CAUVET. **Nouveaux Éléments d'histoire naturelle médicale,** comprenant des notions générales sur la zoologie, la botanique et la minéralogie, l'histoire et les propriétés des animaux et des végétaux utiles ou nuisibles à l'homme, soit par eux-mêmes, soit par leurs produits, par D. CAUVET, professeur agrégé à l'Ecole supérieure de pharmacie, 2 vol. in-18 jésus, avec 790 figures..................... 12 fr.

Codex medicamentarius. Pharmacopée française rédigée par ordre du gouvernement. 1 fort vol. gr. in-8, cartonné à l'anglaise..................................... 9 fr. 50

Le nouveau *Codex medicamentarius, Pharmacopée française,* édition de 1866, sera et demeurera obligatoire pour les pharmaciens à partir du 1er janvier 1867. (*Décret du 5 décembre 1868.*)

Commentaires thérapeutiques du Codex medicamentarius, ou histoire de l'action physiologique et des effets thérapeutiques des médicaments inscrits dans la pharmacopée française, par AD. GUBLER. *Deuxième édition.* 1 vol. gr. in-8 de 758 pages. Cartonné....................... 15 fr.

DUCHARTRE. **Eléments de botanique,** comprenant l'anatomie des plantes et la physiologie, l'organographie, les familles naturelles de la distribution géographique. 1 vol. de 800 pages, avec 500 figures, cart................. 18 fr.

FERRAND. **Aide-mémoire de pharmacie,** vade-mecum du pharmacien à l'officine et au laboratoire, par E. FERRAND, pharmacien à Paris, ex-interne lauréat des hôpitaux. 1 vol. in-18 jésus de 700 p. avec 181 fig.; cart.......... 6 fr.

GERVAIS et VAN BENEDEN. **Zoologie médicale,** comprenant la description des espèces employées en médecine, de celles qui sont venimeuses et de celles qui sont parasites de l'homme et des animaux, 2 vol. in-8, avec 198 figures.
15 fr.

GUIBOURT. **Histoire naturelle des drogues simples,** *sixième édition,* par G. PLANCHON, professeur à l'Ecole de pharmacie. 4 forts vol. in-8, avec 1024 figures..... 36 fr.

JEANNEL, **Formulaire officinal et magistral internatio-nal,** comprenant environ 4,000 formules tirées des pharma-

copées légales de la France et de l'Étranger, ou empruntées
à la pratique des thérapeutistes et des pharmacologistes,
suivi d'un mémorial thérapeutique. Paris, 1870, in-18 de
1000 pag., cart.................................... 6 fr.

MOQUIN-TANDON. **Éléments de botanique médicale**,
contenant la description des végétaux utiles à la médecine et
des espèces nuisibles à l'homme, vénéneuses ou parasites.
Deuxième édition. 1 vol. in-18 jésus, avec 128 fig.. 6 fr.

MOQUIN-TANDON, **Éléments de zoologie médicale**,
comprenant la description des végétaux utiles à la médecine
et des espèces nuisibles à l'homme, particulièrement des venimeuses et des parasites. *Deuxième édition.* 1 vol. in-18,
avec 150 fig..................................... 6 fr.

WUNDT. **Traité élémentaire de physique médicale**, traduit par F. Monoyer, professeur agrégé à la Faculté de
médecine de Nancy. 1 vol. in-8, 704 pages, avec 296 fig.
et 1 planche chromolithographiée................. 12 fr.

HYGIÈNE ET MÉDECINE LÉGALE

BRIAND. **Manuel complet de médecine légale**, par
J. Briand et Ernest Chaudé, et contenant un Manuel de
chimie légale par J. Bouis, professeur à l'Ecole de pharmacie de Paris. *Neuvième édition.* 1 vol. gr. in-8 de 1102 pages,
avec 3 planches et 37 figures.................... 18 fr.

LÉVY. **Traité d'hygiène publique et privée**, par Michel
Lévy, directeur de l'Ecole du Val-de-Grâce. *Cinquième
édition.* 2 vol. gr. in-8, ensemble 1900 pag. avec fig. 20 fr.

TARDIEU (A.). **Étude médico-légale et clinique sur
l'empoisonnement**, avec la collaboration de Z. Roussin,
pour la *partie de l'expertise médico-légale relative à la recherche chimique des poisons.* In-8 de XXII-1072 pages, avec
53 figures et 2 planches........................ 12 fr.

— **Étude médico-légale sur la folie.** 1 vol. in-8 de 500 pages
avec 105 pages de fac-simile d'écriture d'aliénés .... 7 fr.

— **Étude médico-légale sur la pendaison, la strangula-
tion et la suffocation.** 1 vol. in-8 de XII-352 pages, avec
planches .... 5 fr.

— **Étude médico-légale sur les attentats aux mœurs.**
Sixième édition. In-8 de 320 p., avec 4 pl. gravées. 4 fr. 50.

— **Étude médico-légale sur l'avortement.** *Troisième édition.* 1 vol. in-8 de VII-280 pages .... 4 fr.

— **Étude médico-légale sur l'infanticide.** 1 vol. in-8 avec
3 pl. coloriées .... 6 fr.

— **Question médico-légale de l'identité** dans ses rapports avec
les vices de conformation des organes sexuels. 2e édition,
1874, in-8..................................... 3 fr.